基本を学ぶ 看護シリーズ 4

くすりの基礎を知る

草間朋子・脊山洋右・松本純夫 監修

今井秀樹・片桐正孝・田邉由幸・茅野大介
千葉健史・千葉輝正・前田智司 著

東京化学同人

"基本を学ぶ 看護シリーズ"の刊行にあたって

チーム医療が不可欠な時代を迎えております.

患者さんの最も身近な存在としてかかわってきた看護職は,"チーム医療のキーパーソン"として活躍することが期待されております.

チーム医療のキーパーソンであるためには,対象者を"ヒト","人","人間"として的確に観察・評価し,医療関係者の間のコミュニケーションをとりながら,対象者の多様なニーズに的確に対応できる能力が求められます.

チーム医療における看護職の役割は,患者さんたちの QOL(生活の質)の向上を図るための"症状マネジメント"であると考えております.個々の患者さんと向き合うたびに,患者さんの声にしっかりと耳を傾け(傾聴),自分自身の五感を活用して患者さんの状態を的確に把握し,最適な対応が何であるかを判断できなければなりません.まず,生物学的な"ヒト"としての人体の構造および機能を理解したうえで,さらに,疾病などに関する知識を活用し,それぞれの"人"の身体のなかで何が起こっているかを的確に推測できる能力が必要とされます.社会生活を送る人(人間)に対して看護職として必要なサポートを的確にできる能力も必要とされます.

症状マネジメントに不可欠とされる面接,フィジカルアセスメントの能力を習得し,常に活用できる状態にしておくために,医学・生物学の知識を段階的,系統的に理解し,しっかり身につけることができるようにと考え,このたび,東京化学同人のご協力を得て,'1. 自然科学の基礎知識を知る','2. からだの仕組みと働きを知る','3. 病気の成り立ちを知る','4. くすりの基礎を知る','5. 健康を維持する仕組みを知る'の 5 巻からなる"基本を学ぶ 看護シリーズ"を刊行することにしました.

'1. 自然科学の基礎知識を知る'では,生物学,化学,物理学の幅広い知識のなかから看護に必要とされるエッセンスを選択し,生物学的な"ヒト"を理解するうえで必要とされる基礎的な知識を解説することにしました.

'2. からだの仕組みと働きを知る'では,"身体の構造と機能(解剖/生理)"の基礎的な知識をまとめ,さらに看護職に必要とされる"フィジカルアセスメント"との関連性も理解できるようにしたつもりです.

'3. 病気の成り立ちを知る'では,看護職が臨床現場で遭遇する可能性の高い症状と疾病を取上げ,看護師に必要とされるフィジカルアセスメント,臨床検査に関する基礎的な知識をまとめ,適切な症状マネジメントにつなげられるようにしました.

'4. くすりの基礎を知る'では,個々の患者さんに対して,医師が処方し,薬剤師により調剤された薬剤を,患者さんが安全に,安心して服用できるように支援するための基礎的な知識をまとめることにしました.

'5. 健康を維持する仕組みを知る'では,"健康寿命の延伸"に向けて看護師として

対象者自身の自助努力を支援する方策や健康増進の共助，公助の仕組みについての基礎的な知識についてまとめることにしました．

　チーム医療を円滑に進めていくための基本は，患者さんに関する情報をチーム医療を担う医療職の間で共有することです．患者さんの最も身近で，四六時中患者さんとかかわっている看護職は，患者さんに関する情報を最も早く入手することができ，そして，多くもっております．本"看護シリーズ"を活用して，患者さんに関する情報を的確に"つかみ"，"つたえ"，"つかって"いくスキルを，常に磨いていってほしいと思います．

　本"看護シリーズ"は，看護の基礎教育にかかわっている教員たちが中心となって執筆しました．各巻とも，コラム欄をできるだけ数多く設け，基礎的な知識と看護の実践が結びつくように工夫してみました．各巻には空白の部分がたくさんあります．読者のみなさんがそれぞれメモができるようにと考えました．空白部分にできるだけたくさんのメモを書き込み，各自の知識をまとめる教科書として使っていただければ幸甚に存じます．

　看護師も人である以上，忘れることは当たり前です．そんなときに，知識を再確認する手段のひとつとしても本"看護シリーズ"を活用していただければと思っております．

　本"看護シリーズ"の刊行にあたりましては，編集者としての素晴らしい才能をおもちの東京化学同人の住田六連さん，福富美保さんをはじめ関係者みなさまの多大なご協力をいただきました．

　2018 年 8 月

監修者を代表して

草 間 朋 子

まえがき

"基本を学ぶ 看護シリーズ 第4巻 くすりの基礎を知る" が刊行の運びとなりました.

"くすり" に関連した業務は, 看護職にとっては, ごく当たり前の日常業務ですが, "くすりの基本" は, 看護職にとって理解し難く, 取っ付きにくい対象でもあります. "くすり" に関しては聞き慣れない用語と, 複雑な化学式を連想してしまうからではないかと思います.

本書の刊行にあたり, 原稿を執筆していただいた薬学部の先生方にお願いしたことは, ベンゼン核を含む化学式を一切使わないで, "くすり" の基本(効用, 作用機序, 有害な副作用など)をわかりやすく記述していただくことでした. 亀の甲の形をした "ベンゼン核" を目にしただけで, 手にすることをためらってしまうことが懸念されたからです. 本書のなかでベンゼン核が出てくるのは, たった1箇所のみです.

第1章と第2章は, 看護職に必要とされる薬に関する "基本の基" をまとめた章です. 医療現場における看護職が関連したヒヤリ・ハット, インシデント, アクシデントで最も多いのは, 薬の過量や静注速度の誤りなどの "くすり" に関連したもので, 患者さんが死に至った事例も発生しております. 第1, 2章は患者さんに安心・安全な薬物治療を行っていくうえで, 看護職にとって不可欠とされる事項を記載した章ですので, 隅から隅までくまなく理解し, 身に付いた知識・技術としていただきたいと思います. 第3章以降は, 病因(第3章), 疾病(第4章), 症状(第5章)に着目して, 医療現場で使われている薬について記述した章です. 患者さんに対する看護師の役割は, "症状マネジメント" であると認識しております. そこで, 第3, 4章との記述の重複を承知のうえで, 第5章 "症状とくすり" の章をあえて設けました.

感染症が治療の中心であった時代(今, 新型コロナウイルスが世界中を脅威に陥れておりますが)から, 循環器系の疾病, 悪性腫瘍, 呼吸器系の疾病, 筋・骨格系の疾病などの慢性疾病が薬物治療の中心となり, 細胞レベル, 分子レベルの構造に働きかける "くすり" が次々と開発され登場しており, 耳慣れないカタカナ文字(薬の一般名や, 効用に関係する細胞, 分子構造や機能など)がたくさん使われております. そこで, 第3, 4, 5章では, 本文はカタカナ文字をできるだけ少なくし, 看護学生が知っておくべき基本的なことのみを記載し, "表" と "コラム" を多く設けることにしました. "表" には, 臨床現場で汎用され, 今後も継続して使われる薬をできるだけ数多く掲載し, "コラム" ではもっと詳しく知りたいと思う読者の要望に応えることとしました. 第3, 4, 5章は, 臨床現場の看護師さん達にも, "くすり" に関する知識などが必要な場面に遭遇したときに紐解いていただき, 活用していただければと思います.

　超高齢社会を迎えている日本の医療費は年々増加し，このままの状態が続くと，日本の健康と長寿を支えてきた世界に誇る"国民皆保険制度"が破綻しかねないことが大きな課題のひとつとなっています．医療費に占める薬剤費の割合は 20 % 程度とされ，入院，外来を問わず特に高齢の患者さんの多くは，複数の医療施設から多数の薬を処方されているのが現状です．国民の医療費が高騰の一途をたどるなか，多剤併用による薬物相互作用に関連した副作用（有害事象）の発生なども指摘されており，処方された薬が適切に服用されているかどうかが社会的な問題となっております．チーム医療・タスクシフト・タスクシェアリングが進むなかで，患者さんにとって最も身近で，信頼される看護師として，最適な薬物治療を進めていくうえでの役割を果たしていくためには，他職種との"くすり"に関する情報を常に共有できる状況をつくっていかなければなりません．看護職はチーム医療のキーパーソンであることが期待されています．看護職の果たす役割の大きさを再認識し，本書を活用し"くすり"の"基本の基"を学んでいただければ幸いです．

　東京化学同人は，みなさまご承知のように"化学"に関連した専門書出版社です．住田六連さんと福富美保さんのお二人に本領を十二分に発揮していただき，本書の刊行にこぎつけることができましたことに心から感謝申し上げます．

　2020 年 8 月

編者を代表して

草 間 朋 子
片 桐 正 孝

基本を学ぶ 看護シリーズ

シリーズ監修

草 間 朋 子　　東京医療保健大学名誉教授，医学博士

脊 山 洋 右　　東京医療保健大学 客員教授，医学博士

松 本 純 夫　　国立病院機構東京医療センター 名誉院長，医学博士

第 4 巻　くすりの基礎を知る

編　　集

今 井 秀 樹　　石川県立看護大学看護専門領域 教授，博士（保健学）

片 桐 正 孝　　湘南慶育病院薬剤科 薬剤科長

草 間 朋 子　　東京医療保健大学名誉教授，医学博士

松 本 純 夫　　国立病院機構東京医療センター 名誉院長，医学博士

執　　筆

今 井 秀 樹　　石川県立看護大学看護専門領域 教授，博士（保健学）

［第 1 章 濃度計算のコツ］

片 桐 正 孝　　湘南慶育病院薬剤科 薬剤科長

［§1・1，1・2，1・4〜1・6，第 5 章］

田 邉 由 幸　　横浜薬科大学薬学部 教授，博士（薬学）　　　　［§4・1，4・2］

茅 野 大 介　　日本薬科大学薬学部 准教授，博士（薬学）

［§1・3，§3・1〜3・3，3・5〜3・7，§4・6・2，4・10・1］

千 葉 健 史　　北海道科学大学薬学部 講師，博士（薬科学）

［§4・3，4・6・1，4・6・3，4・6・4，4・9］

千 葉 輝 正　　日本薬科大学薬学部 助教，博士（薬学）　［§3・4，§4・7，4・8］

前 田 智 司　　日本薬科大学薬学部 教授，博士（薬学）

［第 2 章，§4・4，4・5，4・10・2，4・10・3］

（五十音順，括弧内は担当箇所）

目　　次

第3章　病因とくすり────────────**69**

1 看護とくすり

薬は，疾病（病気）の治療や診断，疾病予防などのために欠かせないものであり，多くの患者は，さまざまな薬を服用している．患者が，6つのRight（図1・1参照）を守って，薬の効果が最大限になるように支援することが看護師の重要な役割である．どのような薬が，何を目的に処方されているか，可能性のある副作用は何かなどを理解したうえで，服薬支援・服薬指導を行っていくことが専門職としての責務である．一方，服薬に関連した医療事故が発生しており，事故の原因に看護師が関係しているものも少なくない．服薬に伴う患者の安全・安心を担保していく要は，患者にとって，最も身近な存在である看護師である．また，看護師自身が安全に，安心して診療行為を提供していくためにも薬に関する基本的な知識・技術の習得は不可欠である．本章では，薬の取扱いなどについての基本的なことを記述した．

1・1 与薬方法

与薬とは，患者の疾病や症状の程度に合わせて薬を与えることをいう．

医師は，患者や家族への問診や検査結果などをもとに診断し，治療方針（薬物治療）を決定する．薬物治療にあたっては，最適な薬を決定し治療が開始される．

看護師は，医師の指示のもと，薬を患者に正しく与薬するための確認や管理，服薬のための指導，直接的な与薬の実施，与薬後の観察などの役割を担う．

治療目的に合った効果が得られているか，あるいは副作用が出ていないかなど患者の状態をアセスメント（評価）し，治療にフィードバック（反映）していくことが求められる．

1・1・1 与薬に関する基礎知識

a. 薬の種類　薬は投与経路によって，① **内用薬**（**内服薬，経口薬**），② **注射薬**，③ **外用薬**に分類される〔§2・1・2（p.39）参照〕．

● **小児は成人のミニチュアではない.**

　小児の生理機能は成長段階であるため, 薬物動態や薬剤感受性は年齢によって大きく変化する. たとえば, 身体の水分量の比率は新生児（約75%）が最も高く, 小児は約70%で年齢とともに徐々に減少し, 思春期には成人（約60%）とほぼ同じになる.

● **新生児は小児のミニチュアではない.**

　新生児の体内に存在する薬の代謝酵素の活性が, 小児とは異なることが知られている.

● **肥満児, 浮腫のある小児の薬の用量は, 身長もしくは年齢によって算出する.**

　小児の薬の用量は体重で換算し算出することが多く, そのままで計算すると肥満児, 浮腫のある小児の場合, 薬の量が多くなってしまう. そこで, 臓器の発達状況は未熟であるため, 身長を用いて体表面積を算出して薬の量を決めるか, 年齢を考慮して決めた方がより安全だと考えられている.

● **小児への用量は, 成人量を超えてはいけない.**

　体重だけで薬の量を計算すると, 成人量を超えてしまうことがある. 体重が約30kgを超えると成人量と同じくらいになってしまう薬が多く, そのような場合には成人量以上の用量は投与しないことが原則となっている.

薬の使用目的や投与経路（内用や外用, 注射など）に応じた適切な形に整えたものを**剤形**という. 薬の有効成分をそのまま, あるいは添加剤（賦形剤, 結合剤, 崩壊剤など）を加え, 一定の製法により形を整える. 成型された形とその製法によって剤形の名称が決まる〔表2・1（p.40）参照〕.

b. 薬の体内動態　体内に投与された薬が, 時間経過により質的・量的に変化する過程を**薬物動態**という. 薬物動態は, 吸収 → 分布 → 代謝 → 排泄という過程をたどる〔§2・3（p.49）参照〕.

c. 薬効に影響を与える因子　薬が疾病の治療に効果を発揮するためには, 体内で目的の薬理作用を示さなければならない. しかし, 同じ疾病の患者に同じ量の薬を同じように使用しても, 人によってそれぞれ薬理作用の現れ方が異なる. これは, 人の個体差や年齢などの因子が影響していると考えられている（⇨ **コラム❶**）. 薬の効果に影響を及ぼす因子については, 患者側の因子や薬側の因子などさまざまな条件が考えられる〔§2・5（p.57）参照〕.

1・1・2 与薬に関する用語

a. 用法・用量　薬の添付文書の"用法・用量"の項目には, 1日当たりの服用回数や服用時間, 投与方法（経路）などが記載されている. 薬の服用・使用方法を**用法**といい, 1回に服用・使用する薬の量を**用量**という. これらは, 薬の効果が持続する時間や薬の特徴に合わせて決められている.

　添付文書に示されている用法・用量の例を以下に示す.

例1 内用薬: アムロジピンベシル酸塩錠（アムロジン®）

【用法・用量】

① 高血圧症: 通常, 成人にはアムロジピンとして 2.5〜5 mgを1日1回経口投与する.

　なお, 症状に応じ適宜増減するが, 効果不十分な場合には1日1回10 mgまで増量することができる.

② 狭心症: 通常, 成人にはアムロジピンとして5 mgを1日1回経口投与する.

　なお, 症状に応じ適宜増減する.

表 1・1　内用薬の与薬時間に関する表現

服用時間		適　用
起床時	起きてすぐに服用	胃が空っぽの方が薬の吸収がよいので，起床時に服用する. 　例: 骨粗しょう症治療薬
食　前	食事開始の約 30 分前に服用	空腹時に服用することによって薬の吸収をよくしたり，薬の効果を高めたりする. 　例: 制吐薬，糖尿病治療薬，漢方薬
食直前	食事開始の直前（5〜10 分前）に服用	食事の直前に服用することで食後過血糖などを改善する. 　例: 食後過血糖改善薬
食直後	食事終了の直後に服用	空腹時では吸収が悪く，食事直後だと吸収がよくなる薬の服用 　例: EPA（エイコサペンタエン酸）製剤，高リン血症改善薬
食　後	食後約 30 分以内に服用	胃の中に食物が入っているので，胃への刺激が少なくなり，胃腸系の副作用を起こしにくいことや薬の飲み忘れを少なくする長所がある. 大部分の薬は食後に服用する.
食　間	食後約 2〜3 時間後に服用	食事中に服用することではなく，朝食と昼食の間，昼食と夕食の間に服用する. 食物が胃に入っていることによって薬の吸収が減少するものや，空腹時の胃粘膜保護の目的で服用する. 　例: 胃粘膜に直接的に働く薬や漢方薬
就寝前	床に入る約 20〜30 分前に服用	・睡眠時の寝付きをよくするため就寝前に服用する. 例: 睡眠導入薬 ・翌朝の排便を容易にする目的で服用する. 例: 緩下剤
頓　用 （頓服）	必要なときだけ服用	頭痛，腹痛，発熱，かゆみ，下痢などの症状があるときに 1 回服用する. 　例: 鎮痛薬，解熱薬
時間薬	指示された時間ごと，検査前などの服用	・一定の血中濃度を保つことで効果の得られる薬 　例: 抗菌薬や抗ウイルス薬 ・検査のための処置に必要な薬. 例: 造影剤

例 2　注射薬: トラネキサム酸注射液（トランサミン®注）

【用法・用量】
　トラネキサム酸として通常成人 1 日 250〜500 mg を 1〜2 回に分けて静脈内又は筋肉内注射する. 術中・術後等には必要に応じ 1 回 500〜1000 mg を静脈内注射するか，又は 500〜2500 mg を点滴静注する. なお，年齢，症状により適宜増減する.

b. 内用薬の与薬時間　　与薬時間の多くは，食事を起点とする. 与薬時間は，薬の作用と吸収や効果発現時間などを考慮して決められるが，1 日 3 回の食事時間に合わせることで，飲み忘れの防止につながるという利点がある.

　薬の作用と薬物動態から，食前・食直前・食後・食間などの与薬時間が選択される（表 1・1）.

1・1・3　与薬に必要な確認作業

　与薬は，医療施設などにおける日常的な業務である．
与薬に関する事故は，医療事故のなかでも頻度が高く，
対象患者，使用する薬，用量・用法（経路），投与時間
などの間違いによるものが多い．

　また，与薬までの過程には，処方する医師，調剤する
薬剤師，与薬する看護師など多くの医療職が関わるの
で，施設内において医薬品名・用法・用量など表記の明
瞭化を図ることや各部署におけるダブルチェック（⇨
コラム❷）など，誤薬防止への取組みが重要になる．

　日本医療機能評価機構では，"薬の準備時・投与直前
に 6R を確認する"よう求めている．**6R**とは，図 1・1
に示す 6 つの"Right（正しい）"を表す．

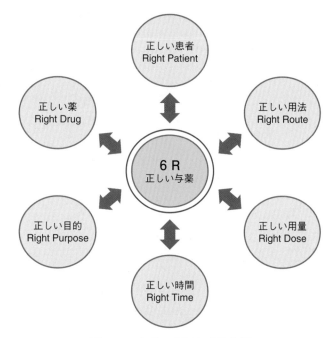

図 1・1　与薬に必要な確認事項

1）Right Patient：正しい患者

　患者の確認は，同姓同名の患者との誤認を防ぐために
氏名，生年月日，ID などで確認する．患者は，看護師
から"○○さんですね"と言われると，呼ばれた氏名が
間違っていても反射的に返事をしてしまう場合もある．
リストバンドによる照合や患者自身に氏名を名乗っても
らう確認方法が有用である．

　また，ベッドネームでの確認は，万が一違う患者（認
知症の場合などで）が寝ている場合もあるため，氏名を

直接確認する必要がある.

2）Right Drug：正しい薬（名称）

薬には，名称が似ているものがあるので，取扱いには十分に注意することが必要である. 過去にも名称が似ていることによる医療事故は国内で多数発生している. 名称が似ている薬を医師が処方記載（入力）する際や医師からの与薬の指示を受けた際には，十分な注意が必要である.

また，薬の名称が合っていても規格（容量や濃度など）が複数ある場合があるので，薬の名称とともに規格の確認も不可欠である.

例：ジクロフェナクナトリウム坐薬 12.5 mg, 25 mg, 50 mg

3）Right Purpose：正しい目的

患者の症状，疾病を事前に把握し，治療の目的に合った薬であることを確認する.

医師が間違って処方することもありえるので，与薬する薬が，どのような目的で投薬されるのか，症状・疾病を確認したうえで投与する.

看護師は，事前の情報として投薬を指示された患者の症状，疾病を把握していることが不可欠である.

4）Right Dose：正しい用量

医師からの指示を受けた際には，薬の単位や量が指示されているものと一致していることを確認する必要がある. 薬の投与量に用いる単位は，アンプル・バイアルなどの数量だけではなく，mg や mL などの単位も使用するので事前の確認が重要になる（表 1・2）.

また，インスリンを投与する際には，専用の注射器やシリンジタイプの注射器を使用し，"○単位投与" という表現がされるため，専用の注射器の準備や使用する単位数を間違えないよう注意する必要がある.

5）Right Route：正しい用法（経路）

内用液の皮下注射，シロップ剤の静脈内注射，あるいは吸入薬を点眼したという投与経路の誤りによる事故が報告されている. 患者が死に至る重大な医療事故につながる可能性が高いので，投与経路についても十分な注意が必要である.

薬によっては，単独で投与しなければ**配合変化**（2つ以上の医薬品を混ぜて投与する際，何らかの変化を生じて薬効の減弱や有害物質の発生が生じること）を起こし

表 1・2　薬の単位

(a) 形状からつけられた単位（名称）	
錠　剤	錠, Tab, T など
カプセル	Cap, C など
分　包	包, P など
アンプル	A, Amp, 本など
バイアル	V, 本, 瓶など
輸液（バッグ）	B, 袋, キットなど
シリンジ	シリンジ, S など

(b) 単位（名称）	
液体の体積	mL（ミリリットル）, L（リットル）
固体の重量	g（グラム）, mg（ミリグラム）, μg（マイクログラム）, ng（ナノグラム）
成分量を表す単位	単位, 国際単位（IU）[†] 例: インスリン製剤　A型ボツリヌス毒素　静注用 rt−PA 製剤
体重当たりの重量	mg/kg, μg/kg
体表面積当たりの重量	mg/m^2
時間当たり・体重当たりの重量	mg/(kg·min) μg/(kg·min) ng/(kg·min)

† IU: international unit（国際単位）

てしまうものもあるので，医師からの投与経路の指示を無視して複数の薬を混ぜて一度に投与したり，ほかの薬と混ざるような投与経路から投与してはならない．

6）Right Time： 正しい時間（投与時間）

指示された薬が正しい投与日（日付），投与時間であること，投与する時刻が正しいこと，投与する速度が間違っていないことを確認する．

特に生理機能が衰えている高齢者や生理機能が未熟な新生児，小児では，投与速度に十分な注意が必要である．

医療事故防止のためには，"確認作業"が最も重要であり，多忙な業務のなかにあっても6Rの確認を怠ってはならない．医師の指示が記載された処方せん（写）や電子カルテの指示を受け確認画面などから6Rの確認を確実に行い，安全な与薬を心掛けなくてはならない．

1・1・4 与薬の具体的な方法

a. 与薬のために必要な情報　医師の指示を受けて患者に与薬する場合に，看護師が事前の情報として必要なことは，指示された患者の疾病を把握していることである．

たとえば，血糖値が正常な患者に糖尿病治療薬を与薬（服用）した場合に，その患者は低血糖症状を起こし死に至ることもあるので，患者の疾病と指示された薬が対応しているかどうか理解しておく必要がある．

また，薬に関する情報を日ごろから収集し記憶しておくことが大切である．

薬の種類は，同種同効薬でもさまざまな製薬会社から複数販売されていることもあり，すべての薬の情報を収集・記憶することは不可能であるが，薬の解説書や添付文書，薬剤部からの情報提供などを活用し，最新の情報を習得することが大切である．

b. 与薬の指示の種類と内容　最近では多くの医療施設で電子カルテを導入しているが，電子カルテを導入している医療施設では，医師が電子カルテなどに与薬の"指示"を入力し，看護師に与薬の指示を出す．看護師は医師の"指示"を確認し，与薬の準備を行い，ダブルチェックの後に患者に与薬する．

電子カルテを導入していない施設では，医師が"指示伝票"を手書きで記載することで看護師に与薬の指示を出す．

表1・3　指示内容

① 患者氏名
② 投薬日・投薬時間
③ 薬の名称
④ 投与回数
⑤ 投与量
⑥ 投薬方法（経口，点滴 静注など）

表1・4　薬に関連する指示の種類

① 定時指示	変更や中止の指示が出るまで，一定期間継続的に与薬する．
② 臨時指示	発熱，疼痛，嘔吐などの対処として必要時に与薬する． 1回だけ与薬する．（例：手術前の1回与薬する．） すぐに投与する（例：血圧の急激な低下時などに昇圧薬を投与する．）
③ 口頭指示	患者の急変時など緊急時に医師が口頭で指示を出す． （医師は，事後にカルテに処方や与薬指示の入力を行う．）

　医師が出す与薬に関する指示内容には，表1・3，表1・4に示す項目が含まれている．

c. 与薬の方法

　1）**内用薬**：口腔から薬を服用する（経口投与）もので，与薬経路のなかでは，最も頻度が高い．

　2）**点眼薬**：眼球結膜に液状の薬を滴下することを**点眼**といい，軟膏剤などを塗布することを**点入**という．

　3）**貼付薬**：患部の皮膚に直接貼付し，局所的効果を期待するものと成分を経皮的に吸収させ全身的な効果を期待するものがある．

　4）**吸入薬**：薬を吸入することにより，気道や肺に直接作用させる．

　5）**坐薬**：おもに直腸に挿入し，直腸粘膜から成分を直接吸収させる．

　6）**注射薬**（図1・2，図1・3）

　① **皮内注射**：皮膚の真皮内に薬を注入する．

　② **皮下注射**：薬を皮下組織に注入する．

　③ **筋肉内注射**：皮下組織の筋層に薬を注入する．

　④ **静脈内注射**：直接静脈内に薬を注入する．

　⑤ **CVポート**（⇨ コラム**3**）：中心静脈カテテル（CVC）の一種で，皮下埋め込み型ポートといい，本体（ポート）と薬剤を注入するチューブ（カテーテ

コラム3　CVとは

　中心静脈（central vein）である上大静脈または下大静脈から薬剤を投与するルート（中心静脈路）をいう．中心静脈は，体内で最も太く，血液量が多く流れも速いため，薬剤や高カロリー輸液を注入しても直ちに血液で希釈される．そのため，抗がん剤や高カロリー輸液を長期間・安定的に点滴するために使用される．

CVC: central venous catheter（中心静脈カテテル）

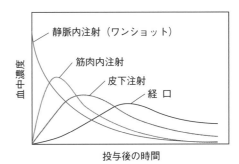

図1・3　投与方法による血中濃度の違い　投与経路により薬物動態が異なり，一般的に静脈内，筋肉内，皮下の順に最高血中濃度は高く，最高血中濃度到達時間や作用持続時間は短い．

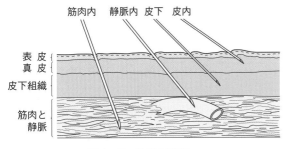

図1・2　注射の種類

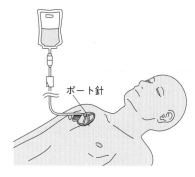

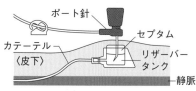

図1・4　CVポート　CVポートには、セプタムとよばれる圧縮されたシリコーンゴムがあり、ここに専用のポート針を刺して薬剤を投与する。薬剤はこのCVポートとカテーテルを通って、血管内に投与される。

PICC: peripherally inserted central catheter（末梢挿入型中心静脈カテーテル）

ル）により構成されている。通常は、頸や鎖骨の下の静脈からカテーテルを挿入し、胸の皮膚の下にポートを埋め込むための小手術を必要とする（図1・4）。

⑥ **PICC**: 上腕の尺側皮静脈などから挿入する末梢挿入型中心静脈カテーテルをいう。ほかの中心静脈カテーテルと比較して、腕から比較的簡単に挿入でき、挿入後の感染などのリスクも少ないことが特徴である。

d. 与薬の実施手順　薬の剤形に合わせた投与方法により与薬を行う。

① 手指消毒をして、患者氏名・医薬品名・投与方法・投与量・投与時間が患者本人のものであることを指示伝票と照合・確認し、薬の準備をする。6Rの内容を指差し・声出しで確認する。ほかの看護師とダブルチェックを行う。

② 患者に氏名で呼びかけ、再度、指示伝票や薬袋と照合し、本人であることを確認する。

③ 患者の体位を整えてから与薬する。薬の剤形に合わせた投与方法で投薬する（⇨ コラム❹, 薬の服用方法は §1・2・2参照）。

④ 患者が、正しい薬を正しい目的で、正しい時間・正しい用量・正しい用法で服薬できたことを確認する。

⑤ 記録・後片付けを行う。薬の副作用の発現やアレルギー反応などの確認をする。

コラム❹　簡易懸濁法

　嚥下困難な患者への与薬は、経鼻胃管、胃瘻、腸瘻より経管投与する方法を用いるが、従来は慣習的に錠剤を粉砕したり、カプセルを外し中の薬を投与する"つぶし（粉砕調剤）"が行われていた。

　しかし、**簡易懸濁法**では、錠剤・カプセル剤などを粉砕せずに、少量（20〜30 mL程度）の温湯（約55℃）の中に5〜10分程度入れて混和することにより容易に錠剤が崩壊・懸濁され、経鼻胃管などからの経管投与が可能になる（図）。

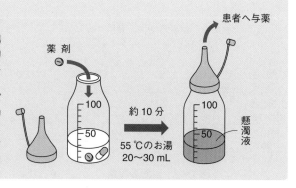

1・2　服 薬 指 導

服薬指導とは，患者に薬を正しく使うための情報を提供（説明）し，理解してもらうことである．薬は正しく使われてはじめて有効なものとなるので，そのための"服薬指導"はきわめて重要である．患者に提供する情報としては，薬の種類，服薬の目的・効果，服用時間，服用回数や服用量，保管方法，注意する副作用や飲み合わせなどがある．

正しい服薬のためには，患者の協力が不可欠である．

患者に一方的に説明するのではなく，患者や家族の話を聴き，服薬状況を理解できたかを確認することが重要である．患者の無理解による服用中止などを防ぎ，適切な薬の使用を促すことができる．

看護師は，患者や家族の相談相手として，患者の服薬に対する不安解消に努める必要がある．

1・2・1　服薬指導時のポイント

a. 効能・効果　薬の具体的な効果について，医学専門用語などを多用せずにわかりやすく説明する必要がある．患者が薬の効果を理解することにより治療の必要性を自覚し，服薬の**アドヒアランス**が向上する（⇨コラム**5**）．

特に自覚症状が少ない疾病の場合は，患者の勝手な判断により服薬量の減少や服薬中断がみられるので，服薬の目的，薬の具体的な効果をわかりやすく説明する必要がある（⇨コラム**6**）．

また，説明に際しては，補足的に病態や身体の仕組みについての説明も必要になる．

b. 用法・用量　1日当たりの服用回数や1回分の服用量，服用時間，投与方法（経路）などを説明する．

内用薬であれば飲み方，外用薬であれば身体のどの部位にどのように使用するといった具体的な使用方法を説明する．

患者の生活環境により食事時間が不規則な場合は，具体的な服用方法を説明する必要があり，このような患者に薬の飲み方を説明することは，アドヒアランスの点で重要である〔表1・1（p.3）参照〕．

c. ほかの薬や食品との相互作用　複数の薬の服用や，食事の影響を考慮する薬がある場合は，どの薬が該

コラム5　アドヒアランス

もともとは，規則などを"順守"，"固守"するという意味で使われている．医療現場では，"患者が治療方針を理解し，積極的に治療を受ける"ことを意味する．

同様に**コンプライアンス**を用いることがあるが，コンプライアンスは命令に対して"従順"，"服従"という意味で使われる．医療現場では，"患者が医療従事者の指示どおり治療を受ける"ことを意味する．

いずれも"治療を受ける"という行為は同じであるが，治療を受けることについて患者の意思が関わっているかどうかという点が異なる．

患者自身が治療方針を理解し，治療方針の決定過程に参加し，治療方針に沿って積極的に治療を受けることで，より高い治療効果が期待できる．そのため近年では，コンプライアンスよりも，アドヒアランスという概念が重視されている．

コラム6　飲み残しの薬剤費

日本薬剤師会が75歳以上の在宅患者約800人を対象に行った調査（2007年度）では，薬を用法・用量どおりに飲んでいる患者は2〜3割程度であり，飲み残しなど無駄になっている薬剤費は，年間約47.5億円との試算結果が報告されている．

薬は用法・用量を守ってこそ効果を発揮するものである．飲み残しのために疾病が治らずに治療が長引いているケースも考えられるので，医療従事者は，患者が治療の必要性を理解し，積極的に治療に参加することを支援する必要がある．

コラム 7 お薬手帳

患者に処方された医薬品や用法・用量, 副作用などの情報を記載した手帳である.

患者の過去から現在までの服用履歴や既往症, アレルギーなどがわかるため, 自分が服用している薬の内容について正しく理解し, 把握するのに役立つ.

また, 医療機関の医師・薬剤師と調剤薬局薬剤師の情報の共有・連携が図られ, 重複投与の防止やアレルギーへの注意喚起などの医療安全の向上につながるとともに, 服薬状況や服薬指導状況の把握によるアドヒアランスの向上が期待される.

お薬手帳への情報記載は, 当初は, 一部の医療機関や薬局において独自のサービスとして行われていたが, 2000年4月から診療報酬上の加算が認められたために広く普及し, 現在は, 多くの患者が所持している.

当するかをわかりやすく説明する必要がある〔§2・4 (p.54) 参照〕.

お薬手帳を利用すると併用薬などの服薬状況が容易に確認できて, ほかの薬との相互作用の説明の際にも有用である (⇨ コラム 7).

薬と食品, 健康食品, サプリメント, 嗜好品などには, 飲み合わせ・食べ合わせが悪いものがあり, そのリスクを知らずに服用してしまうと健康を害する場合があるので, お薬手帳以外の情報としてそれらを確認し, 説明する必要がある.

d. 保管方法 室温以外の温度で保管・管理が必要な薬については, 薬の情報提供書や薬袋に温度管理についての説明を文書で記載し, 患者あるいは患者家族に提供する必要がある.

乳幼児や認知症の家族と同居している場合には, 容易に手が届くような場所で保管しないよう指導する必要がある.

e. 副作用(表1・5) 副作用の説明は, 薬によって内容が異なることや説明を受ける患者の性格にも配慮しなくてはならないので, 慎重な対応を心掛ける必要がある.

〔副作用の情報提供のポイント〕

① 客観的に説明する.

② 服用開始後の短期間に発現しやすい副作用と, 長期間服用中に発現する可能性のある副作用を分けて説明する.

③ 比較的頻度の高い副作用と, まれに起こる重大な副作用の初期症状について説明する.

1・2・2 具体的な服用方法

薬物治療は, 患者が罹患している疾病, 症状を理解し, 主治医や医療従事者とともに最善の治療を選択することから始まるが, 薬をいかに適正使用するかということが, 治療効果を高めて副作用のリスクを軽減していくうえで重要になる.

薬には, 使用目的や用途(内用や外用, 注射など)に応じてさまざまな剤形があるので, 服薬指導を通してそれぞれの薬剤に合わせた適正な指導を行う必要がある.

服用方法別の指導にあたっての留意点を以下に示す.

表1・5　代表的な副作用の例

薬の種類		副作用	併用など注意
抗悪性腫瘍薬	殺細胞性抗悪性腫瘍薬，分子標的治療薬，免疫療法薬	骨髄抑制（白血球減少）	
抗菌薬	ペニシリン系抗菌薬	アナフィラキシーショック，発疹	
	セフェム系抗菌薬	悪心，下痢，食欲不振	
	アミノグリコシド系抗菌薬	難聴，腎毒性	
	マクロライド系抗菌薬	悪心・嘔吐，下痢	
	テトラサイクリン系抗菌薬	歯牙の着色	
	ニューキノロン系抗菌薬	悪心・嘔吐，下痢	
副腎皮質ステロイド	プレドニゾロン，デキサメタゾン	消化性潰瘍，血糖上昇，満月様顔貌（ムーンフェイス），易感染 長期服用：骨粗しょう症	
脂質異常症治療薬	スタチン系薬（HMG-CoA レダクターゼ阻害薬）	横紋筋融解症	グレープフルーツ
強心薬	ジギタリス	悪心，不整脈，徐脈	
麻薬	モルヒネ	呼吸抑制，便秘，悪心・嘔吐	
狭心症治療薬	ニトログリセリン	血圧低下	
高血圧治療薬	アドレナリンβ受容体アンタゴニスト	徐脈	
	カルシウム拮抗薬	動悸，頭痛	グレープフルーツ
パーキンソン病治療薬	抗パーキンソン薬	不随意運動	
抗炎症薬	非ステロイド性抗炎症薬（NSAIDs）	消化性潰瘍	消化性潰瘍の患者
	アスピリン	ショック	
	インドメタシン	消化性潰瘍	消化性潰瘍の患者
糖尿病治療薬	インスリン	低血糖	
睡眠導入薬	ベンゾジアゼピン系睡眠薬	筋弛緩作用	
	トリアゾラム（催眠鎮静薬）	めまい，ふらつき，眠気	グレープフルーツ
抗血栓薬	ワルファリンカリウム	出血傾向	納豆
抗てんかん薬	フェニトイン	小脳症状（眼振や運動失調），歯肉増殖，無顆粒球症	
	カルバマゼピン	眠気，めまい，ふらつき	グレープフルーツ
抗アレルギー薬	抗ヒスタミン薬	眠気，口渇	
利尿薬	ループ利尿薬	低カリウム血症，難聴	
中枢神経系作用薬	抗コリン薬	高齢者：眼痛，排尿障害	緑内障，前立腺肥大症の患者

a. 内用薬（内服薬，経口薬）　治療効果の向上や副作用防止のために，錠剤，カプセル剤，散剤・顆粒剤，内服液剤・シロップ剤などさまざまな剤形がある．錠剤やカプセル剤には，味やにおいの強い薬を飲みやすくし，体内で成分がゆっくり溶け出し効果が長く続くように工夫された**徐放性製剤**や胃で溶けずに腸で溶けて効果を発揮する**腸溶性製剤**がある．そのため，むやみに噛んだり潰したり，またはカプセルを外して服用しないように注意が必要である．

薬を飲むときの水またはぬるま湯の量はコップ1/2〜1杯程度が目安である（⇨コラム**8**）．水分量が少量だと，薬が咽喉や食道などに貼り付いて炎症や潰瘍を起こすことがあるので注意が必要である．

ただし，医師から水分摂取の制限を指示されている場合があるので，その際には医師の指示に従って服薬指導をする．

高齢者や飲み込む力が弱まっている患者などが無理なく服用できるように，唾液や少量の水で速やかに口の中で溶ける**口腔内崩壊錠（OD錠）**がある．

また，以下の錠剤は，経口投与であるが，吸収する経路が異なるので注意する必要がある．

① **舌下錠**：舌の裏に入れることにより，成分が口腔粘膜を通って急速に血液中に吸収される．
② **バッカル錠**：頬と歯茎の間にはさみ，唾液でゆっくりと溶かして口腔粘膜から吸収させる．
③ **トローチ剤**：唾液でゆっくりと溶かして口腔粘膜から吸収させる．

b. 外用薬　皮膚や粘膜などの患部に直接塗ったり貼ったり吸入して使う薬で，軟膏剤，クリーム剤，外用液剤，点眼薬，点鼻薬，坐薬，貼付薬，吸入薬などがある．

不潔な手指で薬を使用し，薬に細菌などが付着すると，患部の症状を悪化させてしまうおそれがあるので，使用前に手指を洗浄し，清潔な状態で使用することが重要である．

1）軟膏剤，クリーム剤，外用液剤など：塗り薬には，軟膏剤，クリーム剤，ローション剤，ゲル剤，スプレー剤などの剤形がある（⇨コラム**9**）．

薬を直接患部に使用するので，患部での治療効果が期待できる量を決定しやすく，患部を常に観察しながら治療できる利点がある．

軟膏剤・クリーム剤の場合

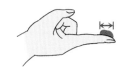

人差し指の先から第一関節まで
（25 g，50 g チューブの場合）

ローションの場合

1円玉大

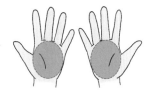

大人の手の平 2 枚分に相当

図1・5　塗り薬の使用法

　軟膏剤やクリーム剤の塗り方は，優しく伸ばして塗るだけの**塗布**と，塗り擦り込む**塗擦**がある．多くの軟膏剤やクリーム剤では，擦り込まずに塗布して使用する．これに対し，スキンケアのための保湿剤や，筋肉痛の抗炎症薬では，擦り込むように塗って使用する．

　塗り薬の使い方・手順を図1・5および以下に示す．

① チューブの蓋をとり，チューブの先を清潔なティッシュなどで拭き準備する．

② 適量（⇨ **コラム🔟**）を指の先にとり患部に塗る．

③ 使用後，チューブの先を清潔なティッシュなどで拭き，蓋をする．

2）**点眼薬**: 眼の感染症や炎症の治療，あるいは緑内障・白内障などの治療に使用される．

　点眼薬の使い方・手順を図1・6および以下に示す．

① 内容物が沈殿している点眼薬は，点眼する直前によく振ってから使用する．

② 頭を後方に傾け，天井を見るような姿勢をとる．

③ 下まぶたを指先で軽く引き下げ，眼球とまぶたの間に隙間をあけて 1 滴（約 40〜50 μL ＝ 0.04〜0.05 mL）点下する．

④ このとき，容器の先が，まぶたやまつげに触れないように注意する．

⑤ 点眼後は，まぶたを閉じて，まばたきをしないで 1 分間ほど目をつぶった状態を保持する．

⑥ あふれた点眼液は，清潔なティッシュなどで軽く拭き取る．

⑦ 2 種類以上の点眼薬を使用する場合は，少なくとも 5 分程度の間隔を空ける．

3）**眼軟膏**: pH や浸透圧を無菌的に調整し，軟膏の剤形にしたものである．

　眼軟膏の使用手順は以下のとおりである．

コラム🔟　FTU

　軟膏剤やクリーム剤の塗布量の目安として，**FTU**（finger tip unit）という単位がある．25 g や 50 g のチューブ入りの軟膏剤やクリーム剤は，人差し指の先端から第一関節まで絞り出した量が約 0.5 g で，両方の手の平に塗る量（面積）に相当する．5 g のチューブ入りでは，人差し指の先端から第一関節までを 2 回絞り出した量が約 0.5 g となる．

　ローション剤の場合は，1 円玉（直径 2 cm）程度が 1FTU に相当する．

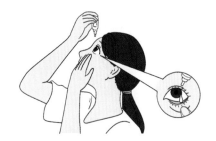

図1・6　点眼薬の使用法　下まぶたを指先で軽く引き下げ，眼球とまぶたの隙間に 1 滴さす．

点鼻薬

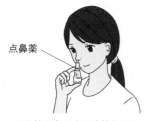

先端を鼻の穴に直接入れて，鼻から
軽く息を吸いながら噴霧する

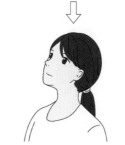

数秒間上を向いて，鼻でゆっくり
呼吸する

図1・7　点鼻薬の使用法

点耳薬

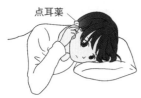

悪い方の耳を上にして横向き
に寝る．先端が直接耳にふれ
ないように滴下する

耳たぶを後ろに引く
ようにして滴下する

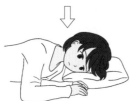

点耳後しばらくそのままの
姿勢を保つ

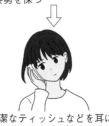

清潔なティッシュなどを耳に
当て流れ出た液を拭き取る

図1・8　点耳薬の使用法

① チューブの蓋をとりチューブの先を清潔なティッシュなどで拭く．

② 鏡を見ながら，下まぶたを指で軽く引き下げ，眼球とまぶたの間に隙間をつくる．チューブの先が，まぶたやまつげ，眼球に触れないように注意しながら，下まぶたに薬を付ける．

③ まぶたを閉じ，まぶたの上から指で円を描くように軽く押さえる（強く押さえないよう注意する）．

④ 使用後，チューブの先を清潔なティッシュなどで拭き，蓋をする．

　4）**点鼻薬**：鼻の穴に薬剤の入った容器の先端を直接入れて，鼻粘膜に噴霧し，鼻腔（びくう）から吸入する薬剤である．

　点鼻薬の使い方・手順を図1・7および以下に示す．噴霧器（ふんむき）のなかには，新しい噴霧器を最初に使用するときだけ予備噴霧して正常に噴霧されるのを確かめる操作が必要なものがある．

① 軽く鼻をかむ．

② 容器をよく振って内容成分を均一にする．

③ 容器の蓋を取外し，先端を鼻の穴に直接入れて，口を閉じ，鼻から軽く息を吸いながら薬を噴霧する．

④ 鼻に噴霧した後は，鼻の奥まで行きわたらせるために，口を閉じたまま上を向いて数秒間鼻で呼吸する．

⑤ 使用後は，容器の先を清潔なティッシュなどで拭き，蓋をする．

　5）**点耳薬**：おもに中耳炎・外耳炎や耳垢塞栓（じこうそくせん）の治療の目的で耳孔内に投与（点耳・耳浴）する薬剤である．

　点耳薬の使い方・手順を図1・8および以下に示す．

① 綿棒で外耳道の分泌物を取除く．

② 手の平で薬瓶を握って，2〜3分間薬液を（体温程度まで）温める．冷たい薬液をそのまま点耳すると**めまい**を起こすことがある．

③ 点耳する耳を上にして，横向きに寝る．

④ 容器の先端が直接耳にふれないように，耳たぶを後ろに引っ張るようにして医師に指示された量の点耳液を滴下する．薬剤の程度や症状の程度によって異なるが，一般には，1回に3〜10滴を滴下する．

⑤ 点耳後そのままの姿勢を保つ（点耳の場合2〜3分間，耳浴の場合約10分間）．

⑥ 耳浴終了後，清潔なティッシュなどを耳に当てて起き上がり，耳の外へ流れ出た点耳液を拭き取る．

6）**吸入薬**: 薬を口から吸い込んで気管支や肺に作用させる. おもに気管支喘息と慢性閉塞性肺疾患（COPD）の治療に使用するが，感染症に使う吸入薬などもある.

　吸入薬は患部である気管支や肺に直接作用するため，内用薬に比べ少量（内用薬の 1/20〜1/10）の薬で効果が期待できることや全身的な副作用が少ないことが特徴である〔§4・3（p.144）参照〕.

　吸入薬の種類には，以下のタイプがある.

・定量噴霧式: 霧状
・ドライパウダー式: 粉末状
・ネブライザー式: 霧状

吸入薬の使い方・手順を図1・9 および以下に示す.

① 容器をよく振って内容成分を均一にする. ドライパウダー式は振らなくてよい.
② 容器の蓋を外す.
③ 息を吐き出した後に，容器の吸入口を口でくわえて，ゆっくりと深く吸い込む　定量噴霧式の場合は，吸入と同時に容器（ボンベ）の底を押して，噴霧する.
④ 吸入後は，約5〜10秒間息を止めて薬が気管支や肺に付着するようにする.
⑤ その後，ゆっくりと息を吐き出す.
⑥ 1回に2吸入する場合は，1分ほど間をあけてから吸入する.
⑦ 吸入後にうがいをする（図1・10）. ステロイドが入っている吸入薬の場合，口腔内や咽頭に残っているとカンジダ症など局所副作用の原因になる可能性がある.

7）**貼付薬**（**局所作用型外用薬**）: 貼付薬は，貼った部位とその周辺で効果を発揮する. 使用が簡便であること，全身性の副作用が起こりにくいなどの長所がある.

8）**経皮吸収型製剤**（**全身作用型貼付薬**）: 局所作用型貼付薬と同様に皮膚に直接貼付する. 薬が皮膚組織の毛細血管に移行し，全身血流を循環することで効果を発揮する. 薬の投与や中断が簡便に行えるなど投薬管理が簡便・明瞭であることと作用時間が比較的長いなどの長所がある.

　全身作用型貼付薬には，喘息治療薬，狭心症治療薬，麻薬・持続性疼痛治療薬，パーキンソン病治療薬，アルツハイマー型認知症治療薬，禁煙補助薬などがある.

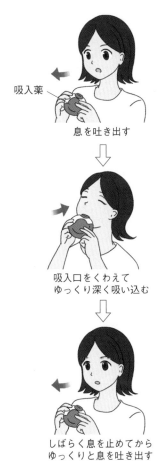

吸入薬
息を吐き出す

吸入口をくわえて
ゆっくり深く吸い込む

しばらく息を止めてから
ゆっくりと息を吐き出す

図1・9　吸入薬の使用法（ドライパウダー式の場合）

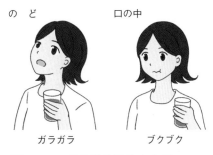

のど　　　　　口の中

ガラガラ　　　ブクブク

図1・10　吸入薬使用後のうがい　ステロイドが入っている場合には使用後にうがいをする.

9) **湿布薬**：主として患部の鎮痛，消炎，鎮静，滲出抑制，腫張抑制などの目的で用いられる．大きく分けて冷感湿布と温感湿布の2種類がある．

・**冷感湿布**：冷却作用をもつ成分が含まれているので，炎症部位や痛みや腫脹している部位に使用する．

・**温感湿布**：血行をよくする成分が含まれているので，温刺激によって血管が拡張して，炎症物質の吸収を促進する．肩こりや腰痛などの部位に使用する．

貼付薬・湿布薬の使用手順を以下に示す．

① 患部を清潔にし，汗をかいている場合は，汗を拭きとってから使用する．

② 皺が寄らないように注意して貼る．

③ 貼付直後，手の平で軽く押し付けて完全に貼付するようにする．

④ 毎日同じ箇所に貼っていると皮膚がかぶれることがあるので，必要に応じて貼る箇所を変えるなどして，正常な皮膚の状態を保つようにする．

⑤ 使用後は，患部を清潔にした後によく乾燥させる．

10) **坐 薬**：薬を油脂性や親水性の基剤に均等に混和して魚雷型の形状にしたもので，肛門（肛門坐薬）または膣（膣坐薬）に適用する半固形の外用薬である．体温により溶ける，あるいは軟化，または分泌液で徐々に溶け吸収される．

肛門坐薬は痔疾病や解熱鎮痛薬などに，膣坐薬はトリコモナス膣炎やカンジダ菌などによる抗感染症薬および避妊薬として用いられる．

坐薬の使い方・手順を図1・11および以下に示す．

① できるだけ排便してから使用する．

② 中腰か横向きに寝た姿勢にする．

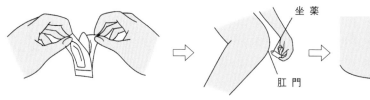

坐薬を包装から取出す　　　指でつまみ，挿入の準備をする　　　尖っている先端部分から挿入し，指で押し込む

図1・11　坐薬の使用法

③ 包装から取出し，坐薬の後部を指で摘み（滑りやすい場合にはティッシュなどで摘み），挿入の準備をする．

④ 気温が低いときなどには，先端部（尖っている部分）を体温で少し温め滑りをよくしてから，先端部分から肛門または腟に挿入する．指でなるべく深く押し込む．

⑤ 挿入した後，排出を防ぐため，4～5秒程度挿入部を押さえる．

11）**うがい薬**（**含嗽薬**^{がんそうやく}）：咽頭・口腔内の洗浄や炎症の治療を目的とする外用液剤である．口内炎，抜歯後の創傷の炎症治療や感染予防の目的で使われる．

うがい薬の使用手順は以下のとおりである．

① 使用する際に原液を薄めて使用する．

② 医師の指示あるいは添付文書の使用方法に従って適量をコップなどに入れる．

③ 水やぬるま湯などで薄め，2～3回に分けてうがいする．

1・3　消毒と薬

1・3・1　消毒とは

　消毒とは，人の周囲に存在する有害な微生物を不活性化または殺滅することをいう（⇨コラム⓫）．

　消毒方法には，**熱水消毒法**（80℃の熱水で10分間処理）や**煮沸消毒法**（沸騰水中で15分間以上処理），**紫外線滅菌法**（254 nm付近の波長をもつ紫外線の照射）などの物理的消毒法と消毒薬を用いた**化学的消毒法**がある．

　消毒薬を用いた化学的消毒法は，人体や器具，環境（病室など）を消毒する場合に用いる．

1・3・2　消毒薬の種類

　消毒薬は，微生物の細胞壁や細胞膜，細胞質内酵素，核酸などを酸化，凝固することで作用を示す．通常，濃度が高いほど効力が増大するが，濃度が高すぎると効力が減弱する消毒薬もある（⇨コラム⓬）．

　また，消毒薬の効力は対象となる微生物の種類により異なり，有効となる微生物の範囲（抗菌スペクトル）によって，次の3種類に分類される．

　① **高水準消毒薬**：あらゆる微生物を殺滅することができ，耐性菌も生じない．
　② **中水準消毒薬**：芽胞以外の微生物（栄養型細菌，結核菌，真菌，ウイルスなど）を殺滅し，耐性菌も生じない（⇨コラム⓭）．
　③ **低水準消毒薬**：栄養型細菌，真菌，エンベロープ（一部のウイルスにみられる膜状の構造）をもつウイルス（単純ヘルペスウイルス，インフルエンザウイルス，ヒト免疫不全ウイルスなど）を殺滅するが，芽胞，結核菌，エンベロープをもたないウイルスには無効である．

消毒薬の種類と特徴を表1・6に示す．

表1・6　おもな消毒薬

薬剤名 （括弧内は商品名）	作用機序	対象	副作用	禁忌
(a) 高水準消毒薬				
アルデヒド類 ・グルタラール （ステリハイド®）	タンパク質変性	医療器具（金属製，非金属製）	発疹，過敏症状，接触皮膚炎	
過酸化物製剤 ・過酢酸（アセサイド®）	タンパク質変性	医療器具（金属製，非金属製）	皮膚・粘膜刺激症状	
(b) 中水準消毒薬				
塩素系製剤 ・次亜塩素酸ナトリウム （ハイポライト®）	タンパク質変性	皮膚・粘膜，医療器具（非金属製），環境，排泄物	発疹	
ヨウ素系製剤 ・ポビドンヨード （イソジン®）	タンパク質変性	皮膚・粘膜	アレルギー，口腔・咽頭刺激感，悪心	ヨウ素過敏症，甲状腺機能異常の患者
アルコール類 ・エタノール （消毒用エタノール）	タンパク質変性	皮膚，医療器具（金属製，非金属製），環境	発疹，皮膚刺激症状	損傷皮膚・粘膜
フェノール類 ・フェノール （フェノール）	タンパク質変性	皮膚，医療器具（金属製，非金属製），環境，排泄物	発疹	損傷皮膚・粘膜
過酸化物製剤 ・オキシドール （オキシドール）	タンパク質変性	粘膜，創傷・潰瘍	空気塞栓，口腔粘膜刺激	瘻孔，体腔にしみ込むおそれのある部位
(c) 低水準消毒薬				
ビグアナイド類 ・クロルヘキシジングルコン酸塩 （ヒビスクラブ®）	タンパク質変性	医療従事者の手指消毒	アレルギー，発疹	
第四級アンモニウム塩 ・ベンゼトニウム塩化物 （ハイアミン®）	細胞膜透過性変化	皮膚・粘膜，医療器具（非金属製），環境	発疹，痒み	
両性界面活性剤 ・アルキルジアミノエチルグリシン塩酸塩 （ハイジール®）	細胞膜透過性変化	皮膚・粘膜，医療器具（非金属製），環境	発疹，痒み	

濃度計算のコツ

　看護の現場では，濃度計算が必要な場面がいくつかある．たとえば，消毒薬は濃い濃度の原液を所定の濃度まで水で希釈して使用することが多い．また，胃瘻を施行している患者へ栄養剤を投与した後にチューブ内に注入（フラッシング）する水に塩化ナトリウムをある一定の濃度で添加することがある．濃度計算を苦手にする人が多いが，希釈（混合）に際して，以下に説明する表をつくり，穴埋めすることで簡単に計算することができる．近年，看護師国家試験でも濃度計算は頻出問題である．濃度計算のコツをここで学んでいただきたい．

● **濃度計算に必要な条件**
　濃度計算をする際に与えられる要件は以下の3つである．

① **含まれる薬物の量**：gあるいはmolなどで表される．（以下"薬物量"とする）
② **薬物を含む溶液の量**：g，LあるいはmLなどで表される．（以下"溶液量"とする）
③ **濃　度**：％，g/L，g/dLあるいはmol/Lなどで表される．

　"薬物量"，"溶液量"および"濃度"の関係を表1に示す．<u>溶液に溶けている薬物の量は希釈前も希釈後も同じであることに注目</u>．

表1

	希釈前	希釈後
薬物量	g（mol）	
溶液量	g（mL）	g（mL）
濃　度	％（mol/L）	％（mol/L）

　ある濃度の薬物溶液を希釈して目的の濃度の希釈液を作成する際には，この表に与えられた条件を順次記入していけば，必要となる薬物溶液の量などが計算できる．
　なお，ここでの溶媒はすべて水で，溶液の比重は水と同じ1とする（したがって1g＝1mLとなる）．

〈例題1〉濃度30％の食塩水に水を加えて希釈し，濃度0.9％の食塩水を500g作りたい．濃度30％の食塩水何gに水何gを加えればよいか．

　〈例題1〉で与えられている条件を記入したものが次の表2である．

表2

	希釈前	希釈後
薬物量	g	
溶液量	g	500 g
濃　度	30 %	0.9 %

ここでは希釈後の溶液量（500 g）と濃度（0.9 %）がわかっているので，薬物量が計算できる．

$$500 \ [\text{g}] \times \frac{0.9}{100} = 4.5 \ [\text{g}]$$

薬物（この場合は食塩）の量が4.5 g であることがわかったので，表2にその数値を記入する（表2a）．

表2a

	希釈前	希釈後
薬物量	4.5 g	
溶液量	g	500 g
濃　度	30 %	0.9 %

希釈前の薬物量（4.5 g）と濃度（30 %）もわかったことから，希釈前の溶液量（g）が計算できる．

$$4.5 \ [\text{g}] \div \frac{30}{100} = 15 \ [\text{g}]$$

この数値を表2aに記入する（表2b）．

表2b

	希釈前	希釈後
薬物量	4.5 g	
溶液量	15 g	500 g
濃　度	30 %	0.9 %

希釈後の溶液量（500 g）と希釈前の溶液量（15 g）の差が求める水の量〔g〕である．

$$500 \ [\text{g}] - 15 \ [\text{g}] = 485 \ [\text{g}]$$

よって答えは，"濃度30 %の食塩水15 g に水485 g を加えればよい"となる．

〈**例題 2**〉5％ クロルヘキシジングルコン酸塩溶液を用いて 0.2％ 希釈液 500 mL を作るのに必要な薬液量は何 mL か.

〈例題 2〉で与えられている条件を記入したものが下の表 3 である.

表 3

	希釈前	希釈後
薬物量	g	
溶液量	mL	500 mL
濃　度	5％	0.2％

ここでは，希釈後の溶液量と濃度（0.2％）がわかっているので，薬物量が計算できる.

$$500 〔g〕 \times \frac{0.2}{100} = 1 〔g〕$$

薬物（ここではクロルヘキシジングルコン酸塩）の量が 1 g であることがわかったので表 3 に記入する（表 3a）.

表 3a

	希釈前	希釈後
薬物量	1 g	
溶液量	mL	500 mL
濃　度	5％	0.2％

すると，希釈前の薬物量（1 g）と濃度（5％）もわかったことから，希釈前の溶液量（g）が計算できる.

$$1 〔g〕 \div \frac{5}{100} = 20 〔g〕$$

この数値（20 g＝20 mL）を表 3a に記入する（表 3b）.

表 3b

	希釈前	希釈後
薬物量	1 g	
溶液量	20 mL	500 mL
濃　度	5％	0.2％

よって答えは 20 mL となる.

〈例題3〉濃度8％のブドウ糖水溶液150 g と濃度10％のブドウ糖水溶液50
g とを混合した後の水溶液の濃度（％）を求めなさい.

　濃度の異なる2つの水溶液を混合する場合は"混合前"と"混合後"に分けて表
を作る.〈例題3〉で与えられている条件を記入したものが下の表4である.

表4

	混合前		混合後
薬物量	g		
溶液量	150 g	50 g	g
濃　度	8％	10％	％

薬物量は濃度の異なる2つの溶液に含まれる薬物の合計であるから，以下の式で求
められる.

$$150 \text{〔g〕} \times \frac{8}{100} + 50 \text{〔g〕} \times \frac{10}{100} = 17 \text{〔g〕}$$

この数値（17 g）を表4に記入する（表4a）.

表4a

	混合前		混合後
薬物量	17 g		
溶液量	150 g	50 g	g
濃　度	8％	10％	％

また，混合後の溶液量（g）は濃度の異なる2つの溶液の合計であるから，以下の式
で求められる.

$$150 \text{〔g〕} + 50 \text{〔g〕} = 200 \text{〔g〕}$$

この数値（200 g）を表4aに記入する（表4b）.

表4b

	混合前		混合後
薬物量	17 g		
溶液量	150 g	50 g	200 g
濃　度	8％	10％	％

薬物量（17 g）と混合後の溶液量（200 g）がわかったので，混合後の濃度は以下の式で求められる．

$$17 \text{〔g〕} \div \frac{200}{100} = 8.5 \text{（%）}$$

この数値（8.5 %）を表 4 b に記入する（表 4 c）．

表 4 c

	混合前		混合後
薬物量	17 g		
溶液量	150 g	50 g	200 g
濃　度	8 %	10 %	8.5 %

よって答えは 8.5 % となる．

> **〈例題 4〉** 濃度 0.4 mol/L のブドウ糖水溶液 100 mL に濃度 0.8 mol/L のブドウ糖水溶液 150 mL を混合し，水を加えて全体を 500 mL にした．混合後の溶液のモル濃度〔mol/L〕を求めなさい．

　この場合も濃度の異なる 2 つの溶液を混合するので，"混合前"と"混合後"に分けて表をつくる．〈例題 4〉で与えられている条件を記入したものが下の表 5 である．

表 5

	混合前		混合後
薬物量	mol		
溶液量	100 mL	150 mL	500 mL
濃　度	0.4 mol/L	0.8 mol/L	mol/L

薬物量は濃度の異なる 2 つの溶液に含まれる薬物量の合計であるから以下の式で求められる．

$$0.4 \text{〔mol〕} \times \frac{100}{1000} + 0.8 \text{〔mol〕} \times \frac{150}{1000} = 0.16 \text{〔mol〕}$$

この数値（0.16 mol）を表 5 に記入する（表 5 a）．

表 5 a

	混合前		混合後
薬物量	0.16 mol		
溶液量	100 mL	150 mL	500 mL
濃　度	0.4 mol/L	0.8 mol/L	mol/L

混合後の溶液に含まれる薬物量〔mol〕と溶液量（500 mL ＝ 0.5 L）がわかったので，混合後の溶液の濃度は以下の式で求められる.

$$0.16 〔mol〕 ÷ 0.5 〔L〕 ＝ 0.32 〔mol/L〕$$

この数値（0.32 mol/L）を表5aに記入する（表5b）.

表5b

	混合前		混合後
薬物量	0.16 mol		
溶液量	100 mL	150 mL	500 mL
濃　度	0.4 mol/L	0.8 mol/L	0.32 mol/L

よって答えは0.32 mol/L となる.

　これまでみてきたように，薬物の溶液を希釈したり，濃度の異なる2つの溶液を混合したりするときは，薬物量を最初に計算するのがコツである．薬物量が求められれば，希釈・混合のいずれの場合でもその薬物量をもとにして濃度が計算できることを覚えておくとよい.

1・4　チーム医療と薬

1・4・1　チーム医療とは

　チーム医療とは，一人の患者に対して複数の専門職（医師，薬剤師，看護師，管理栄養士など）が，それぞれの領域に関する高度な知識と経験を活かして連携・協働し，チームとして患者に的確な医療を提供することである．

　従来は，主治医が中心となり患者への治療方針を決定し，それぞれの専門職に指示するシステムが一般的だったが，チーム医療では各専門職が互いにパートナーとしてそれぞれの立場から提案を行い，連携・協働して医療を提供する（図1・12）．

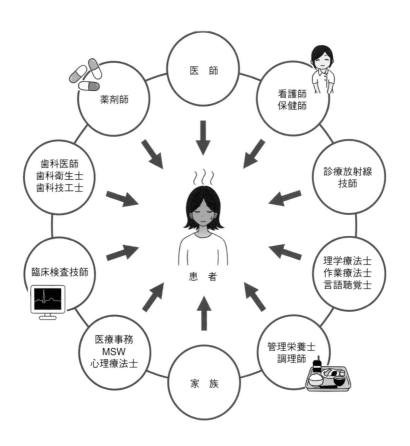

図1・12　チーム医療の概念図　患者の症状に応じて複数の診療科，複数の職種にまたがるチームで医療サービスを提供していく．また，患者の家族もチームの一員として加わるケースもあり，そのときどきの状況に応じて"チーム"のメンバーは異なる．（MSW: 医療ソーシャルワーカー）

1・4・2　チーム医療の歴史

チーム医療が医療施設で組織されたのは，1973年に米国のボストンシティ病院で実践された**栄養サポートチーム**（NST）が最初である（⇨ コラム**14**）．その後，欧米で普及し始め，1990年代後半から日本にも徐々に導入されるようになった．

患者の栄養状態が悪いと治療を行っても回復しにくいうえ（⇨ コラム**15**），感染症や褥瘡などを起こしてしまうことから，栄養支援チームは患者の栄養状態を管理するために，医師，管理栄養士，看護師，薬剤師などの専門職種が協働して患者の栄養支援を行うシステムである．

褥瘡治療については，**褥瘡対策チーム**を組織する病院もあり，比較的早い時期から患者の食事摂取，体位変換や姿勢（体位）の安全な保持を支援し，褥瘡を予防している．

1・4・3　チーム医療による効果

医療施設では，さまざまな専門職が働いているが，異なる職種が連携・協働し，それぞれの専門スキルを発揮することで，入院中や外来通院中の患者の生活の質（QOL）の維持・向上，そして患者の人生観を尊重した療養の実現が可能になっている（⇨ コラム**16**）．

チーム医療により以下の効果が期待できる．

① 疾病の早期発見・回復促進・重症化予防など医療・生活の質の向上
② 医療の効率性や生活の質の向上による専門職の負担の軽減
③ 医療の標準化・組織化を通じた医療安全の向上

チーム医療を推進するために必要な取組みには，以下の事項がある．

① 各専門職の専門性の向上
② 各専門職の役割拡大
③ 専門職間の連携・協働・補助の推進

1・4・4　チーム医療における看護師の役割

チーム医療では，複数の専門職がそれぞれの役割を果たしながら患者の診療に関わっているが，そのなかでも看護師は，あらゆる医療現場において診療などに関連する業務から患者の療養生活の支援に至るまで幅広い業務

コラム**14**　チーム医療の始まり

1968年に米国のダドリック（S. Dudrick）らによって**中心静脈栄養法**（TPN）が開発され，経口摂取ができなくて栄養状態が著しく悪化するような症例に対する画期的な治療方法として全米に普及した．

一方，米国内の各施設において，TPNの発展・普及とともに医師を支援する栄養管理の専門職が求められるようになり，これが**栄養サポートチーム**（NST: nutrition support team）の起源といわれている．

また，1970年代初頭にブラックバーン（G. Blackburn）らにより栄養管理の基本である栄養アセスメントが体系付けられ，その後，管理栄養士という職種が誕生した．

コラム**15**　中心静脈栄養（TPN）

TPN（total parenteral nutrition）は高カロリー輸液ともよばれる高濃度の栄養輸液を中心静脈から投与することで，エネルギーをはじめ，体に必要な栄養素を補給することができる．栄養状態の悪い患者や，長期間（1週間以上）経口摂取ができない患者に用いる．

通常は，糖質，アミノ酸，脂質，電解質（Na, K, Cl, Mg, Ca, P），必須微量元素およびビタミンの1日必要量を中心静脈から24時間かけて投与する．

静脈栄養には，腕などの末梢静脈から投与する**末梢静脈栄養**（PPN: peripheral parenteral nutrition）と，心臓に近い太い血管である中心静脈から投与する中心静脈栄養（TPN）がある．

食事ができない期間が1週間〜10日までの場合はPPNが行われ，それ以上の長期間にわたると予想される場合はTPNを選択する．

コラム**16**　クリニカルパス

入院中の治療や検査にあたってどのような経過をとるのか，その実施内容や順序を示したスケジュール表（**入院診療計画書**）のことである．

提供する医療の内容を標準化し，医師，看護師など専門職が患者の治療計画を共有し，患者もスケジュールを共有することにより，チーム医療に役立て，医療安全や医療の質の向上を目的としたものである．

を担い，患者や医師その他の専門職からチームの中心的な役割が期待されている．

　いずれのチームにおいても看護師は，専門的な知識に基づいて患者の心身の状態のアセスメントを行い，身体的苦痛，精神的苦痛，心理的な問題などを的確に捉えてチーム内の専門職と情報共有を図り，効率的なチーム医療を進めていくコーディネーターとしての重要な役割を担っている．

1・4・5　おもなチーム医療

　1）**褥瘡対策（褥瘡管理）チーム（PUT）**："寝たきり"状態の患者への適切な褥瘡管理により，褥瘡の発症予防と早期発見による重症化防止を目指す．患者のリスクアセスメント，体圧分散ケア，スキンケア，栄養管理を行い，再発防止のための環境を整え支援していくチームである．

　2）**緩和ケアチーム（PCT）**：がん治療では，患者が疼痛や呼吸苦などの身体的な苦痛や気持ちの落ち込みや悩みなどの精神的な不安に直面することがある．疼痛コントロールや，精神面での落ち込みや悩みを軽減するための緩和ケアを通して，患者のQOL（生活の質）を維持，向上させていく．

　3）**糖尿病チーム（DCT）**：糖尿病患者の日常的な療養生活の支援（食事療法，運動療法，薬物療法の指導）を行い，糖尿病合併症の予防もしくは進展を抑制し，患者のQOLを維持，向上させていく．

　4）**栄養サポートチーム（NST）**：患者の栄養状態が悪いと治療効果が得られにくく，合併症をひき起こすリスクが高くなるため，患者の適切な栄養管理を行い，良好な栄養状態を維持することにより全身状態の改善，合併症の予防を目指す．

　5）**救急医療チーム（EMT）**：突発的に発生する疾病，けが，中毒など緊急性がある患者（救急患者）を適切に救助し，医療施設へ搬送し，医療施設内で医師，看護師，その他の専門職との協働作業により治療し，社会復帰させる．

　6）**摂食・嚥下サポートチーム（SST）**：加齢や脳血管障害，各種神経疾患，廃用症候群などにより摂食・嚥下機能の低下や障害のある患者に適切に介入し，誤嚥性肺炎，窒息などのリスクを回避することや食べることを

PUT: pressure ulcer care team（褥瘡対策チーム）
PCT: palliative care team（緩和ケアチーム）
DCT: diabetes care team（糖尿病チーム）
EMT: emergency medical team（救急医療チーム）
SST: swallow support team（摂食・嚥下サポートチーム）

支援することにより QOL の維持・向上を図る.

　7）**感染症対策チーム（ICT）**: 医療施設内で起こるさまざまな感染症から患者・家族，職員の感染を防ぐ日常の感染予防対策のほか，感染予防を目的とした職員への教育などを行い，感染が発生した際に備えてのマニュアル（手順）を策定するなどの役割を担っている.

　8）**呼吸ケアサポートチーム（RST）**: 呼吸に問題を抱える患者に対して，呼吸状態の改善を目指した支援を行う.

　人工呼吸器を装着した患者は，痰が溜まりやすく，異物による誤嚥性肺炎などさまざまな問題が発生しやすい状態にあるので，そのような事態を防止することと問題が発生した際に迅速に対応する.

　また，人工呼吸器の補助がなくても自発的な呼吸ができるようになるための支援を行う.

　9）**医療機器安全管理チーム**: 医療施設内で使用する生命維持管理装置（輸液・シリンジポンプ，人工呼吸器，透析用装置，人工心肺装置など）や診断機器を安全に使用するための保守点検や適正に使用するための指導や研修を実施する.

　10）**医療安全管理チーム**: 医療施設内における医療事故の発生を防止し，安心・安全な医療を提供する.

　また，医療事故の発生防止のための情報収集と分析，対策の立案や指針を作成し，医療安全に関する職員への教育や研修を実施する. 医療事故が発生した際には，速やかに対応する.

　11）**リハビリテーションチーム（RT）**: リハビリテーションとは，"本来あるべき状態への回復"を意味し，けがや疾病による身体機能の低下や生活の動作が困難な状態を改善し，早期退院・早期社会復帰を目指した訓練を支援する. そのための訓練は，身体的な機能回復訓練だけではなく，精神的・職業的な復帰訓練も含まれる.

　12）**認知症ケアチーム（DCT）**: 認知症患者は，物忘れや認知機能が低下し，日常生活に支障をきたす状態にあり，せん妄（幻覚や錯覚）による興奮や物盗られ妄想，無気力などの症状がでる. これらの症状を抑え，在宅療養ができるように支援する.

　13）**口腔ケアチーム（OCT）**: 患者の口腔内の清掃や，手入れをすることにより口腔内の衛生状態を維持し，誤嚥性肺炎や術後合併症の予防を目指す. 術後の早

ICT: infection control team（感染症対策チーム）
RST: respiratory support team（呼吸ケアサポートチーム）

RT: rehabilitation team（リハビリテーションチーム）
DCT: dementia care team（認知症ケアチーム）
OCT: oral care team（口腔ケアチーム）

期からの経口摂取の開始，嚥下機能のリハビリテーション，がん治療（化学療法，放射線治療など）による免疫力低下による口内炎の軽減を図る．

　14）**在宅医療チーム**：在宅復帰にあたって，地域の病院や診療所，薬局，介護施設などの専門職がチームとなって患者の治療やケアを行う．

　在宅復帰には，家族などの協力が必要になるので，家族とも緊密な連携を図ることで，患者が安心して在宅復帰ができるように支援する．

　地域包括ケアシステム，すなわち，住み慣れた地域で自分らしい暮らしを人生の最後まで続けることができるよう，"住まい"，"医療"，"介護"，"予防"，"生活支援"が切れ目なく一体的に提供される住民も取込んだ体制づくりが，全国各地の行政によって進められている．

1・4・6　がん治療における複合的なサポートチーム

　がん治療では，さまざまな医療専門職が連携・協働して治療や支援を進めていくチーム医療が導入されている．

　医師については，最初に診断に関わった医師，手術を担当する外科医，麻酔を担当する麻酔科医，放射線治療を行う放射線治療医，薬物療法（抗がん剤治療）の専門家である腫瘍内科医，細胞や組織などの検査・診断を行う病理医，心の問題に耳を傾け心や体のつらさを軽減する精神腫瘍医，がん治療による身体機能の低下を改善するリハビリテーション医，がんの痛みのコントロールを行う緩和ケア医などがあげられる．それぞれの専門的な知見に基づいてがんの診断や治療方針について検討し，

表1・7　がん領域の専門看護師および認定看護師

分野名	分野の特徴
がん看護専門看護師	がん患者の身体的・精神的な苦痛を理解し，患者やその家族に対してQOL（生活の質）の視点に立った水準の高い看護を提供する．
がん化学療法看護認定看護師	・がん化学療法治療薬の安全な取扱いと適切な投与管理 ・副作用症状の緩和およびセルフケアの支援
がん性疼痛看護認定看護師	・疼痛の総合的な評価と個別的ケア ・医薬品の適切な使用および疼痛緩和
乳がん看護認定看護師	・集学的治療を受ける患者のセルフケアおよび自己決定の支援 ・ボディーイメージの変容による心理的・社会的問題への対応
がん放射線療法看護認定看護師	がん放射線療法に伴う副作用症状の予防，緩和およびセルフケアの支援

表1・8　がん患者を支援する医療チームの例

チーム名	支援内容
栄養サポートチーム	症状や治療の副作用により食欲が低下したり，栄養状態が低下している患者の支援
摂食・嚥下サポートチーム	咽頭がんなどの術後や放射線治療の副作用により咀嚼や嚥下が困難になった患者の支援
リハビリテーションチーム	手術や化学療法，放射線治療などにより身体機能が低下した患者のリハビリテーションによる支援
緩和ケアチーム	身体のつらさ，疼痛，悪心・嘔吐，気持ちの落ち込みや不安のある患者の支援
在宅医療チーム	退院後の自宅などへの在宅復帰にあたって，患者への継続的な治療や精神的・社会的な支援

最適な治療計画を決めていく．

　看護師については，がん治療に関連する専門性の高い知識・技術を習得した専門看護師（CNS），認定看護師（CN）ががん患者・家族を支援している（表1・7，§1・5参照）．

　臨床検査技師，薬剤師，管理栄養士，医療ソーシャルワーカー（MSW），診療放射線技師，リハビリ専門職（理学療法士，作業療法士，言語聴覚士）などが，それぞれの専門分野の特徴を活かし，治療面だけではなく，生活面や心の支援に必要な話し合いを行って治療を進めていく．

　具体的なチームの構成は，それぞれの医療施設や患者の状態によって異なるが，退院後の医療・療養を引き継ぐ際には，在宅医療チームとして地域の在宅医療の医師や訪問看護師（⇨コラム**17**）などが加わる（表1・8）．

コラム17　訪問看護師

　病気や障害のある人が住み慣れた地域や自宅で療養生活が送れるように，患者を訪問し，本人や家族の希望に沿ってケアをする看護師である．

　訪問看護師のおもな業務には，体温・脈拍・血圧などのチェック，健康状態の観察や療養指導，身体の清潔保持，栄養管理，医療器具の管理，呼吸ケア，緩和ケアなどがある．

　薬の説明や家族への介護指導，褥瘡の予防・手当やリハビリなどを行うこともある．

CNS（米国）: clinical nurse specialist
CNS: certified nurse specialist（専門看護師）
CN: certified nurse（認定看護師）
CNA: certified nurse administrator（認定看護管理者）

表1・9　専門看護分野一覧
（2016年12月現在）

がん看護	急性・重症患者看護
精神看護	感染症看護
地域看護	家族支援
老人看護	在宅看護
小児看護	遺伝看護
母性看護	災害看護
慢性疾患看護	

表1・10　認定看護分野一覧
（2020年4月現在）

感染管理	がん放射線療法看護
緩和ケア	がん薬物療法看護
在宅ケア	クリティカルケア
手術看護	呼吸器疾患看護
心不全看護	小児プライマリケア
腎不全看護	新生児集中ケア
生殖看護	摂食嚥下障害看護
糖尿病看護	認知症看護
乳がん看護	皮膚・排泄ケア
脳卒中看護	

1・5　専門看護師，認定看護師

　近年の医療に関わる知識・技術の高度化，専門分化などに伴って，より高度な専門的知識と技術を習得した看護師が必要とされており，日本看護協会は国民への質の高い看護の提供を目的として，専門看護師，認定看護師の資格認定を行っている．

　専門看護師（CNS）制度は1994年から，**認定看護師（CN）制度**は1995年から，**認定看護管理者（CNA）制度**は1999年から始まっている．

　1）**専門看護師**：専門看護師は，表1・9に示す13分野に分かれている．それぞれの分野において高度な専門性を活用して，"実践"，"相談"，"調整"，"倫理調整"，"教育"，"研究"の6つの役割を果たすことが求められている．専門看護師の養成は，日本看護系大学協議会が課程認定した大学院において行われている．

　2）**認定看護師**：認定看護師は，表1・10に示す19分野に分かれている．それぞれの領域において熟練した知識と技術を駆使し，"実践"，"指導"，"相談"の役割を果たすことが求められている．認定看護師の養成は，日本看護協会が認定した認定過程で行われている．認定看護師養成課程では，各分野に関連した特定行為（診療の補助業務）を手順書に基づいて実施することができる研修も併せて実施している．

　3）**認定看護管理者**：看護管理者（看護部長，看護師長など）として，所属施設の組織を創造的に発展させていく役割を担っている．日本看護協会が認定した研修期間で3つのレベルの研修を修了し，日本看護協会の実施する試験に合格し，資格が与えられる．

1・6　新薬の開発過程と治験

1・6・1　新薬の開発過程

薬の開発は，**創薬**と**育薬**に大別される．

創薬は，新しい薬を開発するための基礎研究から，治験を経て薬ができるまでをいう．

育薬は，薬が医療機関などで患者に使われるようになった後に得られた情報をもとに，薬のより適正な使用やさまざまな改良，そしてさらなる新しい薬の開発へと活かされることをいう．

1・6・2　創　　薬

ひとつの薬の開発に要する期間はおよそ 9〜17 年間といわれ，長い研究開発期間を経て誕生する．開発期間中には，成分の物理化学的な性質や作用機序，毒性の有無と程度などを明らかにし，薬の有効性や安全性の確認が行われ，この過程でさまざまな試験が繰返される．薬が開発されるまでのプロセスを図 1・13 に示す．

研究対象となった"薬の候補"物質が新しい薬として発売される確率は約 3 万分の 1（0.003 ％）であり，ほとんどの候補は研究途中の段階で開発が断念される．

新しい薬の研究開発費は，平均約 1300 億円といわれている．

a. 基礎研究（2〜3 年）　**基礎研究**では，植物，動物，海洋生物，鉱物，土壌中の細菌などの天然素材からの抽出や，化学合成・バイオテクノロジーなどさまざまな科学技術を活用して，"薬の候補"となる化合物をつくり，薬としての可能性を調べる．

候補となる新規物質の物理化学的な性状の研究や候補物質の選択（スクリーニング）を繰返し行って絞り込みをしていく．

b. 非臨床試験（3〜5 年）　**非臨床試験**では，"薬"になる可能性のある新規物質の有効性と安全性を確認するために試験用の細胞や動物を用いて，**薬効薬理試験，薬物動態試験，安全性薬理試験，毒性試験**などを行う．

1）**薬効薬理試験**："薬の候補"としての効果を確認する試験である．どれくらいの量（用量）で効果が発現するのか，どのような方法（用法）で使用するかを確認する．また，どのような試験を行えば効果を確認できるかといった試験方法の検討も行う．

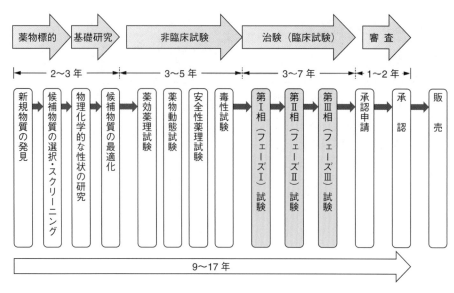

図1・13　新薬開発のプロセス　ひとつの新薬の開発には，9〜17年の期間と平均で約1300億円の資金を要する.

　2）**薬物動態試験**：体内における新規物質の動きを検証する．物質が消化管などから吸収され，血液を介して臓器・組織に分布し，肝臓で代謝され，腎臓から尿に排出されるまでの流れを調べる．肝臓から胆汁中に排泄されるものもある．

　消化管での吸収が悪いと効果が現れにくくなり，肝臓での代謝がよすぎると，排泄される速度が速くなり短時間しか効かないことになる．体内での吸収速度や代謝・排泄速度は，薬の効果に大きな影響を与える．

　同時に薬物間の相互作用の確認を行い，ほかの薬による影響を考えながら，最も効果的で安全なものに改良していく．

　3）**安全性薬理試験**：新規物質の安全性を検証する試験である．ヒトに使用したときに生理機能への作用に問題がないか，また副作用を起こさないかなどの判断をする．細胞への作用，染色体やDNAなどへの作用，生殖器への作用，がん原性（発がん性），催奇形性などさまざまな面から徹底的に調べ，安全であることを確認する（⇨コラム⓲）．

　4）**毒性試験**：目的は，新規物質をヒトに投与する量を決定するための情報や安全な投与時期・期間に関する情報および生理学や毒性的作用に関する情報を動物実験を用いて得ることである．新規物質の生体に対する急性的あるいは慢性的な有害影響を明らかにするための試験

で，一般的には，**急性毒性試験**は動物（ラット，マウスなど）に1回経口投与（単回投与）し，投与後14日間の死亡数，一般状態，体重，解剖所見により毒性を質的および量的に解明する．**亜急性毒性試験**は，6カ月間（28日間，3カ月間など）以内，慢性毒性試験は6カ月間以上（6カ月間，1年間など）の反復投与によって調べる．

c. 治験（臨床試験）　　新しい医薬品（薬）や医療機器の製造・販売の承認を得るためにヒトで行う**臨床試験**のことである．

ヒトを対象とした試験を一般に臨床試験という．臨床試験により"薬の候補"が"薬"として厚生労働省の承認を得るための成績（データ）を集める．

治験は，国が定めた"医薬品の臨床試験の実施の基準に関する省令（GCP）"に示された以下の要件を満たす医療機関においてのみ実施することが可能である．

> GCP: good clinical practice（医薬品の臨床試験の実施の基準に関する省令）

［要 件］

① 医療設備が十分に整っていること

② 責任をもって治験を実施する医師，看護師，薬剤師などが揃っていること

③ 治験の内容を審査する委員会を利用できること

④ 緊急の場合には直ちに必要な治療，処置が行えること

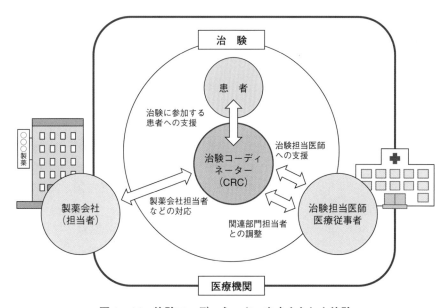

図1・14　治験コーディネーターを中心とした治験

表1・11　治験（臨床試験）の内容

臨床試験	対象者	目　的
第Ⅰ相	健康成人（少人数）	"薬の候補"が体内へ入ってからの変化や体外への排泄（薬物動態）や副作用などの安全性について明らかにする試験を行う.
↓ 第Ⅱ相	患者（比較的少人数）	"薬の候補"が効果を示すと予想される比較的少人数の患者を対象として，有効性，安全性，投与量・投与方法などを調べる.
↓ 第Ⅲ相	患者（多数）	有効性と安全性について既存の標準薬やプラセボなどとの比較試験を行う.
↓ 製造承認 申請		製薬会社は，厚生労働省へ製造承認取得のための申請を行う.

コラム⓳　治験コーディネーター

治験コーディネーター（CRC: clinical research coordinator)は，医療機関のなかで，患者とその家族，医師などの医療従事者，さらに製薬会社の担当などとの連絡役となり，治験の円滑な運営をサポートし，治験全体の進行を調整する役割を担う専門職である．看護師や薬剤師など，看護や薬に関する専門的知識をもつ人がCRCになる.

CRCは，20年ほど前に欧米の医療現場で，臨床試験を実施する医師を支援する目的で自然発生的に生まれた職種で，日本においても1997年4月からの省令（GCP）の施行に伴い，CRCの必要性が強く認識されるようになった.

コラム⓴　二重盲検試験

二重盲検試験（DBT: double blind test)は，治験薬の有効性（効果）を客観的に調べる臨床試験方法のひとつであり，最も推奨される試験である.

患者（被験者）を2つのグループに分け，一方のグループには治験薬を，他方のグループには外観や味が同じで薬効がないプラセボ（偽薬）を投与し，その結果を統計学的に判定する．被験者（治験対象者）にも，効果を判定する治験者（医師や医療スタッフなど）にも，被験者がどちらのグループに割付けられたかを知ることができない状態（二重盲検）で臨床試験を行い，客観性が保たれた状態で治験薬の評価を行う.

プラセボには，薬の効果がなく，飲んでも安全なデンプンや乳糖などを外観では治験薬と区別できないように錠剤やカプセル剤などにしたものが用いられる.

一般的には，製薬会社が医療機関に治験を依頼し，治験を依頼された医療機関では，担当医師や看護師，薬剤師，治験をサポートする**治験コーディネーター（CRC）**（⇨コラム⓳）などによる治験専門のチームにより治験が実施される（図1・14）.

治験を実施するにあたっては，患者などの安全が最優先される．医師などによる安全管理や相談の体制が整えられ，また副作用などの症状が発現したときには，直ちに適切な処置がとれる体制のもとで進められる.

治験は，第Ⅰ相（フェーズⅠ）から第Ⅲ相（フェーズⅢ）の3段階で実施される（表1・11）.

あらかじめ治験に参加する同意（インフォームド・コンセント，後述）が得られたボランティア（志願者）の健康成人や患者を対象に試験を行い，データを収集する.

① **第Ⅰ相（フェーズⅠ）試験**: 少人数の健康な成人志願者を対象に，"薬の候補"が体内へ入ってからの変化や体外への排泄（薬物動態）や副作用などの安全性について明らかにするための試験.

② **第Ⅱ相（フェーズⅡ）試験**: "薬の候補"が効果を示すと予想される比較的少人数の患者を対象として，有効性，安全性，投与量・投与方法などを調べる試験.

③ **第Ⅲ相（フェーズⅢ）試験**: さらに多数の患者を対象に，有効性と安全性を確認する試験. **二重盲検試験**（⇨コラム⓴）などにより，既存薬やプラセボなどとの比較を行う.

治験への参加は，あくまでも本人の自由意思に基づく

ものであり，対象者，患者は説明文書を用いて十分な説明を受け，内容を理解したうえで治験に参加する.

　対象者，患者が治験に参加することを決めた場合は，文書による同意を得たうえで治験に参加する. この“説明と同意”を**インフォームド・コンセント（IC）**という.

　治験終了後，製薬会社は治験により得られた有効性と安全性などのデータを解析し，厚生労働省に製造・販売承認のための申請をする（⇨ **コラム㉑**）.

1・6・3　治験の役割

　薬の開発のプロセスで最も重要なものが治験である. 薬の有効性（薬効）と安全性（副作用）を確認するためには，ボランティアとして参加する健康な成人や患者の理解と協力による治験が不可欠である.

　治験を実施する際には，治験に参加する患者などの人権や安全が守られるように配慮し，また有効性や安全性のデータが科学的な方法で正確に調べられるように，“医薬品の臨床試験の実施の基準に関する省令（GCP）”により厳格なルールが定められている.

IC: infomed consent（インフォームド・コンセント）

コラム㉑　医師主導型治験

　従来，治験は製造や販売の承認を取得することが目的であったため製薬会社の主導（会社主導型治験）で行われてきたが，法改正（2002 年の医薬品医療機器等法改正，2003 年の GCP 省令改正）により必ずしも製薬会社の開発プロセスによる必要はなく，医師自らが治験を実施すること（医師主導型治験）が可能になっている.

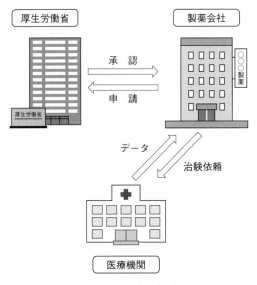

図 1・15　治験の概念図

　治験により得られた有効性と安全性の成績（データ）を国（厚生労働省）が審査し，疾病の治療に有効で，かつ安全に使っていけると判断したものが“薬”として製造と販売が承認される（図 1・15）.

1・6・4　育　薬

　薬は，患者の疾病を治療するだけでなく，実際に使われた結果が情報として収集され，薬の改良や新しい薬の開発に活かされ，疾病の治療の向上に役立てられる．それは薬をよりよいものへと育てることになり，**育薬**といわれている．

　医療機関などでは年齢や性別，症状，体質などが異なる数多くの患者に使われ，また，ほかの薬と併用して使われることもある．その結果，"創薬" の段階ではわからなかった薬の作用や，使用法などの改良すべき点が明らかになる．

　医師や薬剤師などを通して製薬会社に収集された有効性や安全性の情報は，適正な使用を促進するために医療機関に伝えられ，活用される．また，製薬会社はその情報をもとに，その薬についてさらに検討し，薬の改良や新しい薬の開発を行うときの参考にする．

　育薬の具体的な例として，アスピリンやペニシリンといった誰もが知っている薬も，つくられた当初に比べると，工夫や改良が重ねられ，より効果があり，副作用の少ないものになっている．

　育薬の基礎となる情報を収集するために，薬が市販され，医療機関などで使用されるようになってから行われる調査を**製造販売後調査**という（⇨ コラム㉒）．

コラム㉒　製造販売後調査

　製造販売後調査は，"製造販売後の医薬品の適正な使用法を確立する" ことを目的に行うもので，すべての医薬品は，以下の3つの制度の対象となる．
　1）**再審査制度**：すべての新医薬品を対象として，厚生労働省に定められた期間に製造販売後の有効性，安全性などに関する調査や試験を実施して再審査を受ける制度．
　2）**再評価制度**：すでに承認されたすべての医薬品を対象として，現時点の医学，薬学の学問的水準から品質，有効性および安全性を見直す制度．
　3）**副作用・感染症報告制度**：医薬品の安全対策として，厚生労働省，医療関係者，製薬会社が協力して安全管理情報を収集・報告する制度で，以下のようなものがある．
　　・企業報告制度
　　・感染症定期報告制度（生物由来製品）
　　・医薬品・医療機器等安全性情報報告制度
　　・WHO 国際医薬品モニタリング制度

2 くすりの基礎知識

2・1 薬 と は

2・1・1 薬 と は

　薬は，生体が備えている生理機能を亢進し（高め），または抑制し（抑え），人が自覚する不快な症状や，そのまま放置しておくと危険だと思われる体の中の異常を改善するものである．生体の生理機能が正常範囲を超えて低下あるいは亢進すると**疾病**になる．薬は異常になった生理機能を正常なレベルに調整するために使用される．

　たとえば，体温が 37.5 度を超えると発熱といい，正常な状態よりも体温が上昇しており，このような状態から体温を正常値まで下げるために解熱作用をもった薬が適用される（図 2・1）．

2・1・2 薬 の 種 類

　薬は投与経路により，**内用薬**，**注射薬**，**外用薬**の 3 つに大きく分類することができる（表 2・1）．

　a. 内用薬の種類　　内用薬は，**内服薬**あるいは**経口薬**ともいい，錠剤，カプセル剤，散剤，顆粒剤，内服液剤，シロップ剤などの**剤形**がある．おもに胃や腸で吸収され，その後，血液を介して全身に輸送され，効力を発揮する．

　b. 注射薬の種類　　注射針を用いて皮内，皮下，筋肉，静脈などに注射して，直接体内に送り込む薬を注射薬という．病院内で使用される場合が多く，抗がん剤など小腸からの吸収が悪い薬に用いられる．静脈内注射の場合は血管に直接薬を送り込むので，即効性があり効果も高い．皮内，皮下，筋肉に注射した場合でも，内用薬よりも効果の発現が速いという特徴がある．

　c. 外用薬の種類　　外用薬は，内用薬および注射薬を除く，皮膚や粘膜などの患部に直接的に用いるすべての薬と定義されている．軟膏剤，クリーム剤，外用液

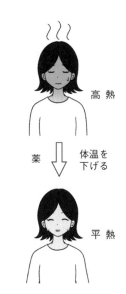

高 熱

薬　　体温を
　　　下げる

平 熱

図 2・1　薬の働き　熱があるときに薬を使って熱を下げる．

表2・1　薬の種類

投与方法	剤形など		特　徴
内用薬 （経口薬）	錠剤・ カプセル剤	錠　剤	経口投与しやすく粒状の固形にしたもの
		口腔内崩壊錠 （OD錠）	口腔内で唾液または少量の水で崩壊することにより飲みやすくしたもの
		舌下錠	舌の下で速やかに溶かして口腔粘膜から吸収させるもの
		チュアブル錠	噛み砕いて服用するもの
		バッカル錠	頬と歯茎の間にはさみ，唾液でゆっくり溶かして口腔粘膜から吸収させるもの
		トローチ剤	口腔内でゆっくり溶かして，口腔粘膜から吸収させるもの
		カプセル剤	カプセルに充填したもの，またはカプセル基剤で包んだもの
	粉　薬	散　剤	さらさらした粉状のもの
		顆粒剤	散剤より大きい微粒子状にしたもの
		ドライシロップ剤	水を加えるとシロップ剤となる顆粒状または粉末状のもの
	水　剤	液　剤	液状または流動性のある液体の薬
		シロップ剤	糖類または甘味剤を含む液体の薬
		懸濁剤	有効成分の粒子が均質に分散した液体
注射薬	静脈内注射		静脈内注射は直接血液に入り，血液とともに全身に回って患部に到達するので効率が高く，しかも吸収が速い．点滴も静脈内注射のひとつで，シリンジを用いた注射に比べ多くの薬物や水分，栄養素を注入するのに適している．
	筋肉内注射		筋肉に薬物を注入する注射で，刺激の強い薬物でも注入できるのが特徴である．HPV（ヒトパピローマウイルス）ワクチンや，B型肝炎ウイルスの予防接種などに用いられる．
	皮下注射		皮膚と筋肉の層の間にある，脂肪がおもな皮下組織に薬物を注入する注射で，薬の効果が長続きするのが特徴である．インフルエンザワクチンや水痘（みずぼうそう）ワクチンなど日本で行われている予防接種の多くに用いられる．
	皮内注射		皮膚の真皮内に注入する．部位は肘関節より遠位の前腕内側で，ツベルクリン反応やアレルギー反応の検査目的で用いられる．
外用薬	軟膏剤		皮膚に塗布できる全質均等な半固形の薬
	貼付薬		腫脹などに使用される湿布薬以外に喘息の発作を抑えるものや禁煙に用いるものなどさまざまな種類がある．
	点眼薬		目に直接投与する液状の薬
	坐　薬		直腸から直接血液中に吸収され，全身を回って患部に到達するので効果が早く現れる．
	吸入薬		吸入することにより，気道（気管，気管支など）に直接作用させることができる．気管支喘息治療薬や抗インフルエンザウイルス薬などに用いられる．

剤，貼付薬，点眼薬，点鼻薬，坐薬，吸入薬などの剤形がある．坐薬，吸入薬は，体腔内に薬を入れるが，薬の成分が粘膜から吸収されるため外用薬に分類される．

2・2 薬が作用する仕組み

2・2・1 薬 理 学

薬理学は，薬物の体内での動きや変化，すなわち体内における"薬の一生"（吸収・分布・代謝・排泄）を解明する**薬物動態学**と，薬物の生体への効果（現象，運動，呼吸，循環，行動などの変化）すなわち"薬の効き方"を解明する**薬力学**に分けられる（図2・2）.

2・2・2 薬 理 作 用

薬が生体に及ぼす作用を**薬理作用**という．薬理作用は作用様式〔発現する作用，作用部位，作用発現時間・作用持続時間（半減期），有用性〕の違いによって分類され，それぞれの様式は対になっている.

a. 発 現 す る 作 用

1）興奮作用と抑制作用: ある特定の細胞や，組織・臓器（標的器官）の機能を亢進させる作用を**興奮作用**，減弱・低下させる作用を**抑制作用**という．自律神経系の副交感神経を興奮させる薬（アセチルコリンなど）は副交感神経作動薬であり，抑える薬は副交感神経遮断薬である〔§4・8・3（p.191）参照〕.

2）直接作用と間接作用: 薬が標的器官に直接働き薬理作用（興奮・抑制）を現す**直接作用**（一次作用）と，直接作用を介して二次作用として現れる**間接作用**がある．循環機能を改善した結果，利尿効果が改善されることが間接作用である.

b. 作 用 部 位

1）局所作用と全身作用: 適用した部分に限局した薬理作用を現す場合を**局所作用**といい，消毒薬，局所麻酔薬などはこれに該当する．薬が血液中に入り，全身の臓器・組織に分布し，目的とする薬理作用を現す場合を**全身作用**といい，抗菌薬，非ステロイド性抗炎症薬（NSAIDs），全身麻酔薬など多くの薬物がこの作用をもつ．抗菌薬のカナマイシン硫酸塩（商品名カナマイシン）は，内服（経口）では局所作用，注射では全身作用を示す.

2）選択作用と一般作用: 薬が特定の臓器・組織や細菌に選択的に作用する場合を**選択作用**という．これに対して，どの細胞や組織にも無差別に作用する場合を**一般作用**という．最近，乳がんや肺がんの抗がん剤として用

薬理学（pharmacology）

├─ **薬物動態学**（pharmacokinetics）
  　"薬の一生"

└─ **薬力学**（pharmacodynamics）
  　"薬の効き方"

図2・2 薬理学の構成

NSAIDs: non-steroidal anti-inflammatory drugs（非ステロイド性抗炎症薬）

いられる分子標的薬は選択作用が高く，がんの増殖や進展に関係する分子が標的となる〔§3・6・5（p.110）参照〕.

c. 作用発現時間・作用持続時間　薬理作用の発現時間や，持続時間の違いによって分類する.

1）速効性作用と遅効性作用: 投与後，速やかに作用が発現する場合を**速効性作用**といい，投与後数時間〜数日を経て作用が徐々に現れる場合を**遅効性作用**という. ただし，速効性作用と遅効性作用の明確な時間は決められていない.

2）一過性作用と持続性作用: 薬理作用の持続性が短い場合を**一過性作用**といい，作用持続時間が長い場合を**持続性作用**という. 持続時間を表す指標として**半減期**がある（⇨ コラム**1**）.

d. 有 用 性　多くの薬の作用には**主作用**と**副作用**があり，治療の目的に有用な作用を主作用，それ以外の作用や治療上不必要または有害な作用を副作用という. 薬は多様な薬理作用をもつことが多く，治療目的が異なると主作用と副作用とが逆になることがある. たとえば，モルヒネ塩酸塩を鎮痛薬として使用するときに現れる止瀉作用（便秘）は副作用であるが，モルヒネ塩酸塩が止瀉薬として用いられることもあり，この場合，止瀉作用は主作用となる.

副作用のうち，生体にとって好ましくない影響をもたらす作用を**有害作用**あるいは**毒性**という.

2・2・3 薬 物 の 用 量

a. 用 量−反 応 関 係　発現する薬理作用の大きさは薬の用量（投与量）によって決まり，両者の関係は，**用量−反応関係**として表す.

薬によってひき起こされた生体の機能的変化を**反応（作用）**とよぶ. 薬の量を増やしていくと作用も強くなる. しかし，薬の量をゼロからだんだんと増やしていっても与える量が十分でなければ作用は臨床的に認められず，ある一定以上の用量になると治療に有効な薬理作用が用量に比例して現れる. 治療効果はある用量以上で頭打ちとなり，それ以上になると中毒作用が出る.

通常，反応の強さは横軸に薬の用量（たとえば mg/kg; 体重1kg 当たり何 mg 投与したかを表す単位）を対数目盛でとるとS字形曲線（シグモイド曲線）とな

コラム1 半 減 期

吸収された薬の体内にある量（血中濃度の場合もある）が半分（1/2）まで減る時間を**半減期**とよび（生物学的半減期），1半減期で50％，2半減期で25％，3半減期で12.5％と半減期ごとに半減していく. 半減期は $t_{1/2}$, $T_{1/2}$ などと表現する.

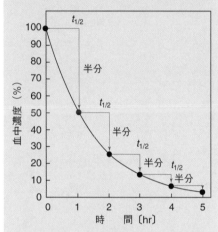

図　薬の血中濃度推移と半減期　半減期が1時間の場合を示す.

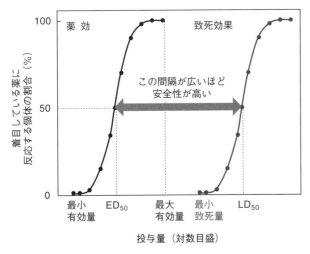

図2・3　用量-反応曲線

る．これを**用量-反応曲線**という（図2・3）.

b. 用　量　薬の用量は，発現する薬理作用の強さに着目して表現される（図2・4）.

無効域	有効域	中毒域	致死量域

最小有効量　ED_{50}　最大有効量　TD_{50}　最小致死量　LD_{50}

図2・4　薬の用量と薬理作用の強さ

　効果を発揮する用量以下は**無効量**，治療に有効な最小用量は**最小有効量**とし，それ以上を**有効域**という．作用が最大となり，頭打ちになる用量を**最大有効量**とよぶ．また，最大効果の1/2の効果を示す量を**50 % 有効量**（**ED_{50}**）という．たとえば，試験に用いた動物の半数に効果が現れる薬物の用量などが ED_{50} である．

　最大有効量を超えてさらに薬の量を増やしていくと，何らかの中毒作用，すなわち有害事象が出現する（**中毒域**）.　最小中毒量や**50 % 中毒量**（**TD_{50}**）がある．TD_{50} は試験動物の半数に副作用（毒性）が現れる投与量である．

　さらに用量を増やしていくと**致死量域**に達し，この場合も**最小致死量**や**50 % 致死量**（**LD_{50}**）がある．LD_{50} は試験動物の半数が死亡する投与量である．

c. 治 療 係 数　薬の有害作用の発現のしやすさ（安全性）は ED_{50} と LD_{50} から予測することができ，ED_{50} と LD_{50} の差が大きければ大きいほど，有害作用が出に

ED_{50}: 50 % effective dose（50 % 有効量）
TD_{50}: 50 % toxic dose （50 % 中毒量）
LD_{50}: 50 % lethal dose （50 % 致死量）

くく安全性が高くなる（図2・3参照）．これを数値化したものを**治療係数**または**安全域**といい，LD_{50} を ED_{50} で割った値（LD_{50}/ED_{50}）である．

2・2・4　薬の作用点

薬が作用点と結合し，何らかの生理反応が起こった場合，薬理作用（効果）を示したという（図2・5）．一般的に作用点は大きく4つ（**受容体，酵素，イオンチャネル，トランスポーター**）に分類される．薬物は，受容体に結合して薬理作用を示すことが多いが，酵素（生理活性物質の分解や合成に関わる）やイオンチャネル，トランスポーター（輸送体；神経伝達物質などの再取込みやシナプス小胞への貯蔵に関わる）などのタンパク質も薬物の作用点になりうる．

作用点を明確に区別することは難しい．たとえば，受容体の定義は細胞外からやってくるさまざまな**シグナル分子**（神経伝達物質，ホルモン，種々の生理活性物質など）を選択的に受容する細胞に存在するタンパク質である．したがって，ある受容体にシグナル分子が作用し，イオンチャネルの開閉を変化させて，イオン透過も変化させた場合は，受容体でありイオンチャネルでもある（イオンチャネル内蔵型受容体）．

a. 受容体を介する作用　薬理作用を発現する際，生体を構成する細胞のすべてに無差別に作用するのではなく，その薬に対して高い選択性をもつ生体内分子と相互作用する．細胞膜あるいは細胞内に存在する生体内分子を**受容体**（レセプター）とよび，細胞膜上に存在する

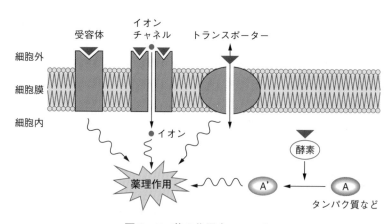

図2・5　薬の作用点　▼: 薬

表 2・2　受容体の種類

受容体のタイプ	作用機序	代表的な受容体
(a) 細胞膜受容体		
1) G タンパク質共役型受容体	リガンドが結合すると G タンパク質を介して他のタンパク質に信号が伝わり効果が現れる.	ムスカリン性アセチルコリン受容体 アドレナリン受容体 ドパミン受容体 代謝型グルタミン酸受容体 $GABA_B$ 受容体 P2Y 受容体（ATP 受容体）
2) 酵素共役型受容体	リガンドが結合するとキナーゼ（酵素）が他のタンパク質をリン酸化し, 効果が現れる.	チロシンキナーゼ型受容体 チロシンキナーゼ会合型受容体 セリン/トレオニンキナーゼ型受容体 ヒスチジンキナーゼ会合型受容体 チロシンホスファターゼ型受容体
3) イオンチャネル内蔵型受容体	リガンドが結合することにより細胞内にイオンが流入して効果が現れる.	ニコチン性アセチルコリン受容体 イオンチャネル型グルタミン酸受容体 $GABA_A$ 受容体[†] グリシン受容体 5-HT$_3$ 受容体（セロトニン受容体） P2X 受容体（ATP 受容体）
(b) 細胞内（核内）受容体	細胞膜を通過したリガンドが核内で受容体に結合し, 効果が現れる.	ステロイドホルモン受容体（エストロゲン） レチノイド受容体 甲状腺ホルモン受容体

†　GABA: gamma-aminobutyric acid（γ-アミノ酪酸）

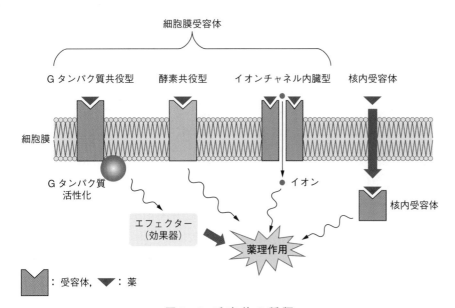

図 2・6　受容体の種類

GPCR: G-protein-coupled receptor
（G タンパク質共役型受容体）

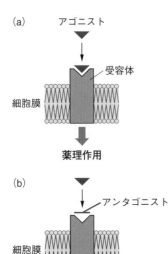

(a) アゴニスト

受容体

細胞膜

薬理作用

(b) アンタゴニスト

細胞膜

薬理作用

図 2・7　アゴニスト（a）とアンタゴニスト（b）

イオンチャネル内蔵型受容体，G タンパク質共役型受容体；GPCR）および**酵素共役型受容体**などの**細胞膜受容体**と細胞質または核内に存在する**核内受容体**などがある（表 2・2，図 2・6）．

　受容体に結合する物質を**リガンド**（生体内の伝達物質で神経伝達物質，ホルモン，細胞増殖因子など）といい，類似の構造をもつ薬は標的になる受容体に結合して，同じような生理作用を発揮する．このような薬を**アゴニスト**（作動薬，刺激薬，作用薬）とよぶ（図 2・7a）．GPCR を標的にした多くの薬が開発されている．

　一方，受容体に結合し，生理作用を発揮させない薬（受容体を占拠することで内因性の伝達物質などの効果に拮抗する）を**アンタゴニスト**（拮抗薬，遮断薬）とよぶ（図 2・7b）．

　また，弱いながらも内因性の伝達物質などと同様の生理作用を発揮するものがあり，このような薬は**部分的アゴニスト**または**部分的アンタゴニスト**とよばれている．

　b. 酵素を介する作用（表 2・3）　酵素は，生体に必要な成分の合成や分解など生化学反応の触媒（⇨ コラム❷）として働くタンパク質である．この反応は受容体を介さない．酵素の作用を増強する薬物と阻害する薬物の 2 つに大別されるが酵素阻害薬が用いられることが多い．

　1）酵素による分解を抑える薬物：アルツハイマー型認知症では，アセチルコリンが減少しているために，アセチルコリンを分解する酵素アセチルコリンエステラーゼを阻害し脳内のアセチルコリンの減少をくい止める〔§4・8（p.186）参照〕．

コラム❷　触　媒

　触媒とは，人の世の中でたとえると，恋のキューピッドみたいなものである．キューピッドがいると，すいすいと反応（合成）が起こりやすくなる場合がある．このキューピッドが触媒で，自分自身は変化せずに周りのカップル（合成物）をどんどん増やすことができる（図）．

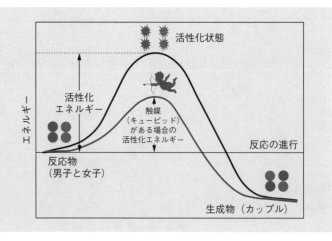

表2・3　酵素を標的とした薬の例

薬　物　例	適　応	標的酵素	効　果
コルホルシンダロパート塩酸塩（アデール®）	心不全	アデニル酸シクラーゼ	cAMP 増加（合成促進）
ニトログリセリン（ニトロペン®）	狭心症	グアニル酸シクラーゼ	cGMP 増加（合成促進）
ピモベンダン（アカルディ®）テオフィリン（テオドール®）シロスタゾール（プレタール®）シルデナフィルクエン酸塩（レバチオ®）	心不全気管支喘息抗血小板薬勃起不全	ホスホジエステラーゼ（PDE）[†]	cAMP 増加（分解阻害）
アロプリノール（ザイロリック®）	痛風	キサンチンオキシダーゼ	尿酸減少（合成阻害）
エナラプリルマレイン酸塩（レニベース®）	高血圧	アンギオテンシン変換酵素	アンギオテンシンⅡ減少（合成阻害）
エパルレスタット（キネダック®）	糖尿病	アルドースレダクターゼ	ソルビトール減少（合成阻害）
アカルボース（グルコバイ®）	糖尿病	α-グルコシダーゼ	グルコース減少（合成阻害）
プラバスタチンナトリウム（メバロチン®）	脂質異常症	HMG-CoA レダクターゼ[†]	コレステロール減少（合成阻害）
アスピリン（アスピリン）	炎症	シクロオキシゲナーゼ（COX）	COX 減少（合成阻害）
アセタゾラミド（ダイアモックス®）	利尿	炭酸デヒドラターゼ	H^+減少（合成阻害）
バルプロ酸ナトリウム（デパケン®）	てんかん	GABA アミノトランスフェラーゼ	GABA 増加（分解阻害）
ドネペジル塩酸塩（アリセプト®）	認知症	アセチルコリンエステラーゼ	アセチルコリン増加（分解阻害）
セレギリン塩酸塩（エフピー®）	パーキンソン病	MAO-B[†]（モノアミンオキシダーゼ B）	ドパミン増加（分解阻害）
オザグレルナトリウム（注射）（カタクロット®）オザグレル塩酸塩水和物（錠剤）（ドメナン®）	脳梗塞気管支喘息	トロンボキサンシンターゼ	トロンボキサン A_2 減少（合成阻害）
アルガトロバン水和物（ノバスタン® HI）	血栓症	トロンビン	フィブリン減少（合成阻害）
トラネキサム酸（トランサミン®）	止血, 炎症	プラスミン	フィブリン増加（分解阻害）
カモスタットメシル酸塩（フオイパン®）	膵炎	トリプシン	トリプシン阻害
フルオロウラシル（5-FU）	がん	チミジル酸シンターゼ	チミジル酸減少（合成阻害）
メトトレキサート（メソトレキセート®）	がん	ジヒドロ葉酸レダクターゼ	葉酸減少（合成阻害）

†　PDE: phosphodiesterase（ホスホジエステラーゼ）
　　HMG-CoA: hydroxymethylglutaryl-CoA（ヒドロキシメチルグルタリル-CoA）
　　MAO: monoamine oxidase（モノアミンオキシダーゼ）

2) 酵素の生合成に関わる作用を抑制する薬物: 高血圧症には血圧を上昇させるアンギオテンシン II の生合成を阻害する薬物が用いられている〔§4・1 (p.120) 参照〕.

3) 酵素の作用を抑制して, 生理的変化を起こさせる薬物: 利尿薬である炭酸デヒドラターゼ阻害薬は, 近位尿細管の炭酸デヒドラターゼの作用を阻害することで H^+ の産生を抑制し, Na^+/H^+ の交換を低下させ, 結果として尿量を増やす〔§4・5 (p.160) 参照〕.

c. イオンチャネルを介する作用　　イオンチャネルは, 細胞膜に存在するイオンを透過させる役割をもつ膜タンパク質である. ナトリウムチャネルなどそれぞれのチャネルを通ることのできるイオンの種類, あるいは大きさは決まっている.

また, イオンチャネル開閉を制御する機構の違いにより, 膜電位に依存して開閉する**電位依存性チャネル**や, リガンドが結合することによって開く**リガンド依存性イオンチャネル (イオンチャネル内蔵型受容体)**, **機械刺激受容チャネル**などが存在する. 心臓の働き (収縮作用) にはイオンの細胞内への出入りが重要であり, イオンの出入りを制御しているイオンチャネルを標的としてつくられた薬物が高血圧や不整脈の治療に用いられている〔§4・1 (p.123) 参照〕.

d. トランスポーターを介する作用　　細胞には, その生理的恒常性を維持するため, さまざまな物質を細胞外から細胞内へ取込んだり, 逆に細胞内から細胞外へ排出させる**トランスポーター**が存在している. トランスポーターは, **イオントランスポーター**とグルコースやコレステロールなどの**生体物質を輸送するトランスポーター**に大別される.

トランスポーターに直接作用し薬理作用を現す薬がある. たとえば, うつ病の治療薬として脳内のセロトニンの再取込みをするセロトニントランスポーターを阻害する薬〔§4・7 (p.188) 参照〕などがある. また, 尿細管からのグルコースの再取込みに関与しているトランスポーターの阻害薬 (SGLT2 阻害薬) が糖尿病治療薬として治療効果を示している〔§3・5・3 (p.99) 参照〕.

2・3　薬の体内での動き（薬物動態）

　薬が投与されてから体外に排出されるまでの体内における薬の動き（薬の一生）を**薬物動態**とよぶ．薬物動態は，① **吸収**（Absorption），② **分布**（Distribution），③ **代謝**（Metabolism），④ **排泄**（Excretion）の4つの過程からなり（図2・8），各過程の頭文字をとって**ADME**ともよばれる．

2・3・1　薬の投与経路

　薬の投与経路には，経口，舌下および口腔粘膜投与，経直腸投与，経腟投与，経鼻投与・吸入投与，経皮投与，注射（皮下投与，皮内投与，筋肉内投与，静脈内投与）などがあり，それぞれに応じた剤形がある．

　a. 経口投与　　通常は最も安全で，多く用いられている投与法である．ただし，薬が消化管を通ることによる制約がある．経口で投与した薬は，口や胃で吸収が始まることがあるが，大半の薬は小腸で吸収され，門脈を経て肝臓に達する．多くの薬は肝臓に存在する酵素によって分解（代謝）されるため，肝臓を通過して血流にのった時点で薬の量は少なくなっている．これを**初回通過効果**といい，経口投与の特徴である．

　経口投与では，消化管内の食物やほかの薬が，薬の吸収量や吸収速度を左右することがある．このため，空腹時に服用すべき薬や，食前や食後に服用すべき薬，またほかの特定の薬と併用してはいけない薬，まったく経口投与できない薬などがある．

　b. 舌下投与および口腔粘膜投与　　舌の下（舌下）または歯肉と頬の間（口腔粘膜）に薬を置き，溶けた薬を舌下にある細い血管から直接吸収させる．舌下投与の代表的な薬は狭心症に使用されるニトログリセリン（ニトロペン®）である〔§4・1（p.125）参照〕．しかし，ほとんどの薬は完全には吸収されない，または吸収が不安定なため，この投与方法は使えない場合が多い．

　c. 経直腸投与　　この投与経路で用いる薬（坐薬とよばれる）は，直腸内に挿入すると溶解したり液化したりするワックス状の物質に混ぜて作られる．直腸壁は薄く，血液が豊富に供給されているため，薬は直ちに吸収される．坐薬は，吐き気があるか飲み込めない場合，外科手術の前後で食事制限のために薬を内服できない場

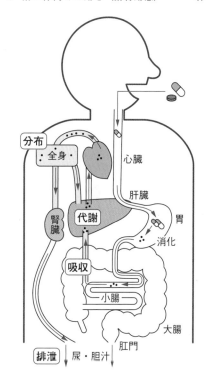

図2・8　薬の体内での動き（薬物動態）

合などに処方される.

d. 経 膣 投 与　　カプセル状あるいはゲル状の薬剤を手指やアプリケーターにより膣内に挿入する.更年期の女性にエストロゲンを投与する際に用いられることがある.

e. 経鼻投与・吸入投与　　経鼻投与された薬は,鼻腔を覆っている薄い粘膜（鼻粘膜）から吸収され,血流に入る.一般にこの経路で投与する薬は効果が速く現れる.鼻粘膜を介して投与する薬には,ニコチン（禁煙補助薬,ニコチネル®TTS）,ブセレリン酢酸塩（GnRHアゴニスト,スプレキュア®）などがある.

吸入投与は,口から薬を吸入して気管を通り抜けて肺まで到達させる.薬は,肺の内部で血流に入る.抗インフルエンザウイルス薬のラニナミビルオクタン酸エステル水和物（イナビル®）などは吸入投与される.

f. 経 皮 投 与　　貼付薬（きわめて薄いシール状になった小型の薬剤）などは,皮膚に貼付し,皮膚から血液中へ移行し,全身作用を発揮する.数時間から数日,あるいはさらに長い時間をかけて薬をゆっくりと絶え間なく投与でき,体からの排泄が速い薬で特に有用である.ニトログリセリン（胸痛用,ニトロペン®）,スコポラミン（乗り物酔い用,ハイスコ®）,ニコチン,クロニジン（降圧薬,カタプレス®）,フェンタニルクエン酸塩（痛みの緩和用,フェンタニル®）などがある.

g. 注射による投与（皮内投与,皮下投与,筋肉内投与,静脈内投与）　　注射による投与は§1・1・4（p.7）および表2・1（p.40）参照.

2・3・2　吸　　収

さまざまな部位から投与された薬が,皮膚や粘膜を通って体内に移行する過程を**吸収**,体内に移行する速さを**吸収速度**という.薬の吸収速度は,薬効発現の速さと関係しており,**吸収量**は薬効の強さと関係する.

経口投与の場合は小腸を中心に消化管から吸収されるので,静脈内投与と比べて体内吸収速度は遅く,さらに肝臓で薬が代謝されるため（初回通過効果）,体内を循環する薬の量は減少する.経口投与時の吸収に影響を及ぼす因子には,吸収部位のpH,消化管の蠕動,胃・腸の内容物の存在,ほかの薬などとの相互作用などがある.

静脈内投与の場合は,血管内（血流）に直接薬が投与

され，薬効発現も速く100％体内に吸収される．

2・3・3 分　　布

体内に吸収された薬は，おもに血中に取込まれ，作用部位を含む臓器・組織に移行する．作用部位における薬の濃度は薬効の強さと関係する．薬の臓器・組織への移行性（**組織移行性**）は，薬の移行のしやすさに関わる性質や，臓器の血液量に依存する．血管内に入った薬の多くは**血漿タンパク質（アルブミン，α_1酸性糖タンパク質）**と結合する．血漿タンパク質と結合した薬は，血管から臓器・組織への移行が妨げられ，薬効が発揮できなくなる．すなわち，血漿タンパク質と結合していない遊離形の薬だけが臓器・組織に移行し，薬効を発揮する．したがって，血漿タンパク質の増減は薬の組織移行性や薬効に影響する（図2・9，⇨コラム**3**）．

> **コラム3 血液脳関門など**
>
> 血液中の薬が組織へ移行する際に障壁となる組織構造が存在する．おもなものに，**血液脳関門，血液脳脊髄液関門，血液空気関門（肺），血液精巣関門，血液胎盤関門**などがある．それぞれの関門は，内皮細胞，上皮細胞，セルトリ細胞，合胞体性栄養膜細胞などが密着結合を形成し，極性の高い物質が血流からそれぞれの組織に移行することを妨げている．さらに，関門には種々の排泄型のトランスポーターが発現しており，組織に移行した薬を血管側に汲み出すことにより障壁として機能している．
>
> 一方，組織に必要な栄養物などを取込むためのトランスポーターも発現している．

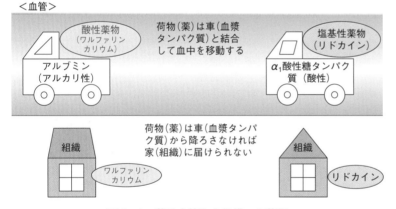

図2・9 薬の血管から組織への移行

血中の薬物の臓器・組織への移行しやすさを**分布容積**（V_d）で表す．これは体内総薬物量（X）を，薬物血中濃度（C）と同じ濃度に希釈するために必要な架空の体の容積であり，以下の式で求められる．

$$\text{分布容積}（V_d）= \frac{\text{体内総薬物量（}X\text{）}}{\text{薬物血中濃度（}C\text{）}}$$

この数値が大きいほど薬物は血中から臓器・組織へ移行しやすい．

2・3・4 代　　謝

薬のなかには生体成分由来のものもあるが，大部分は生体内に存在したことのない "未知な成分" である．し

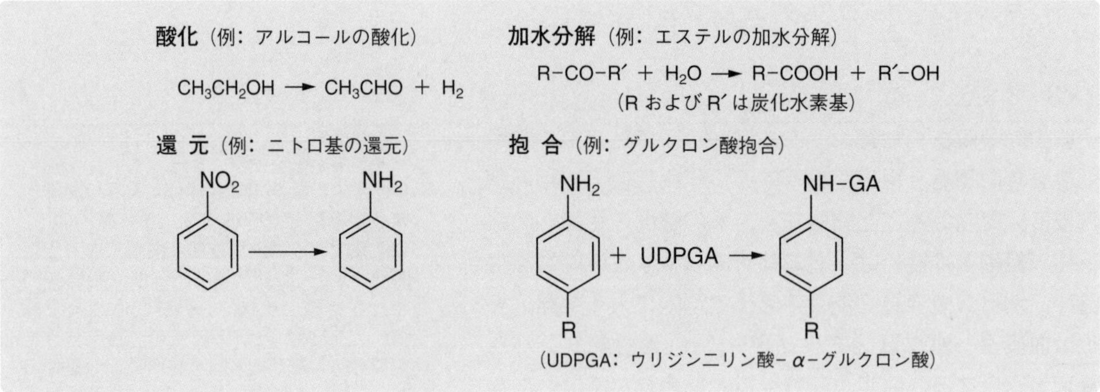
酸化（例：アルコールの酸化）
CH3CH2OH → CH3CHO ＋ H2
加水分解（例：エステルの加水分解）
R−CO−R′ ＋ H2O → R−COOH ＋ R′−OH
（R および R′ は炭化水素基）
還 元（例：ニトロ基の還元）
NO2
NH2
抱 合（例：グルクロン酸抱合）
NH2
＋ UDPGA →
NH−GA
R
R
（UDPGA：ウリジン二リン酸−α−グルクロン酸）

図2・10　薬物の代謝

たがって，体にとって薬は異物であるので，その活性を弱めたり，水に溶けやすくして体外に排泄しやすい形に構造を変化させられる．この過程を**代謝**という．代謝は，おもに**酸化**・**還元**・**加水分解**・**抱合**の４つからなる（図２・10）．薬物の代謝は肝臓で行われる．

2・3・5　排　泄

体内に吸収された薬は，そのままの形か，代謝され水溶性の構造に変化した後に**排泄**される．薬物の体外への主要な排泄経路は，腎臓から尿中への排泄と肝臓から胆汁を介した便中への排泄である．唾液，汗，母乳，および呼気（吐く息）を介して排泄される薬もあるが，量的にはわずかである．母乳中への移行は，薬が授乳中の乳児に影響を与える可能性があり，授乳中の母親への薬の投与には注意が必要である．

腎臓から尿中への排泄には，糸球体ろ過，尿細管での分泌，尿細管での再吸収の３つの過程が関与している．肝臓から胆汁中に移行した薬や薬の代謝産物は，消化管を経て便とともに排泄されるか，腸管から血液中に再吸収されて再利用される（**腸肝循環**）．

2・3・6　薬物の血中モニタリング（治療薬物モニタリング）

> **TDM**：therapeutic drug monitoring
> （治療薬物モニタリング）

TDM（**治療薬物モニタリング**）とは治療効果や副作用に関するさまざまな因子をモニタリングしながらそれぞれの患者に個別化した薬物投与を行うことである．多くの場合，血中濃度が測定され，臨床所見と対比しなが

ら投与計画が立てられる（表2・4）.

　TDM が有用となる薬の条件は,

　① 血中濃度と治療効果・毒性に相関が認められる薬

　② 効果や副作用の判定が難しい薬（抗てんかん薬,
　　抗不整脈薬など）

　③ 有効治療域が狭く, 中毒域と接近している薬（ジ
　　ギタリス製剤, テオフィリン製剤, 免疫抑制薬な
　　ど）

　④ 体内動態の個人差が大きい薬（抗菌薬, 抗真菌薬
　　など）

　⑤ 体内動態に非線形（投与量と血中濃度が単純に比
　　例しない）がある薬（フェニトインなど）

などである.

表2・4　TDM 対象の代表的な薬

対象医薬品	疾　病
ジギタリス製剤 ・ジゴキシン（ジゴシン®） ・メチルジゴキシン（ラニラピッド®）	心疾病 重症うっ血性心不全
テオフィリン製剤 ・テオフィリン（テオドール®） ・アミノフィリン水和物（ネオフィリン®）	気管支喘息 慢性気管支炎, 肺気腫, 未熟児無呼吸発作
抗不整脈薬 ・ジソピラミド（リモダン®） ・シベンゾリンコハク酸塩（シベノール®） ・フレカイニド酢酸塩（タンボコール®） ・メキシレチン塩酸塩（メキシチール®）	不整脈
抗てんかん薬 ・バルプロ酸ナトリウム（デパケンR®） ・フェニトイン（アレビアチン®） ・カルバマゼピン（テグレトール®）	てんかん
アミノグリコシド系抗菌薬 ・ゲンタマイシン硫酸塩（ゲンタシン®） ・アミカシン硫酸塩（アミカシン硫酸塩） ・アルベカシン硫酸塩（ハベカシン®）	感染症
グリコペプチド系抗菌薬 ・バンコマイシン塩酸塩（塩酸バンコマイシン） ・テイコプラニン（タゴシット®）	感染症
トリアゾール系抗真菌薬 ・ボリコナゾール（ブイフェンド®）	重症または難治性真菌感染症
免疫抑制薬 ・シクロスポリン（サンディミュン®） ・タクロリムス水和物（プログラフ®） ・エベロリムス（サーティカン®） ・ミコフェノール酸モフェチル（セルセプト®）	臓器移植後（拒否反応の抑制）
メトトレキサート（メソトレキセート®）	悪性腫瘍

2・4　薬の相互作用，薬と食品の相互作用

2・4・1　薬の相互作用

　1種類の薬のみを単独で服用することはまれである．風邪をひいた場合には，鎮咳薬，解熱薬，鎮痛薬など複数の薬が処方されることが多い．複数の薬を服用した場合に，薬の標的部位（作用部位）や薬物動態に関して相互に影響し合って，薬の効果が増強・減弱することを**薬物相互作用**という．相互作用は，**薬物動態学的相互作用**と**薬力学的相互作用**とに分類される．

2・4・2　薬物動態学的相互作用

　薬物動態学的相互作用とは，薬物動態の過程（吸収，分布，代謝，排泄）における相互作用である．

　a. 吸収段階で起こる相互作用　　Al^{3+}（制酸薬），Mg^{2+}（制酸薬，下剤），Fe^{2+}（鉄剤）などの金属イオンを含む薬は，テトラサイクリン系抗菌薬やニューキノロン系抗菌薬とキレート（金属イオンと強く結合した化合物）をつくり，互いに吸収を阻害する．

　b. 分布段階で起こる相互作用　　血漿タンパク質（アルブミン，α_1酸性糖タンパク質）と結合しやすい薬は，互いに血漿タンパク質の結合部位を競合するため，遊離形比率が増え，効果が増強する場合がある．ワルファリンカリウム（抗凝固薬，ワーファリン®）は90％が血漿アルブミンと結合している．

　c. 代謝段階で起こる相互作用　　肝臓で薬物代謝に関与している酵素はおもにシトクロム P450（CYP）であり，異なる分子構造をもつ複数のアイソザイムが存在する．1つの CYP は複数の薬の代謝に関与する．いくつかの CYP は小腸粘膜細胞に存在し，ここで薬物代謝に関わっている．ある種の薬は CYP の合成を促進することがある（誘導）．CYP 合成を誘導する薬を誘導剤という（表2・5）．

　d. 排泄段階で起こる相互作用　　腎臓から尿中への排泄には，**糸球体ろ過，尿細管での分泌，尿細管での再吸収**の3つの過程が関与している．

　糸球体ろ過は基本的には基底膜の孔の大きさによる選択性を利用した限外ろ過であり，血液中にある遊離形（血漿タンパク質と結合していない）の薬のみろ過され尿中に排泄される．

CYP: cytochrome P450（シトクロム P450）

表 2・5　薬物代謝に関連する酵素を誘導する薬

CYP アイソザイム	代謝を受ける薬物	誘導剤など
CYP1A2	プロプラノール塩酸塩（インデラル®），テオフィリン（テオドール®）	タール（喫煙），オメプラゾール（オメプラゾン®）
CYP2C9	フェニトイン（アレビアチン®）	フェノバルビタール（フェノバール®），カルバマゼピン（テグレトール®），フェニトイン，リファンピシン（リファジン®）
CYP2C19	フェニトイン，ジアゼパム（セルシン®）	フェノバルビタール，フェニトイン，リファンピシン（リファジン®）
CYP2E1	アセトアミノフェン（カロナール®）	エタノール
CYP3A4	タクロリムス水和物（プログラフ®），ニフェジピン（アダラート®）	フェノバルビタール

　尿細管分泌過程には，輸送体であるトランスポーターが関与している．ペニシリン系抗菌薬と痛風治療薬のプロベネシド（ベネシッド®）を併用した場合，プロベネシドがペニシリン系抗菌薬の尿細管分泌に関わるトランスポーターを阻害し，排泄が阻害され，その結果，血中濃度が高くなる．

　尿細管から再吸収される物質は分子形（非イオン形）物質のみである．弱酸性の薬物（フェノバルビタール（フェノバール®）など）は炭酸水素ナトリウム溶液を静脈内注射すれば尿細管中の尿が塩基（アルカリ）性化することによりイオン化率が上昇し，再吸収が抑制されて尿中へ排泄される．自殺目的でフェノバルビタール（催眠薬）を経口摂取した患者には胃洗浄とともにこの処理を施す．一方，弱塩基（アルカリ）性の薬物〔抗不整脈薬のキニジン硫酸塩水和物（キニジン硫酸塩）など〕は尿細管中の尿が酸性化されることによりイオン化率が上昇し，尿中への排泄が促進される．

2・4・3　薬力学的相互作用

　薬力学的相互作用とは，薬の作用点近辺（受容体）における薬どうしの相互作用である．たとえば，同じ受容体に作用する薬（アゴニスト）を投与した場合には効果が過剰に出たり，逆に作用を遮断する薬（アンタゴニスト）を投与した場合は効果が減弱する．たとえば，降圧薬のプロプラノール塩酸塩（インデラル®）は，気管支喘息治療薬のサルブタモール硫酸塩（ベネトリン®）の薬効を阻害する．これはプロプラノール塩酸塩が β 受容

体アンタゴニストであり，β_2受容体アゴニストである
サルブタモール硫酸塩がβ受容体に結合することを妨げ
るからである．

2・4・4　薬と食品の相互作用

　薬と食品には食べ合わせ・飲み合わせが悪いものがあ
り，薬の吸収，分布，代謝，排泄に影響を与え，薬効の
増大あるいは低下をひき起こすことが知られている．そ
のリスクを知らずに服用してしまうと逆に健康を害する
場合がある（表2・6）．

表2・6　薬と食品の相互作用

薬　物	相互作用を生じる食品・飲み物	相互作用の影響
ワルファリンカリウム （抗凝固薬）	納豆，クロレラ	薬効の低下
カルシウム拮抗薬（降圧薬）	グレープフルーツ	薬効の増強
ニューキノロン系抗菌薬， テトラサイクリン系抗菌薬	牛　乳	薬効の低下
イソニアジド（抗結核薬）	チーズ	チラミン中毒

　納豆やクロレラにはビタミンKが多く含まれる．ワ
ルファリンカリウム（ワーファリン®）はビタミンKが
関連する血液凝固因子の産生を抑えることで抗凝固作用
を現す．納豆は，ワルファリンカリウムの薬効を妨げる．
　グレープフルーツに含まれる成分（フラノクマリン
類）は小腸粘膜に存在する代謝酵素CYP3A4の作用を
阻害し，薬物の血中濃度を上昇させる．このためグレー
プフルーツは，代謝酵素によって分解されるニフェジピ
ン（アダラート®）などのカルシウム拮抗薬（降圧薬）
の薬効を増強する．レモンやミカンにはこの効果はほと
んどない．
　牛乳に含まれるカルシウムはニューキノロン系抗菌薬
やテトラサイクリン系抗菌薬と結合し，薬の吸収や薬効
を妨げる．
　チーズに含まれるチラミンはモノアミンオキシダーゼ
により分解されるが，抗結核薬であるイソニアジド（イ
スコチン®）はこの酵素の作用を阻害する．その結果，
チラミン中毒（顔面紅潮，高血圧など）をひき起こす．

2・5 薬と個体差

　アルコール飲料を飲む場合，ビール1杯で酔って眠ってしまう人がいたり，ビールを5杯飲んでも全然平気な人がいたりする．同じように，同じ薬を同じように服用しても，人によって効き目が違うことがある．薬効にはこうした**個体差**があり，薬効の個体差はさまざまな要因から生じる．個体差を生じる代表的な要因は，**年齢，性別，種差，代謝酵素や受容体の遺伝的な違い**などである（図2・11）．

2・5・1 年 齢 差

　薬物の効果や薬物動態は年齢によって異なることが知られている．

a. 新 生 児

　1）**吸 収**: 経口投与された薬物の吸収は，新生児の胃液の pH が高いことと，胃の内容物の胃からの排出時間が長いことから，成人と比較して遅い．

　2）**分 布**: 血漿タンパク質濃度が低く，さらに薬物のタンパク結合率が低いため，成人と比較して臓器・組織への薬の分布量は多い．

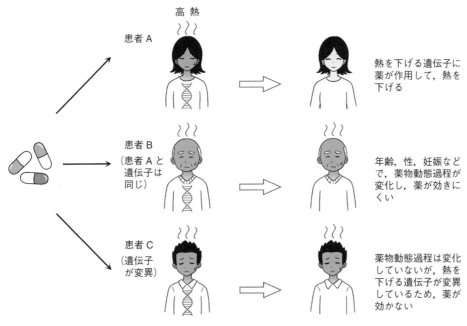

図2・11　薬効の個体差　薬効の個体差は，薬物の動態過程と遺伝子が関与している．患者Bと患者Cはどちらも薬が効きにくくなっているが，その原因は薬物動態の過程が変化した場合（患者B）と遺伝子が変異した場合（患者C）で異なる．

3）代謝：薬物代謝に関するシトクロムP450（CYP）の活性が低い．硫酸抱合能の発達は早く，グルクロン酸抱合能の発達は遅い．なお，グルクロン酸抱合能が未発達な新生児や未熟児の場合，クロラムフェニコールを投与してはいけない．クロラムフェニコールはグルクロン酸抱合を受けて代謝されるため，グルクロン酸抱合能が未発達な新生児や未熟児ではクロラムフェニコールを正常に代謝することができず，**グレイ症候群（灰白症候群）**を発症してしまう．

4）排泄：腎機能が未発達であるため，尿中への排泄速度が遅い．

b. 小　児

1）吸収：小児は，新生児と比べて薬は吸収されやすいが，成人と比べて吸収されにくい．しかし，小児の皮膚血流は成人よりもむしろ多いとされるので，一般に薬物の経皮吸収は小児の方が成人よりも良好であるとされる．薬物を経口投与できない小児では坐薬の剤形による経直腸的な吸収により薬物を投与することがしばしばあるが，小児では直腸運動が亢進しているため投与した坐薬が吸収されるまで直腸内に保持されず吸収量が低下することに注意しなければならない．

2）分布：血漿タンパク質濃度が低く，さらに薬物のタンパク結合率が低いため，成人と比べて臓器・組織への薬の分布量は多いが，生後1〜3年で成人レベルになる．また，小児の体は水分割合が成人より大きく，細胞外水分量も多いため，水溶性薬物の体重当たりの分布容積は成人よりも大きいので同一量投与後の血漿中の最高薬物濃度が成人よりも低いことがある．

3）代謝：代謝活性は生後速やかに発達し，一般に，2〜3年で成人レベルになるが，例外も多く知られている．

4）排泄：糸球体ろ過量および尿細管分泌機能は1歳前後には成人レベルとなる．

小児の薬用量は，細胞外液量に相関している体表面積や年齢・体重から決定している（⇨ **コラム4**）．

c. 高　齢　者

1）身体機能の低下：高齢者は成人に比較して服薬アドヒアランス（患者の理解，意思決定，治療協力により決定した服薬をじゅん守すること）が低下する傾向がある．たとえば飲み忘れ，飲み過ぎあるいは飲み間違いな

コラム4　小児の薬用量の換算法

小児の薬用量は，成人量を基準にして年齢・体重，体表面積などにより補正されている．代表的な小児薬用量の換算法には，

● **ヤング（Young）の式：**
　小児薬用量 ＝
　　〔年齢／（年齢＋12）〕×成人薬用量

● **クラーク（Clark）の式：**
　小児薬用量 ＝
　　〔体重（ポンド*）/150〕×成人薬用量
　　　　　* 1ポンド＝0.453 kg

● **アウグスベルガー（Augsberger）の式：**
　小児薬用量 ＝
　　〔（年齢×4＋20）/100〕×成人薬用量
　　　　　　（1歳以上に適用する）

などがある．

どが多くみられる。この背景には，視力低下（白内障など）や難聴（説明が聴きとれない），さらには記憶力の低下など高齢者に特有のさまざまな問題がある（⇨ コラム5）．

2）吸　収：加齢に伴い，胃液の分泌量が減り胃内の酸性度が低下すると，薬の吸収が低下することがある．また，吸収を担う細胞数が減ってくることも吸収の低下に影響することが知られているが，胃を切除している場合を除き，大きな問題になることはない．

3）分　布：年齢とともに血漿タンパク質濃度が減少するので，遊離形の薬の割合が増加する．このため，薬効が強く現れたり，副作用が起こる原因となる（血液中の薬は血漿タンパク質と結合することにより効力を発揮しにくくなる）．また，年齢とともに体内の水分量が減少し，脂肪の割合が増加する．このため，水溶性の薬物の血中濃度が上昇し，一方，脂溶性の薬物は体内に蓄積しやすくなり，効果が強く現れたり，副作用が起こる原因となる．

4）代　謝：薬の代謝に関わる肝臓は，年齢とともにその容積も小さくなり，肝臓に流れる血液量も減少する．また，シトクロム P450（CYP）の活性も低下し代謝機能が低下する．このため，成人と同量の薬が投与されると，強く効きすぎたり，副作用が出てくることがある．

5）排　泄：年齢とともに排泄をつかさどっている腎臓のネフロン数が少なくなり，腎臓に送られる血液量も減少する．その結果，薬が排泄されにくくなり，効果が強くなりすぎたり，長く続いたり，副作用が現れたりすることがある．

2・5・2　性

1）吸　収：一般的に経口投与で薬を服用した場合は男性より女性の方が吸収率が高く，吸入投与では，男性は女性に比べて肺活量が大きいので，吸入薬は肺胞面積の大きい男性で吸収されやすい．また，肝臓において P 糖タンパク質（P-gp）の発現が男性の方が女性に比べて 2 倍多いため，女性の方が男性より化学療法の効果が出やすいといわれている．

2）分　布：一般的に男性は女性に比べて体重が重く，体内水分量や循環血液量，筋肉量が多いため，総分布容

コラム5　ポリファーマシー

　高齢者の薬物有害事象の増加には，多くの疾患，身体機能，そして社会的な要因が関わるが，薬物動態および薬力学の加齢による変化と多剤服用がその二大要因である．厚生労働省は 2018 年 5 月に "高齢者の医薬品適正使用の指針" のなかで，ポリファーマシーについて以下のように定義している．

　多剤服用のなかでも害をなすものを特に**ポリファーマシー**とよぶ．ポリファーマシーは，単に服用する薬剤数が多いことではなく，それに関連して薬物有害事象のリスク増加，服薬過誤，服薬アドヒアランス低下などの問題につながる状態である．何剤からポリファーマシーとするかについて厳密な定義はなく，患者の病態，生活，環境により適正処方も変化する．薬物有害事象は薬剤数にほぼ比例して増加し，6 種類以上の服用が特に薬物有害事象の発生増加に関連したというデータもある．

コラム 6　クレアチニンクリアランス

　糸球体ろ過量（glomerular filtration rate；GFR）は糸球体の老廃物を尿へ排泄する能力を示しており，値が低いほど腎臓の働きが悪いことを示す．GFR を調べるには，血液検査による血清クレアチニン値から算定された推算糸球体ろ過量（eGFR）を用いる方法と 24 時間蓄尿によって調べるクレアチニンクリアランス（Ccr）による方法がある．

　クレアチニンクリアランスは，腎臓が 1 分間に血液からどれだけの量のクレアチニンを排泄しているかを調べる方法．クレアチニンはおもに筋肉から生成され，腎糸球体でろ過されたあと，ほとんど再吸収されず，尿へ排泄されるので，クレアチニンクリアランスは GFR を反映するパラメーターと考えられ，腎機能検査として用いられている．eGFR よりも精度が高い検査である．

積は男性の方が大きい．また，男性は脂肪量が少ないため，水溶性薬物の分布容積〔§2・3・3（p.51）参照〕は男性が大きく，脂溶性薬物の分布容積は女性が大きい．

　3）代 謝：著明な性差が認められることは少ないが，性ホルモンの支配を受けている代謝酵素などでは性差が認められる．

　4）排 泄：著明な性差が認められることは少ない．糸球体ろ過量を表すクレアチニンクリアランス（⇨ コラム 6）に着目する必要がある．クレアチニンは筋肉の量に比例するといわれ一般に男性は女性より筋肉量が多いため，男性のクレアチニンクリアランスは女性よりも高くなる．

2・5・3　疾　　病

　薬の吸収・分布・代謝・排泄に関わる疾病（肝硬変，糖尿病，慢性腎炎など）は，薬の効果に影響を与えるので，薬の服用には注意が必要である．医薬品の添付文書の "禁忌" や "特定の背景を有する患者に関する注意" には "合併症・既往歴等のある患者" などの注意書きがある．

2・5・4　妊　　婦

　1）吸 収：妊娠中は腸の蠕動運動が低下するが，臨床的には薬の吸収が大きく影響を受けるとは考えにくい．

　2）分 布：妊娠中および出産後約 1 カ月後までの期間では，血漿容量が増加する．このため相対的に薬物の血中濃度の低下（分布容積は増加），血漿タンパク質濃度の低下（血液量が増加しても血漿タンパク質量は増加しない）により，薬の遊離形分率が上昇するが，その程度は薬によって異なる．

　3）代 謝：薬物代謝に影響する肝機能の変化は認められていない．

　4）排 泄：腎血流量は妊娠初期から増大し，腎機能を表す糸球体ろ過量は 1.5 倍となる．したがって，腎排泄型の薬は糸球体ろ過量が上昇し，血中濃度が低下するが，現在，このために増量を検討されている薬は見当たらない．

2・5・5　遺　伝　子

　薬の効果は**遺伝子多型**（集団の 1 % 以上の頻度で存在する遺伝子の変異）により異なる．薬の効果や副作用に関わる遺伝子多型は数々の報告があるが，なかでも，薬物代謝酵素の多型により，薬の代謝が速い人と遅い人がいることが知られている．代謝が遅い人では体内薬物濃度が上昇しやすく，副作用が現れやすい．逆に，代謝が速い人では濃度が上昇せず，薬が効きにくくなる．

　たとえば，CYP2C19 の PM（遺伝子多型により薬物代謝活性がないか極端に低い者）の頻度は日本人約 20 %，白人約 3 % であり，胃酸抑制薬のひとつであるオメプラゾールはおもに CYP2C19 により代謝されるため，日本人の方が薬の効果が強く現れる．

PM: poor metabolizer（代謝活性欠損者）

2・6　薬と法律

2・6・1　薬機法

　薬機法（医薬品医療機器等法）の正式名称は“医薬品，医療機器等の品質，有効性及び安全性の確保等に関する法律”である．従来，薬事法とよばれていた法律が，2014年11月に改正された．大きな改正点は，再生医療に関する再生医療等製品の規定が新しく制定された点である．

　この法律は医薬品，医薬部外品，化粧品，医療機器および再生医療等製品の品質，有効性および安全性の確保ならびにこれらの使用による保健衛生上の危害の発生および拡大の防止のための必要な規制を行っている（表2・7）．

2・6・2　医薬品の分類

　医薬品は，**医療用医薬品（処方せん医薬品：処方薬と通称される），要指導医薬品，一般用医薬品**の3つに大別される（表2・8）．さらに，一般用医薬品は第一類から第三類までの3種類に分けられる．医療用医薬品は，患者の症状や体質に合わせて医師が処方する薬で，処方せんがなければ購入することができないのに対して，要指導医薬品と一般用医薬品は，患者が自分の症状に合わせて薬局で購入できる薬で，**OTC医薬品，市販薬，大衆薬**ともいわれている．

　医療用医薬品は，医師が患者一人ひとりの疾病や症状，体質などに合わせて処方せんを出し，処方せんに基

表2・7　薬機法における医薬品の定義

第2条　この法律で「医薬品」とは，次に掲げる物をいう．
一　日本薬局方に収められている物
二　人又は動物の疾病の診断，治療又は予防に使用されることが目的とされている物であって，機械器具等（機械器具，歯科材料，医療用品，衛生用品並びにプログラム（電子計算機に対する指令であって，一の結果を得ることができるように組み合わされたものをいう．以下同じ．）及びこれを記録した記録媒体をいう．以下同じ．）でないもの（医薬部外品及び再生医療等製品を除く．）
三　人又は動物の身体の構造又は機能に影響を及ぼすことが目的とされている物であって，機械器具等でないもの（医薬部外品，化粧品及び再生医療等製品を除く．）

OTC: over the counter drug（OTC医薬品）

表2・8　医薬品の分類と販売

分　類	対応する専門家	販売時の薬に関する説明方法	対象者への対応	インターネット・郵便で販売
医療用医薬品	医師（薬を処方する）薬剤師（処方せんに基づいて薬を調剤する）	対面で書面を用いて服薬指導	義務	不可
要指導医薬品	薬剤師	対面で書面での情報提供・指導	義務	不可
一般用医薬品				
第一類医薬品	薬剤師	書面での情報提供（義務）	義務	可
第二類医薬品	薬剤師・登録販売者	努力義務	努力義務	可
第三類医薬品	薬剤師・登録販売者	法律上の規定なし	不要	可

づいて薬剤師が調剤する薬であり，高い効果が期待できる反面，副作用が出るおそれもあるため，医師や薬剤師の指導が必要な薬でもある．

　要指導医薬品は，医療用医薬品から一般用医薬品に移行したもので，副作用などのリスクが不確定なため，販売時に薬剤師による対面での情報提供・指導が義務付けられた市販薬〔スイッチOTC（⇨コラム**7**）やダイレクトOTC（⇨コラム**8**）〕であり，インターネットなどでの販売は禁止されている．一部のアレルギー薬や解熱鎮痛薬などが要指導医薬品となっており，2013年の改正薬事法で規定された．医療用医薬品や要指導医薬品のなかには劇薬・毒薬に分類される薬（表2・9）や，法律で取扱いが規制されている薬〔麻薬，向精神薬（麻薬及び向精神薬取締法），医薬品覚せい剤原料（覚せい剤取締法）〕などもある（表2・10）．

　一般用医薬品は，**第一類医薬品，第二類医薬品，第三類医薬品**に分類される．

　第一類医薬品は，一般用医薬品としての使用実績が少ないものや，副作用，相互作用など安全上，特に注意を要する市販薬である．購入者が薬剤師の説明を聞かずに購入することがないよう，購入者の手の届かない場所に陳列などすることとされており，販売は薬剤師に限られており，販売店では，書面による情報提供が義務付けられている．一部の解熱鎮痛薬や発毛剤が該当する．

　第二類医薬品は，副作用，相互作用など安全上，注意を要する市販薬である．薬剤師または講習を受けた登録販売者が対応でき，購入者への説明は"努力義務"となっている．おもな風邪薬，解熱鎮痛薬など日常生活で必要性の高い製品が多くある．

　第三類医薬品は，副作用など安全上，多少の注意を必要とする市販薬であり（第一類医薬品や第二類医薬品に相当するもの以外の市販薬），薬剤師または講習を受けた登録販売者が対応でき，購入者への説明は特に必要ないとされている．一部のビタミン剤，整腸薬や消化薬などが該当する．

2・6・3 処方せん

　処方とは，医師が，特定の患者の特定の疾病に対して治療上必要な医薬品を選択し，その用法・用量を定める

コラム7　ダイレクトOTC

　医療用医薬品として承認された新規有効成分が，ダイレクトに（直接）一般用医薬品（OTC医薬品）として承認されたもの．発毛剤のミノキシジル（リアップ®）と，足のむくみを改善する赤ブドウ葉乾燥エキス混合物（アンチスタックス®）の2種類のみがダイレクトOTCとして承認されている（2020年7月現在）．

コラム8　スイッチOTC

　医療用医薬品として用いられた成分が，一般用医薬品（OTC医薬品）に転換（スイッチ）された医薬品のことである．解熱鎮痛薬のイブプロフェン（ブルフェン®），ロキソプロフェンナトリウム水和物（ロキソニン®），抗炎症薬のインドメタシン（インダシン®），ヒスタミンH_2受容体アンタゴニストのファモチジン（ガスター10®）などがある（2020年7月現在）．

　スイッチOTCは原則として3年間，安全性などについて調査されたのち，要指導医薬品から第一類医薬品へと移行する．

表2・9　劇薬・毒薬

		毒　薬	劇　薬
急性毒性 （概略の致 死量†）	経口投与	30 mg/kg 以下	300 mg/kg 以下
	皮下投与	20 mg/kg 以下	200 mg/kg 以下
	静脈内投与	10 mg/kg 以下	100 mg/kg 以下
表　示		**毒・品名** 黒地に白枠，白字で，品名および"毒"の文字	劇・品名 白地に赤枠，赤字で，品名および"劇"の文字
貯蔵・陳列		鍵をかける． 劇薬，普通薬と混在させてはならない． （毒薬は毒薬だけで貯蔵・陳列する）	鍵をかける必要はない． 毒薬，普通薬と混在させてはならない． （劇薬は劇薬だけで貯蔵・陳列する）

† 概略の致死量：いくつかの異なる用量で観察された動物の生死および毒性の徴候から判断されるおおよその最小致死量．

表2・10　麻薬，向精神薬，医薬品覚せい剤原料

	麻　薬	向精神薬	覚せい剤原料
規制対象 物質	モルヒネ塩酸塩，コデインリン酸塩，コカイン塩酸塩など	第1種：メチルフェニデート（リタリン®），セコバルビタール（アイオナールナトリウム®）など 第2種：アモバルビタール（イソミタール®），ペンタゾシン（ソセゴン®）など 第3種：フェノバルビタール（フェノバール®），ニトラゼパム（ベンザリン®）など	セレギリン塩酸塩（エフピー®），リスデキサンフェタミンメシル酸塩（ビバンセ®）など
表　示	丸の中に"麻"と記載する（色は問わない）．容器などに輸入，製造月日，麻薬成分の品名，分量，含量などを記載する． （麻）	丸の中に"向"と記載する（色は問わない）．容器などに成分である向精神薬の品名，分量，含量などを記載する． （向）	
保　管	その他の医薬品（覚せい剤を除く）と区別して鍵をかけた堅固な設備内に保管する．	盗難防止につき必要な注意をしている場合を除き，鍵をかけた設備内に保管する．	鍵をかけた場所に置く．
廃　棄	未調剤の麻薬の場合，あらかじめ都道府県知事に届出後，当該職員立合いの下に廃棄する．調剤済み麻薬の場合，廃棄後，30日以内に都道府県知事に届出する．	焼却などの回収困難な方法で廃棄する．	**陳旧品などの廃棄**：あらかじめ"覚せい剤原料廃棄届出書"を都道府県知事に届出後，都道府県職員などの指示に従う． **交付または調剤済の廃棄**：都道府県職員の立合いなしに廃棄可能（廃棄後，都道府県知事への届出が必要）
記　録	取扱者は業務所ごとに帳簿を備え，必要事項を記載し，最終記載日から2年間保存する．	取扱者は帳簿を備え，必要事項を記載し，最終記載日から2年間保存．ただし，第3種向精神薬および処方せんにより調剤した向精神薬は不要である．	病院・薬局などの開設者や往診医師は帳簿を備え必要事項の記録義務あり（最終の記載の日から2年間保存）．
報　告	麻薬管理者，研究者は，"麻薬年間届"により毎年11月30日までに，都道府県知事に報告しなければならない．		麻薬と異なり，病院・薬局などで覚せい剤原料を取扱ったとしても，都道府県知事への年間報告は不要

一連の行為である（図2・12）．**処方せん**とは，その処方を文書にしたものであり（図2・13），薬剤師に対してその処方に従って薬を整える（調剤）ことを求め，患者に交付される書類である．

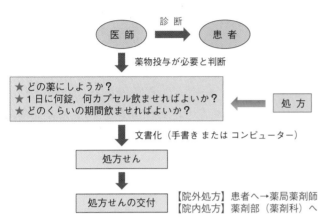

図2・12　処方と処方せん

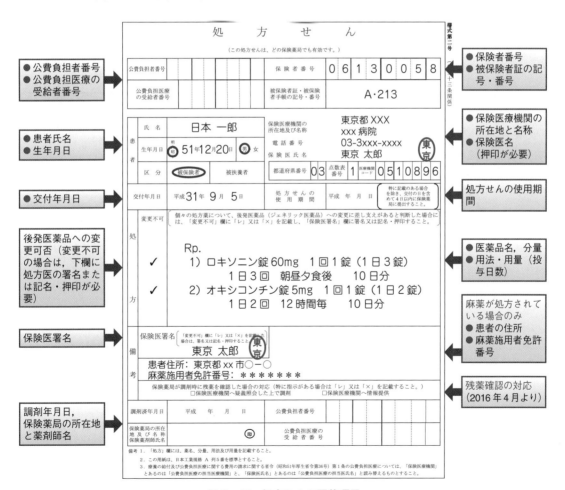

図2・13　処方せんの記載項目

2・6・4　添付文書，インタビューフォーム

　添付文書は，医薬品医療機器等法（薬機法）に基づき作成されている文書であり，医薬品や医療機器に添付されている，使用上の注意や用法・用量，服用した際の効能，副作用などを記載した書面である（図2・14）．医師をはじめとした医療従事者を含む，製品の使用者を対象に作成される．添付文書に記載しなければならない項目は，図2・14に示した26項目である．

　インタビューフォームは，**医薬品インタビューフォーム**またはインタビューフォーム（略称 **IF**）とよばれ，日本病院薬剤師会が作成・配布を製薬会社に依頼したもので，処方せん医薬品の添付文書では不十分な情報を補っており，薬の総合的な情報提供書である．製品の薬

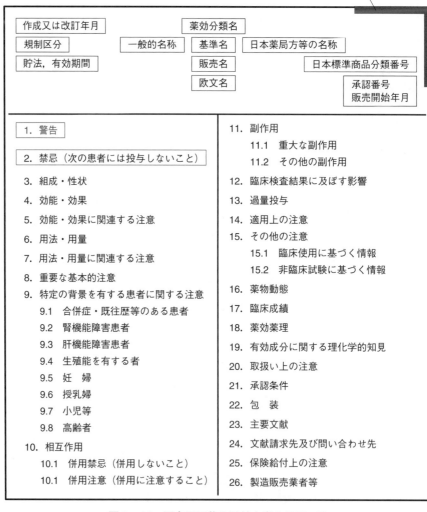

図2・14　医療用医薬品添付文書の項目一覧

学的特徴，製剤の安定性，注射薬の溶解後の安定性，使用上の注意の設定理由，毒性などといった医療従事者が必要とする医薬品情報のうち，添付文書では十分に得られない情報を収載している．

2・6・5　食品（健康食品）と医薬品との違い

　食品と医薬品の違いは以下の通りである．

　食品は，医薬品および医薬部外品を除くすべての飲食物と規定されており，**保健機能食品**と**一般食品**に分けられる（表2・11，⇨ コラム**9**）．

　医薬品は，薬機法に基づき安全性，効果などについて審査基準をクリアして，承認・許可されたものであり，医薬部外品は，医薬品に比べて作用が緩やかで医薬品に準ずるものとされており，栄養ドリンク剤などがある．

　保健機能食品は，健康維持などを期待して使用される食品のうち，国が安全性や有効性を考慮して設定した規格基準などを満たしたもので，**栄養機能食品**と**特定保健用食品**（**トクホ**）および**機能性表示食品**に分けられる．その他の“いわゆる健康食品”には法的な定義はなく，販売業者などが独自の判断で，“健康食品”などと称して販売している．

　栄養機能食品（ビタミン剤，カルシウムなど）は，身体の健全な成長，発達，健康の維持に必要な栄養成分の補給・補完を目的とした食品である．ビタミン13種類（ビタミンA，ナイアシンなど）とミネラル6種類（鉄，カルシウムなど）およびn-3系脂肪酸が国の規格基準に合えば栄養機能食品と表示して販売でき，届出や許可申請は必要ない．

　特定保健用食品（オリゴ糖，キシリトールなど）は厚生労働省の審査により，食品の成分に健康の維持増進に役立つ作用があると認められ，“血圧を正常に保つこと

> **コラム9　食品に関する法律**
>
> 　食品に関する法律には，**食品安全基本法**，**食品表示法**などがある．
>
> 　食品安全基本法は，食品の安全性を科学的見地から評価し，その対策を総合的に行うことが重要であるとの認識から制定された法律である．
>
> 　食品表示法は，食品衛生法，JAS法（旧：農林物資の規格化及び品質表示の適正化に関する法律）および健康増進法の3つの法律の食品表示に関わる規定を一元化した法律である．

表2・11　医薬品，保健機能食品，食品の違い

医薬品 （医薬部外品を含む）	保健機能食品（機能性の表示ができる）			一般食品 （いわゆる健康食品を含む）
	特定保健用食品	栄養機能食品	機能性表示食品	
薬機法に基づき安全性，効果などの審査基準をクリアして承認・認可されたもの	厚生労働省の審査により，食品の成分に健康の維持増進に役立つ作用があると認められたもの	国の規格基準に合えば栄養機能食品と表示して販売でき，届出や許可申請は必要なし	事業者の責任で，科学的根拠をもとに商品パッケージに機能性を表示するものとして，消費者庁に届け出られた食品	基準なし （機能性の表示はできない）

を助ける食品です”のように効果の表示をすることので
きる食品である.

健康食品は,医薬品のように効能・効果を期待して病
気の治療や予防のために使用するものではなく,栄養成
分を補給するものである.適切な食生活が困難な場合
に,二次的・補完的に摂取するものである.また,過剰
に摂取したことにより健康障害を起こす可能性もあるの
で,正しく利用することが重要である.健康食品は栄養
成分を補給するものであり,“病気が治る”などの薬効
を健康食品のラベルや小箱やパンフレットに記載した
り,販売時に説明するなど,医薬品のような効能・効果
を期待させることは,無許可医薬品として薬機法違反に
なる.さらに,健康食品の表示の適正を欠くと薬機法の
ほか,健康増進法や食品表示法の法令に抵触するおそれ
がある.

2・6・6　一般名と商品名

商品名とは,一つひとつの薬に製薬企業がつけた名称
で,**一般名**とは,薬の主成分の名称である.たとえば,
降圧薬として使われている薬に“アダラート®”,“セパ
ミット®”などがある.商品名は違っても同じ成分・効
能の薬であるので,どちらも一般名は同じで“ニフェジ
ピン”という.“アダラート®”は先発医薬品で“セパ
ミット®”は後発医薬品(ジェネリック医薬品,⇨ コ
ラム⑩)である.

本書では,薬の名称は一般名で記載し,つづけて括弧
書きで商品名の一例を記した.

2・6・7　医　療　費

国民の保健および医療にかかった費用を**医療費**とい
い,“公費”,“保険料”,“患者の個人負担”によってま
かなわれている.日本は,すべての国民が公的な医療保
険制度〔職域保険,地域保険(国民健康保険),後期高
齢者医療制度〕への加入が義務づけられている(**国民皆
保険制度**).個人負担は,6~69 歳の患者は医療費の 3
割,0~6 歳の小児は 2 割(自治体で別途公費補助あ
り),70~74 歳の高齢者は 2 割(所得によって 3 割),
75 歳以上の後期高齢者は 1 割(所得によっては 3 割)
を窓口で支払うことになっている(⇨ コラム⑪).

コラム⑩　ジェネリック医薬品

先発医薬品の独占期間が終了した後,こ
れと同じ有効成分の薬を**ジェネリック医薬
品(後発医薬品)**として製造・販売するこ
とができる.研究開発費がかからないため
薬価は低く設定される.わが国では医療費
抑制の目的で,厚生労働省がジェネリック
医薬品の使用を促進している.

コラム⑪　診療報酬

病院,薬局などの医療機関は,診療にか
かった費用のうちの,患者個人から受け
取った費用(診療費の 1~3 割)を差し引
いた費用を審査支払機関(社会保険診療報
酬支払基金,国民健康保険団体連合会)か
ら**診療報酬**として受け取る.診療報酬は,
医科,歯科,調剤報酬に区分され,医療行
為に対する対価である技術料,薬剤師の調
剤行為に対する調剤技術料,処方された薬
剤の薬剤費,使用された医療材料費ごと
に,単価が決められている.看護サービス
に対する費用は,“入院基本料”として支
払われる.

3 病因とくすり

3・1 抗感染症薬

3・1・1 感染症と病原体

a. 感 染 症　**感染症**とは，細菌やウイルスなどの**病原体**が体内に侵入して増殖（感染）する過程で，ヒトの細胞が障害された結果，体の一部や全身に病的症状が現れる状態をいう.

b. 感染症の原因となる病原体　感染症をひき起こす病原体は，**原核生物**（細菌，スピロヘータ，マイコプラズマ，リケッチア，クラミジア），**真核生物**（真菌，原虫，蠕虫），および**ウイルス**に分類される.

病原体の構造的な特徴を表3・1に示す.

表3・1　病原体とヒト細胞の構造的な特徴

種　　　類		大きさ	構造的な特徴
病 原 体	細 菌	約1 μm	細胞壁（N-アセチルムラミン酸とN-アセチルグルコサミンからなるペプチドグリカン）がある.
	真 菌	約5 μm	細胞壁（主成分は1,3-β-D-グルカン）がある. 細胞膜のステロール成分は，エルゴステロールである.
	ウイルス	約50 nm	ウイルスゲノムを取囲むタンパク質のキャプシドがある. キャプシドの周りに膜状のエンベロープをもつものもある.
ヒ　　ト		約10 μm	細胞壁はない. 細胞膜のステロール成分は，コレステロールである.

3・1・2 抗感染症薬の種類

抗感染症薬は，人体には影響が少なく病原体にのみ影響を示すことを期待して開発されており，標的となる病原体により次のように分類されている.

① **抗菌薬**: 細菌による感染症に用いられる（⇨ コラム**1**）.

② **抗結核薬**: 結核菌は，一般の細菌と多くの点で異なる性質があるため，抗菌薬とは別に抗結核薬として分類されている.

③ **抗真菌薬**: 真菌による感染症に用いられる.

④ **抗ウイルス薬**: ウイルスによる感染症に用いられる.

コラム1 抗菌薬と抗生物質

　抗菌薬は，細菌の増殖を抑制したり，殺菌したりする薬物である.

　抗生物質は，抗菌薬のうち微生物由来の薬物であり，微生物の分裂や増殖を抑制するものをいう. 広義には，微生物が産生する物質をもとに化学的に修飾した薬物や合成した薬物も抗生物質とよぶ.

⑤ **抗寄生虫薬**: 原虫や蠕虫などの寄生虫による感染症に用いられる.

3・1・3 抗 菌 薬
a. 抗 菌 薬 の 概 要
1) 抗菌薬の作用機序による分類 (図3・1)

① **細胞壁合成阻害薬**: トランスペプチダーゼなどの機能を阻害して細胞壁の合成 (図3・2) を阻害する.

② **タンパク質合成阻害薬**: リボソームなどに結合しタンパク質合成を阻害する (⇨ コラム❷).

③ **細胞膜機能阻害薬**: 細胞膜と結合して膜透過性を亢進して膜機能を阻害する.

④ **核酸合成阻害薬**: DNA や RNA を合成する酵素の機能などを阻害する.

⑤ **葉酸合成阻害薬**: 核酸の合成に必要なジヒドロ葉酸の生合成を抑制して核酸合成を阻害する.

> **コラム❷ ヒトリボソームと**
> **細胞リボソームの違い**
>
> タンパク質の合成の場であるリボソームは, 2 種類のサブユニットから構成されている.
>
> リボソームの大きさは, 沈降定数 (S) で表されるが, ヒトリボソームの沈降定数は 80S で, 40S と 60S のサブユニットから構成されている. 一方, 細菌リボソームの沈降定数は 70S で, 30S と 50S のサブユニットからなり, ヒトリボソームと構造が異なる.

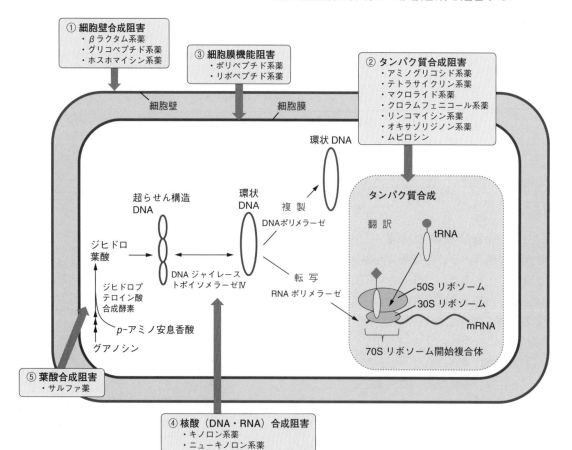

図3・1 抗菌薬の作用点と作用機序

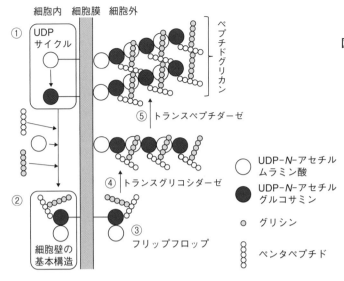

図3・2 細胞壁の合成
① 細胞内で N-アセチルムラミン酸から N-アセチルグルコサミンを合成（UDP サイクル）.
② N-アセチルグルコサミンに，ペンタペプチド，N-アセチルムラミン酸，グリシン5個が結合（基本構造の合成）.
③ 細胞膜が反転（フリップフロップ）し，基本構造が細胞外に移動.
④ トランスグリコシダーゼの働きで，N-アセチルムラミン酸と N-アセチルグルコサミンが交互になるように基本構造が結合（細胞壁の厚さを反映）.
⑤ トランスペプチダーゼの働きで，グリシン5個がペンタペプチド部分と結合し（架橋形成），ペプチドグリカンが合成される.

2）抗菌薬の狭域性と広域性：1つの抗菌薬がすべての細菌に対して効果があるわけではなく，抗菌薬ごとに効果の範囲も異なる．特定の細菌にしか有効でないものを**狭域性抗菌薬**，多くの細菌に有効なものを**広域性抗菌薬**という（⇨ コラム❸）.

3）殺菌的抗菌薬と静菌的抗菌薬：**殺菌的抗菌薬**は細菌を死滅させる作用をもち，生菌数の減少が期待できる．**静菌的抗菌薬**は，細菌の増殖を抑える作用しかなく，生菌数の増加を抑えるだけで減少は期待できない.

4）抗菌薬の殺菌作用：**殺菌作用**として，**濃度依存性**，**時間依存性**をもつ抗菌薬がある.

濃度依存性の抗菌薬は，血中濃度が高いほど強い殺菌作用を示し，時間依存性の抗菌薬は，血中濃度がある一定濃度以上であれば，その濃度を維持している時間に依存して強い殺菌作用を示す．濃度依存性の抗菌薬としてストレプトマイシンがあり，時間依存性の抗菌薬としてバンコマイシンがある.

ストレプトマイシンは，1日投与量を1回で投与した方が高い血中濃度を得ることができ，殺菌作用が強くなる．一方，バンコマイシンは，1日投与量を複数回に分けて投与した方が，長時間血中濃度を維持することができ，殺菌作用が強くなる.

5）薬物耐性：抗菌薬を量と期間を守らずに服用すると，細菌の薬に対する抵抗力が高くなり，薬が効かなくなることがある．この現象を**薬物耐性**という（⇨ コラ

コラム❸ 抗菌スペクトル
抗菌薬がどの範囲の細菌に有効かを表したものを**抗菌スペクトル**とよぶ.
狭域性抗菌薬はごく限られた細菌にのみ有効であり，このような特性を**狭域スペクトル**という．一方，広域性抗菌薬は多くの細菌に有効であり，このような特性を**広域スペクトル**とよぶ.
ペニシリン系薬のうち，おもにグラム陽性菌に対して効果を示すものを狭域ペニシリン系薬，または，ペニシリン系薬という．一方，グラム陽性菌に加え，グラム陰性菌にも有効なペニシリン系薬を広域ペニシリン系薬という.

コラム❹ βラクタム系薬耐性菌
メチシリン耐性黄色ブドウ球菌（MRSA: methicillin resistant *Staphylococcus aureus*）は，トランスペプチダーゼが変異しているため，βラクタム系薬により細胞壁合成が阻害されず耐性を示す．また，一部の細菌は，βラクタム環を分解する酵素である**βラクタマーゼ**を産生するため，ペニシリン系薬やセフェム系薬（第一世代薬のみ）に耐性を示す．（ペニシリン系薬のβラクタム環を分解する酵素を**ペニシリナーゼ**といい，セフェム系薬のβラクタム環を分解する酵素を**セファロスポリナーゼ**という.）

ム**4**).

薬物耐性のメカニズムには以下のものがある.

① 薬物を分解する酵素を産生するようになる.

② 薬物の標的部位の構造を変化させる.

③ 細菌細胞内への薬物の透過性を低下させる.

④ 細菌細胞外への薬物の排出を増加させる.

6）院内感染: 病院内で患者や医療従事者が感染することを**院内感染**という.

b. おもな抗菌薬

1）**βラクタム系抗菌薬**（表3・2）: 最初の抗生物質であるペニシリンから発展した抗菌薬で, 化学構造に

> ＊　**本書の薬剤表の見方**
> ・薬の名称は一般名で表し, 括弧内に商品名の一例を記した（代表例にすぎない）.
> ・適応, 副作用, 禁忌もおもな例を示した.（変更されることがあるので, 最新の情報に注意してください.）

表3・2　βラクタム系抗菌薬＊

薬 剤 名 （括弧内は商品名）	作用機序	特　徴	副作用	禁　忌
狭域ペニシリン系抗菌薬 ・ベンジルペニシリンカリウム（注射用ペニシリンGカリウム）	細胞壁合成阻害（図3・1の①）	胃酸で分解されやすく, 注射薬として使用される.	アレルギー, 血液障害, 腎障害, 偽膜性大腸炎.	
広域ペニシリン系抗菌薬 ・アモキシシリン水和物（サワシリン®） ・ピペラシリンナトリウム（ペントシリン®）	細胞壁合成阻害（図3・1の①）	［アモキシシリン水和物］腸管吸収がよく経口で使用される. ［ピペラシリンナトリウム］緑膿菌にも抗菌作用を示すペニシリン製剤, 注射で使用.	アレルギー, 血液障害, 腎障害, 偽膜性大腸炎	伝染性単核症の患者
セフェム系抗菌薬 ・第一世代: セファゾリンナトリウム水和物（セファメジン®α） ・第二世代: セフメタゾールナトリウム（セフメタゾン®） ・第三世代: セフジニル（セフゾン®） ・第四世代: セフォゾプラン塩酸塩（ファーストシン®）	細胞壁合成阻害（図3・1の①）	抗菌スペクトルと抗菌力の差によって, 第一世代薬から第四世代薬に分類されている（⇨コラム**5**）.	［共 通］ 　アレルギー, 血液障害, 肝障害, 腎障害, 偽膜性大腸炎 ［セフメタゾールナトリウム］ 　ジスルフィラム様作用	［セファゾリンナトリウム水和物, セフメタゾールナトリウム］ 　アニリド系局所麻酔薬過敏症の患者
カルバペネム系抗菌薬 ・イミペネム水和物（チエナム®: シラスタチンナトリウムとの合剤）	細胞壁合成阻害（図3・1の①）	腎臓で不活性化され, その分解物が腎毒性を示す. シラスタチンナトリウムは, 分解物の生成を抑制する.	けいれん, 呼吸停止, 偽膜性大腸炎	アニリド系局所麻酔薬過敏症の患者
ペネム系抗菌薬 ・ファロペネムナトリウム水和物（ファロム®）	細胞壁合成阻害（図3・1の①）	世界初の経口ペネム系抗菌薬で, βラクタマーゼに安定である.	アレルギー, 血液障害, 肝障害, 偽膜性大腸炎, 下痢	
モノバクタム系抗菌薬 ・アズトレオナム（アザクタム®）	細胞壁合成阻害（図3・1の①）	緑膿菌を含むグラム陰性菌に有効で, グラム陽性菌には無効である.	アレルギー, 血液障害, 肝障害, 腎障害, 偽膜性大腸炎	本剤成分によるショックの既往歴のある患者

βラクタム環という環状構造をもつ．細菌の細胞壁合成
に関わる酵素（トランスペプチダーゼ）の機能を阻害す
る（図3・2）．

① **狭域ペニシリン**：ペニシリンはイギリスの医師ア
レクサンダー・フレミング（Alexander Fleming,
1881-1955）により青カビから発見された．その
一種であるベンジルペニシリンカリウム（ペニシリ
ンGカリウム）はβラクタム系抗菌薬の原型であ
り，ペニシリナーゼにより分解される．グラム陽性
菌に効果を示す．

② **広域ペニシリン**：グラム陰性菌特有の外膜を通過
することができ，グラム陽性菌だけでなくグラム陰
性菌の赤痢菌やサルモネラ菌にも抗菌力を示す．

③ **セフェム系抗菌薬**：抗菌スペクトルと抗菌力の差
によって，第一世代薬から第四世代薬に分類されて
いる（⇨コラム**5**）．

④ **カルバペネム系，ペネム系，モノバクタム系抗菌
薬**：ペニシリン系抗菌薬やセフェム系抗菌薬と比べ
て，βラクタマーゼに分解されにくい．

2）**βラクタム系抗菌薬以外の抗菌薬**（表3・3）

① **グリコペプチド系抗菌薬**：細胞壁合成でペンタペ
プチド部分と結合し，架橋形成を阻害することで細
胞壁合成（図3・2）を阻害する．偽膜性大腸炎や
MRSAに有効で，耐性菌が生じにくい．

② **ホスホマイシン系抗菌薬**：細胞壁合成の初期段階
であるUDPサイクルを阻害して，細胞壁合成（図
3・2）を阻害する．腸管出血性大腸菌（O157）や
緑膿菌にも有効である．

③ **アミノグリコシド系抗菌薬**：細菌のリボソーム
30Sサブユニットに結合し，タンパク質合成を阻
害する（図3・1の②）．グラム陽性菌，グラム陰
性菌に対して殺菌的に作用する．

④ **テトラサイクリン系抗菌薬**：細菌のリボソーム
30Sサブユニットに結合し，タンパク質合成を阻
害する（図3・1の②）．グラム陽性菌，グラム陰
性菌，リケッチア，クラミジア，マイコプラズマに
有効で静菌的に作用する．

⑤ **マクロライド系抗菌薬**：細菌のリボソーム50Sサ
ブユニットに結合し，タンパク質合成を阻害する
（図3・1の②）．静菌的に作用する．おもにグラム

コラム5　セフェム系抗菌薬の世代と特徴

　セフェム抗菌薬の第一世代薬は，グラム
陽性菌に対する抗菌力が強く，グラム陰性
菌に対する抗菌力が弱い．第二世代薬，第
三世代薬と世代が進むごとに，グラム陰性
菌に対する抗菌力が強くなるが，グラム陽
性菌に対する抗菌力は弱まる．第四世代薬
は，グラム陽性菌，グラム陰性菌ともに強
い抗菌力を示す．

表3・3　βラクタム系以外の抗菌薬

薬剤名 (括弧内は商品名)	作用機序	特　徴	副作用	禁　忌
グリコペプチド系抗菌薬 ・バンコマイシン塩酸塩 （塩酸バンコマイシン）	細胞壁合成阻害 （図3・1の①）	消化管からの吸収が悪く，注射で用いるが，腸管感染症には経口で用いる．	腎障害，第Ⅷ脳神経障害（難聴，耳鳴り，めまい），レッドネック症候群	
ホスホマイシン系抗菌薬 ・ホスホマイシンカルシウム水和物（ホスミシン®）	細胞壁合成阻害 （図3・1の①）	体内で代謝されにくい．	アレルギー，血液障害，偽膜性大腸炎，肝障害，下痢	
アミノグリコシド系抗菌薬 ・ストレプトマイシン硫酸塩 （硫酸ストレプトマイシン） ・アルベカシン硫酸塩 （ハベカシン®）	タンパク質合成阻害（図3・1の②）	［ストレプトマイシン硫酸塩］結核にも有効 ［アルベカシン硫酸塩］MRSAにも有効	腎障害，第Ⅷ脳神経障害（難聴，耳鳴り，めまい）	アミノグリコシド系薬・バシトラシン過敏症の患者
テトラサイクリン系抗菌薬 ・ミノサイクリン塩酸塩 （ミノマイシン®）	タンパク質合成阻害（図3・1の②）	金属イオンと複合体を形成し，消化管からの吸収が低下する．	アレルギー，胃腸障害，肝障害，偽膜性大腸炎	テトラサイクリン系薬過敏症の患者
マクロライド系抗菌薬 ・クラリスロマイシン （クラリシッド®）	タンパク質合成阻害（図3・1の②）	・肺組織への移行がよく，呼吸器感染症に用いられる． ・CYP3A4阻害作用があり併用薬の血中濃度を上昇させることがある．	アレルギー，腎障害，肝障害，偽膜性大腸炎，QT延長	肝または腎障害でコルヒチン投与中の患者
クロラムフェニコール系抗菌薬 ・クロラムフェニコール （クロロマイセチン®）	タンパク質合成阻害（図3・1の②）		再生不良性貧血，グレイ症候群，末梢神経炎	造血機能低下患者，新生児，低出生体重児
リンコマイシン系抗菌薬 ・クリンダマイシン （ダラシン®）	タンパク質合成阻害（図3・1の②）		アレルギー，血液障害，偽膜性大腸炎	リンコマイシン過敏症の患者
鼻腔用MRSA除菌薬 ・ムピロシンカルシウム水和物（バクトロバン®）	タンパク質合成阻害（図3・1の②）	医療従事者の鼻腔に適用し，MRSAを除菌する．	投与部位の軽度な局所反応（鼻炎症状，刺激感）	
オキサゾリジノン系抗菌薬 ・リネゾリド （ザイボックス®）	タンパク質合成阻害（図3・1の②）		骨髄抑制，代謝性アシドーシス，間質性肺炎，腎障害，偽膜性大腸炎	
ポリペプチド系抗菌薬 ・ポリミキシンB硫酸塩 （硫酸ポリミキシンB）	細胞膜機能障害 （図3・1の③）		呼吸抑制，腎障害，難聴	コリスチン過敏症の患者
リポペプチド系抗菌薬 ・ダプトマイシン （キュビシン®）	細胞膜機能障害 （図3・1の③）		アレルギー，横紋筋融解症，腎障害，偽膜性大腸炎	
キノロン系，ニューキノロン系抗菌薬 ・オフロキサシン （タリビッド®）	DNA合成阻害 （図3・1の④）	腸管吸収，組織移行性がよく，尿路，腸管感染症や呼吸器感染症に用いられる．	光線過敏症，腎障害，肝障害，偽膜性大腸炎，横紋筋融解症	レボフロキサシン過敏症の患者，妊婦，小児
サルファ薬（ST合剤） ・スルファメトキサゾール （バクタ®：トリメトプリムとの合剤）	葉酸合成阻害 （図3・1の⑤）	ニューモシスチス・カリニ肺炎の第一選択薬である．	アレルギー，血液障害，偽膜性大腸炎，肝障害，腎障害	サルファ薬過敏症の患者，新生児，妊婦

陽性菌に効果を示すが耐性菌も多い. クラミジアや
マイコプラズマに対して第一選択薬として用いる.

⑥ **クロラムフェニコール系抗菌薬**: 細菌のリボソー
ム 50S サブユニットに結合し, タンパク質合成を
阻害する (図 3・1 の ②). 静菌的に作用する. グラ
ム陽性菌, グラム陰性菌, リケッチアに効果を示す.

⑦ **リンコマイシン系抗菌薬**: 細菌のリボソーム 50S
サブユニットに結合し, タンパク質合成を阻害する
(図 3・1 の ②). グラム陽性菌, グラム陰性球菌に
効果を示す.

⑧ **鼻腔用 MRSA 除菌薬**: イソロイシンが付加した
tRNA の合成を阻害し, タンパク質合成を阻害する
(図 3・1 の ②). 入院患者や医療従事者の MRSA
感染予防に用いる.

⑨ **オキサゾリジノン系抗菌薬**: 70S リボソーム開始
複合体の形成を阻害し, タンパク質合成を阻害する
(図 3・1 の ②). MRSA やバンコマイシン耐性腸
球菌 (VRE) に効果を示す.

VRE: vancomycin resistant
enterococcus (バンコマイシン耐性腸
球菌)

⑩ **ポリペプチド系抗菌薬**: 細菌細胞膜と結合し, 細
胞膜の透過性を亢進させ, 細胞内容物を漏出させる
(図 3・1 の ③). 大腸菌や緑膿菌などのグラム陰性
桿菌に効果を示す.

⑪ **リポペプチド系抗菌薬**: 細菌細胞膜と結合し, 細
胞膜の膜電位を消失させる (図 3・1 の ③).
MRSA に効果を示す.

⑫ **キノロン系・ニューキノロン系抗菌薬**: 細菌 DNA
の超らせん構造のねじれをとったり形成したりする
酵素である DNA ジャイレースやトポイソメラーゼ
Ⅳを阻害し, 核酸 (DNA, RNA) 合成を阻害する
(図 3・1 の ④). グラム陽性菌, グラム陰性菌, マ
イコプラズマ, クラミジア, 緑膿菌に効果を示す.

⑬ **サルファ薬**: ジヒドロプテロイン酸シンターゼの
阻害により, ジヒドロ葉酸の合成を阻害し, 核酸
(DNA, RNA) 合成を阻害する (図 3・1 の ⑤).
グラム陽性菌, チフス菌, 赤痢菌, サルモネラ, ト
キソプラズマに効果を示す.

3・1・4 抗結核薬 (表 3・4)

結核菌は, **ミコール酸**とよばれる脂質に富んだ細胞壁
をもつため, 消毒薬や乾燥に対して高い抵抗性をもつ.

表 3・4　抗 結 核 薬

薬 剤 名（括弧内は商品名）	作用機序	特　徴	副作用	禁　忌
イソニアジド（イスコチン®）	細胞壁合成阻害（ミコール酸の生合成を阻害）	耐性菌が生じやすい.	アレルギー，腎障害，ビタミン B$_6$ の欠乏に伴う末梢神経炎，重篤な肝障害	重篤な肝障害の患者
ピラジナミド（ピラマイド®）	作用機序は不明	イソニアジドの抗菌作用を増強し，耐性菌出現を防止する.	重篤な肝障害，腎障害	肝障害の患者
リファンピシン（リファジン®）	RNA 合成阻害（RNA ポリメラーゼを阻害）	・結核菌に殺菌的に作用する.・CYP3A4 の誘導能があり，併用薬の血中濃度を低下させることがある.	アレルギー，重篤な肝障害，腎障害，血液障害，偽膜性大腸炎	重篤な肝障害，胆道閉塞症の患者
エタンブトール塩酸塩（エブトール®）	・核酸合成阻害・細胞壁合成阻害	結核菌に静菌的に作用する.	視力障害，重篤な肝障害，アレルギー，間質性肺炎	

コラム 6　DOTS

DOTS とは，directry observed treatment，short course の略で，**直接監視下短期化学療法**とよばれる.

医療従事者の目の前で抗結核薬を服用し，所定の期間薬物治療が規則正しく行われることを支援する治療法である.

また，サルファ薬や β ラクタム系薬などが無効である.

結核の治療には，耐性菌の出現を防止するため，原則 2 剤以上の多剤併用療法が行われる. 近年，服薬アドヒアランスを向上させるため，**DOTS**（**直接監視下短期化学療法**）が行われている（⇨ コラム 6）. DOTS の場合，投与期間 6 カ月を基本として治療が行われる.

3・1・5　抗 真 菌 薬

a. 抗真菌薬の種類　　抗真菌薬は，カンジダ，アスペルギルス，クリプトコッカスなどの真菌に，殺菌的または静菌的に作用する薬物であり，作用機序の違いにより，次の 4 種類に大別される（図 3・3）.

① **細胞膜合成阻害薬**: 真菌細胞膜の主要成分であるエルゴステロールの合成を阻害する.

② **細胞膜機能阻害薬**: エルゴステロールと結合して膜透過性を亢進させ，膜機能を阻害する.

③ **細胞壁合成阻害薬**: 真菌細胞壁の主要成分である 1,3-β-D-グルカンの合成を阻害する.

④ **核酸合成阻害薬**: 細胞内で 5-フルオロウラシルに変わり DNA や RNA 合成を阻害する.

b. おもな抗真菌薬（表 3・5）

1）**アゾール系抗真菌薬**: 真菌細胞膜成分のエルゴステロールの合成に関わる酵素（ラノステロール C-14-デメチラーゼ）を阻害し，細胞膜の合成を阻害

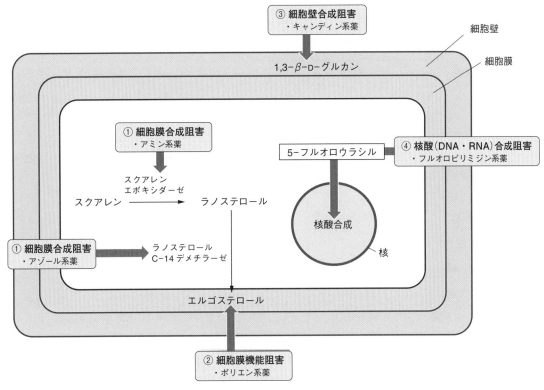

図3・3　抗真菌薬の作用点と機序

する（図3・3の①）．表在性真菌症（白癬など），
深在性真菌症（呼吸器・消化器真菌症など）に効果
を示す．

2) **アミン系抗真菌薬**: 真菌細胞膜成分のエルゴステ
ロールの合成に関わる酵素（スクアレンエポキシ
ダーゼ）を阻害し，細胞膜の合成を阻害する（図
3・3の①）．表在性真菌症，深在性真菌症に効果
を示す．

3) **ポリエン系抗真菌薬**: 真菌細胞膜成分のエルゴス
テロールと結合し，透過性亢進や膜の機能阻害をひ
き起こし，細胞内容物を漏出させる（図3・3の
②）．深在性真菌症に効果を示す．

4) **キャンディン系抗真菌薬**: 真菌細胞壁成分であ
る1,3-β-D-グルカンの合成を阻害する
（図3・3の③）．深在性真菌症に効果を示す．

5) **フルオロピリミジン系抗真菌薬**: 真菌細胞内に取
込まれ，フルオロウラシルとなり核酸合成を阻害す
る（図3・3の④）．深在性真菌症に効果を示す
（⇨コラム**7**）．

コラム7　フルシトシンの作用機序

　フルシトシン（アンチコル®）は，真菌
細胞膜にあるシトシンパーミアーゼによっ
て細胞内に取込まれ，5-フルオロウラシ
ル（5-FU）に変換される．その後，さら
に5-フルオロデオキシウリジン一リン酸
（FdUMP）や5-フルオロウリジン三リン
酸（FUTP）へと代謝される．

　FdUMPは，チミジル酸シンターゼを阻
害してDNA合成を阻害し，FUTPは，
RNAに取込まれてRNA合成を阻害する．

表3・5 抗真菌薬

薬剤名 (括弧内は商品名)	作用機序	特徴	副作用	禁忌
アゾール系抗真菌薬 ・イトラコナゾール (イトリゾール®)	細胞膜合成阻害 (図3・3の①)	・アスペルギルスによく効く. ・CYP3A4阻害作用があり,併用薬の血中濃度を上昇させることがある.	アレルギー,QT延長,心室性不整脈,血液障害,肝障害,腎障害	妊婦,重篤な肝疾病,コルヒチン投与中の肝・腎障害の患者
アミン系抗真菌薬 ・テルビナフィン塩酸塩 (ラミシール®)	細胞膜合成阻害 (図3・3の①)	CYP2D6阻害作用があり,併用薬の血中濃度を上昇させることがある.	アレルギー,血液障害,重篤な肝障害,腎障害,横紋筋融解症	重篤な肝障害,血液障害の患者
ポリエン系抗真菌薬 ・アムホテリシンB (ファンギゾン®)	細胞膜機能障害 (図3・3の②)		アレルギー,腎障害,発熱	白血球輸注中の患者
キャンディン系抗真菌薬 ・ミカファンギンナトリウム (ファンガード®)	細胞壁合成阻害 (図3・3の③)	アスペルギルス,カンジダにのみ有効で安全性が高い.	アレルギー,肝障害	
フルオロピリミジン系薬 ・フルシトシン(アンコチル®)	核酸合成阻害 (図3・3の④)		血液障害,腎不全	妊婦

3・1・6 抗ウイルス薬

抗ウイルス薬は,宿主細胞内でのウイルスの増殖過程の抑制や,感染した宿主細胞からほかの宿主細胞にウイルスが感染する過程を抑制する薬物である.おもな抗ウ

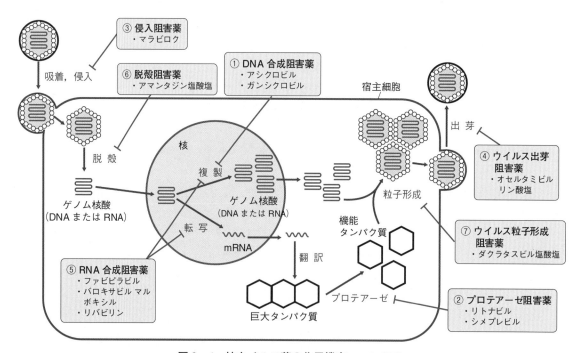

図3・4 抗ウイルス薬の作用機序 ──┤: 阻害

イルス薬の作用機序を図3・4に示す.

ウイルスは，核酸とタンパク質からなる最も小さい病原体であり，核酸としてDNAをもつDNAウイルスと，RNAをもつRNAウイルスに分類される（表3・6）．ウイルスにより増殖方法が異なるため，感染しているウイルスに適した抗ウイルス薬を用いる必要がある.

抗ウイルス薬を表3・7に示す.

コラム8 逆転写酵素

逆転写酵素は，一部のウイルスが増殖する際に必須となる酵素であり，RNAを鋳型としてDNAを合成する働きをもつ．逆転写酵素をもつ代表的なウイルスとしてHIV（ヒト免疫不全ウイルス）やHBV（B型肝炎ウイルス）がある.

コラム9 インテグラーゼ

RNAウイルスであるHIVは，感染した細胞内でゲノムRNAを複製するときに，逆転写酵素を用いてゲノムDNAを合成し，RNAの遺伝情報をDNAに移し替える．その後，ヒトのDNAに合成したゲノムDNAを組込み，ヒトのDNAポリメラーゼを利用してゲノムRNAを複製する．この過程で，合成したゲノムDNAをヒトのDNAに組込む酵素をインテグラーゼという.

表3・6 DNAウイルスとRNAウイルスの例

● DNAウイルス
・単純ヘルペスウイルス
・水痘・帯状疱疹ウイルス
・サイトメガロウイルス
・B型肝炎ウイルス（HBV†）

● RNAウイルス
・インフルエンザウイルス
・コロナウイルス
・ヒト免疫不全ウイルス（HIV†）
・A型肝炎ウイルス（HAV）
・C型肝炎ウイルス（HCV）

† HBV: hepatitis B virus
 HIV: human immunodeficiency virus

表3・7 抗ウイルス薬

薬剤名（括弧内は商品名）	作用機序	特徴	副作用	禁忌
(a) 抗ヘルペスウイルス薬				
・アシクロビル（ゾビラックス®）	DNA合成阻害（図3・4の①，リン酸化された後，DNAポリメラーゼを競合的に阻害）	単純ヘルペスウイルス，水痘ウイルスに有効	アレルギー，血液障害，肝障害，腎障害，意識障害	バラシクロビル過敏症の患者
・ビダラビン（アラセナ-A®）	DNA合成阻害（図3・4の①，リン酸化された後，DNAポリメラーゼを競合的に阻害）	アシクロビル耐性ウイルスにも有効	精神神経障害，骨髄機能抑制	
(b) 抗サイトメガロウイルス薬				
・ガンシクロビル（デノシン®）	DNA合成阻害（図3・4の①，リン酸化された後，DNAポリメラーゼを競合的に阻害）		アレルギー，血液障害，肝障害，腎障害，意識障害	著しい骨髄抑制の患者，バルガンシクロビル類似化合物過敏症既往歴のある患者，妊婦
・ホスカルネットナトリウム水和物（ホスカビル®）	DNA合成阻害（図3・4の①，DNAポリメラーゼを直接阻害）		腎障害，けいれん発作，意識障害，横紋筋融解症，敗血症	クレアチニンクリアランス値が0.4 mL/分/kg未満の患者
(c) 抗HIV薬				
・アバカビル硫酸塩（サイアジェン®）	DNA合成阻害（図3・4の①，リン酸化された後，逆転写酵素を競合的に阻害.⇨コラム8）		アレルギー，膵炎，乳酸アシドーシス，肝障害	重度肝障害の患者

（つづく）

表 3・7（つづき）

薬剤名 （括弧内は商品名）	作用機序	特徴	副作用	禁忌
(c) 抗 HIV 薬				
・ネビラピン （ビラミューン®）	DNA 合成阻害（図 3・4 の①，逆転写酵素を直接阻害）		アレルギー，肝障害，顆粒球減少症，意識障害，心筋梗塞	ネビラピン投与による肝障害・発疹の発現経験者，重篤な肝障害の患者
・リトナビル （ノービア®）	HIV プロテアーゼ阻害（図 3・4 の②）		アレルギー，肝障害，急性膵炎，高血糖	コルヒチン投与中の腎・肝障害の患者
・ラルテグラビルカリウム（アイセントレス®）	HIV インテグラーゼ阻害（⇨ コラム 9）		アレルギー，肝障害，腎障害，横紋筋融解症	
・マラビロク （シーエルセントリ®）	ウイルス侵入阻害（図 3・4 の③，細胞侵入時に利用する CC ケモカイン受容体 5 を阻害）		心筋虚血，肝障害，血液障害，意識障害	
(d) 抗インフルエンザ薬				
・オセルタミビルリン酸塩 （タミフル®）	出芽阻害（図 3・4 の④，出芽時に働くノイラミニダーゼを阻害）	発症後 2 日以内に投与する必要がある.	アレルギー，異常行動，出血性大腸炎	
・バロキサビルマルボキシル （ゾフルーザ®）	RNA 合成阻害（図 3・4 の⑤，転写に関わるキャップエンドヌクレアーゼを阻害）		異常行動	
・ファビピラビル （アビガン®）	RNA 合成阻害（図 3・4 の⑤，RNA ポリメラーゼ阻害）	新型インフルエンザ（他の抗インフルエンザウイルス薬が無効な場合）に用いる.	異常行動	妊婦
・アマンタジン塩酸塩（シンメトレル®）	脱殻阻害〔図 3・4 の⑥，キャプシドからのゲノム核酸（RNA）放出を抑制〕		アレルギー，悪性症候群，精神症状（幻覚，妄想など）	妊婦，授乳婦，透析を必要とする重篤な腎障害の患者
(e) 抗 HBV 薬				
・ラミブジン （ゼフィックス®）	DNA 合成阻害（図 3・4 の①，リン酸化された後，逆転写酵素を競合的に阻害）		アレルギー，乳酸アシドーシス，肝障害，血液障害，横紋筋融解症	
(f) 抗 HCV 薬				
・リバビリン （レベトール®）	RNA 合成阻害〔図 3・4 の⑤，リン酸化された後，HCV の RNA ポリメラーゼ（NS5B）を阻害〕		インターフェロン製剤との併用で血液障害，精神症状（うつ病，自殺企図など）	妊婦，授乳婦，重篤な肝障害の患者
・ソホスブビル （ソバルディ®）	RNA 合成阻害（図 3・4 の⑤，リン酸化された後，NS5B を競合的に阻害）		貧血，高血圧	重度の腎障害・透析患者
・アスナプレビル （スンベプラ®）	HCV プロテアーゼ NS3・4A プロテアーゼ阻害		高ビリルビン血症，敗血症	中度以上の肝障害または非代謝性肝疾病の患者
・ダクラタスビル塩酸塩（ダクルインザ®）	ウイルス粒子形成阻害〔図 3・4 の⑦，HCV 機能タンパク質（NS5A）を阻害して，粒子形成を阻害〕		肝障害，間質性肺炎	妊婦

3・1・7 抗寄生虫薬（表3・8）

寄生虫とは動物（宿主）に寄生し宿主から養分を得て生育する生物の総称であり，真核単細胞生物の**原虫**と真核多細胞生物の**蠕虫**（ぜんちゅう）に分類される．**抗寄生虫薬**は感染している寄生虫を殺滅，または体外に排出させる薬物であり，マラリアやトリコモナス症などに用いる**抗原虫薬**と回虫症や蟯虫症などに用いる**抗蠕虫薬**（ぎょうちゅうしょう）に分類される．抗寄生虫薬は，狭義では抗蠕虫薬のみを指す場合もある．

作用機序は，虫体の代謝障害，神経・筋細胞のけいれんと麻痺である．

表3・8　抗寄生虫薬

薬剤名 （括弧内は商品名）	作用機序	特徴	副作用	禁忌
（a）抗原虫薬				
抗マラリア薬 ・キニーネ塩酸塩水和物 （塩酸キニーネ）	ヘム重合阻害（⇨ コラム⑩）	マラリア原虫の無性生殖体に有効．有性生殖体には無効	血液毒性，黒内障	妊婦
抗トリコモナス薬 ・メトロニダゾール （フラジール®）	DNA鎖切断（ヒドロキシルラジカルを産生させてDNA鎖を切断）	消化性潰瘍に関わるヘリコバクター・ピロリ感染症にも有効	アレルギー，中枢神経障害，無菌性髄膜炎	脳・脊髄に器質的疾病（脳膿瘍除く）のある患者，妊娠3カ月までの妊婦
（b）抗蠕虫薬				
抗線虫薬 ・メベンダゾール （メベンダゾール）	虫体の微小管形成阻害とグルコース取込み阻害		アレルギー，肝障害	妊婦
抗線虫薬 ・イベルメクチン （ストロメクトール®）	Cl⁻の細胞膜透過性亢進による虫体の神経・筋細胞の麻痺	疥癬（かいせん）にも有効	アレルギー，肝障害	
抗吸虫薬 ・プラジカンテル （ビルトリシド®）	Ca^{2+}の細胞膜透過性亢進による虫体の筋細胞の痙縮と麻痺		悪心・嘔吐，頭痛	有鈎嚢虫（条虫）症の患者
抗条虫薬 ・アルベンダゾール （エスカゾール®）	虫体の微小管形成阻害	寄生虫による嚢胞への移行性を高めるため食事とともに服用	アレルギー，血液障害，肝障害	妊婦

◆ 服薬にあたっての留意点 ◆

① 細菌が抗菌薬と何回も接触することにより耐性菌が生じる．使用する抗菌薬の投与頻度が増すにつれて，耐性菌の発生する可能性が高くなることを常に認識しておく．

② 抗菌薬を投与する場合は，耐性菌の発現リスクを下げるため，十分量を短期間で投与するのが望ましい．

③ アゾール系抗真菌薬は，他剤との併用により相互作用を起こす可能性が高いので，副作用の発現に十分注意する．

④ 小児のインフルエンザに対するNSAIDsの投与は，ライ症候群を発症する可能性があるので，原則禁忌である．

3・2　抗炎症薬

3・2・1　炎症反応と炎症性メディエーター

　炎症反応は，有害物質が体内に侵入したときに生じる局所性の生体防御反応であり，ケルススの四徴候とよばれる**発赤，発熱（熱感），腫脹，疼痛**の症状を示す〔本シリーズ3巻 §1・1・1（p.1）参照〕．これらの症状は，炎症部位で産生される**プロスタグランジン（PG）**などの**炎症性メディエーター**によってひき起こされる．炎症反応と炎症性メディエーターの関係を表3・9に示す．

表3・9　炎症反応と炎症性メディエーター

炎症反応	炎症機序	炎症性メディエーター
発赤，発熱	細動脈拡張による局所血流量の増加	PGE_2，PGI_2，ヒスタミンなど
腫脹	細静脈内皮細胞の収縮による血管透過性亢進	ヒスタミン，ブラジキニンなど
疼痛	知覚神経刺激と刺激感受性の上昇	ブラジキニン（発痛物質），PGE_2（発痛増強物質）など
白血球の遊走	白血球の活性化	インターロイキン1（IL-1），腫瘍壊死因子 α（TNF-α）など

3・2・2　抗炎症薬の種類

　抗炎症薬は，炎症性メディエーターの産生を抑制するか分解を促進することで作用を示す．したがって，抗炎症薬は，炎症に伴う不快な症状（炎症反応）を緩和するための対症薬であり，炎症性疾患の治療薬ではない．抗炎症薬は，**ステロイド性抗炎症薬**と**非ステロイド性抗炎症薬（NSAIDs）**に大別される．

NSAIDs: nonsteroidal anti-inflammatory drugs（非ステロイド性抗炎症薬）

コラム⓫　ステロイド性抗炎症薬による遺伝子転写調節
　ステロイド性抗炎症薬により転写が抑制される遺伝子には，IL-1 や TNF-α の遺伝子，および PG の生合成に関与するホスホリパーゼ A_2 やシクロオキシゲナーゼ（COX）の遺伝子がある．
　一方，転写が誘導される遺伝子には，ブラジキニンを分解する酵素であるキニナーゼ II（アンギオテンシン変換酵素ともいう）の遺伝子がある．
　ステロイド性抗炎症薬は，多くの炎症性メディエーターの作用を抑制するので，強力な抗炎症作用を示す．

3・2・3　ステロイド性抗炎症薬

　副腎皮質ホルモンである**糖質コルチコイド**の**コルチゾール**をリード化合物として合成される．好中球などの細胞質にある糖質コルチコイド受容体と結合し，特定の遺伝子の転写を調節することで，炎症性メディエーターの作用を抑制する（⇨ コラム⓫）．抗炎症作用のほか，多様な作用を示す〔詳細は "§3・5 代謝関連薬"（p.93）参照〕．

　ステロイド性抗炎症薬を表3・10に示す．

表 3・10　ステロイド性抗炎症薬

薬 剤 名 (括弧内は商品名)	抗炎症作用 の効力[†]	作用機序	適 応	副作用	禁 忌
ヒドロコルチゾン (コートリル®)	1	細胞質内の糖質コルチコイド受容体と結合して遺伝子転写を調節する.	関節リウマチ,気管支喘息,各種膠原病,自己免疫疾患,アレルギー性疾患	高血圧症,ステロイド性糖尿病,感染の増悪,離脱症候群,消化性潰瘍,骨粗しょう症,精神異常,白内障,緑内障,電解質異常(全身浮腫,低カリウム血症),クッシング症候群(満月様顔貌,野牛肩,中心部肥満),月経異常,多毛症	感染症,消化性潰瘍,精神病,白内障,緑内障,高血圧症,電解質異常の患者,血栓症,急性心筋梗塞の既往歴などの患者
プレドニゾロン (プレドニン®)	4				
メチルプレドニゾロン (メドロール®)	5				
デキサメタゾン (デカドロン®)	25				
ベタメタゾン (リンデロン®)	25				
トリアムシノロン (レダコート®)	5				

†　ヒドロコルチゾンの効果を 1 としたときの相対活性比.

3・2・4　非ステロイド性抗炎症薬（NSAIDs）

NSAIDs は,化学的性質から酸性,中性,塩基性に分類される.酸性 NSAIDs および中性 NSAIDs は,炎症時に活性化する**シクロオキシゲナーゼ（COX）**を阻害することにより,炎症性メディエーターである PGE_2 や PGI_2 の産生を抑制し,抗炎症作用,鎮痛作用,解熱作用を示す（図 3・5,表 3・11）.

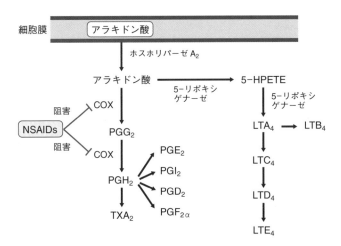

COX: シクロオキシゲナーゼ,PG: プロスタグランジン,
TX: トロンボキサン,LT: ロイコトリエン（LTC4,
LTD4, LTE4 は,システイニル LT 類）

図 3・5　アラキドン酸カスケード（⇨コラム**12**）
と NSAIDs の作用点

コラム**12**　アラキドン酸と
アラキドン酸カスケード

アラキドン酸は,細胞膜のリン脂質に結合している不飽和脂肪酸である.細胞がホルモンなどの生理活性物質や物理的作用などの刺激を受けると,**ホスホリパーゼ A2**（酵素）が活性化され,細胞内にアラキドン酸が放出される.放出されたアラキドン酸は,COX によって PG 類に代謝されるか,**5-リポキシゲナーゼ**によってロイコトリエン（LT）類に代謝される（図 3・5）.このような一連のアラキドン酸代謝の流れを,**アラキドン酸カスケード**とよぶ.

図 3・5 には示していないが,シトクロム P450 によってヒドロキシ化される経路も存在する.

コラム⑬　COX-1 阻害による NSAIDs の副作用

COX-1 は非炎症細胞に恒常的に発現しており，アラキドン酸から PGE_2 や PGI_2，TXA_2 などを産生する．COX-1 を介して産生された PGE_2 や PGI_2 は，胃酸分泌抑制作用や胃粘膜保護作用，腎血流量増加作用を示し，TXA_2 は血小板凝集作用を示す．NSAIDs によって COX-1 が阻害されると，これらの作用が減弱するため，消化性潰瘍や腎障害，出血傾向の増大などの副作用が起こる場合がある．

また，気管支平滑筋で COX が阻害されると，アラキドン酸は5-リポキシゲナーゼによって代謝されるようになり（図3・5），強力な気管支平滑筋収縮作用を示す LTC_4 や LTD_4 の生成量が増加する結果，気管支喘息発作が誘発される．この副作用は，アスピリンにおいてよく知られているので，**アスピリン喘息**とよばれている．

COX には，組織に恒常的に存在する構成型の COX-1 と炎症部位で発現する誘導型の COX-2 がある．COX-2 の阻害は抗炎症作用と鎮痛作用の発現に関与し，COX-1 の阻害は胃腸障害や腎障害，出血傾向などの副作用の発現に関与する（⇨コラム⑬）．大部分の酸性 NSAIDs は COX-2 だけでなく COX-1 も阻害するため副作用が生じやすいが，中性 NSAIDs と一部の酸性 NSAIDs は COX-2 を選択的に阻害するので，副作用が少ないことが期待される．

一方，塩基性 NSAIDs の COX 阻害作用は弱く，詳細な作用機序は不明であるが，抗炎症作用，鎮痛作用，解熱作用を示す．

表3・11　非ステロイド性抗炎症薬（NSAIDs）

薬剤名（括弧内は商品名）	作用機序	特徴	副作用	禁忌
(a) 酸性 NSAIDs				
サリチル酸系・アスピリン（バイアスピリン）	非選択的 COX 阻害（他の NSAIDs と異なり，不可逆的に COX を阻害）	15 歳未満の水痘やインフルエンザにはライ症候群（致死的な脳症）を起こす可能性があり，原則投与しない．	アレルギー，出血傾向，消化性潰瘍，喘息発作誘発	本剤過敏症，消化性潰瘍，アスピリン喘息（⇨コラム⑬）の患者
インドール酢酸系・インドメタシン（インダシン®）	非選択的 COX 阻害	・強力な COX 阻害作用を示すが，副作用の発現率も高い．・インドメタシンの抗炎症作用，解熱作用，鎮痛作用はアスピリンの約 20 倍強い．	アレルギー，腎障害，消化性潰瘍，肝障害，血液障害	消化性潰瘍，アスピリン喘息，サリチル酸系薬過敏症の患者
フェニル酢酸系・ジクロフェナクナトリウム（ボルタレン®）	非選択的 COX 阻害	インドメタシンと同等の作用を示すが，副作用の発生はインドメタシンより少ない．	アレルギー，消化性潰瘍，肝障害，横紋筋融解症，急性脳症	消化性潰瘍，アスピリン喘息，インフルエンザ臨床経過中の脳炎・脳症の患者
プロピオン酸系・ロキソプロフェンナトリウム水和物（ロキソニン®）	非選択的 COX 阻害	・プロピオン酸系薬は，効力と副作用のバランスがよく使いやすい．・ロキソプロフェンナトリウム水和物は，プロドラッグ（⇨コラム⑭）であり，消化管障害などの副作用の発生が低く，インドメタシンよりも強い抗炎症作用を示す．	アレルギー，消化性潰瘍，肝障害，血液障害，喘息発作	消化性潰瘍，重篤な血液・肝・腎・心機能不全，アスピリン喘息の患者
アントラニル酸系・メフェナム酸（ポンタール®）	非選択的 COX 阻害	鎮痛作用が強く，歯痛や分娩後の疼痛などに用いる．	アレルギー，腎障害，消化性潰瘍，肝障害，血液障害	消化性潰瘍，重篤な血液・肝・腎・心機能不全，アスピリン喘息の患者

（つづく）

表 3・11 （つづき）

薬剤名 （括弧内は商品名）	作用機序	特　徴	副作用	禁　忌
オキシカム系				
・ピロキシカム （フェルデン®）	非選択的COX 阻害	・半減期が長く，1日1回の服用で 有効. ・高齢者では副作用の発現に注意.	アレルギー，消 化性潰瘍，腎障 害，肝障害，血 液障害	消化性潰瘍，重篤 な血液・肝・腎・ 心機能不全，アス ピリン喘息の患者
・メロキシカム （モービック®）	選択的COX-2 阻害	・半減期が長く，1日1回の服用で 有効. ・COX-1阻害作用が弱いため，胃 粘膜障害が少ない.	アレルギー，消 化性潰瘍，腎障 害，肝障害，血 液障害	消化性潰瘍，重篤 な血液・肝・腎・ 心機能不全，アス ピリン喘息の患者
ピラノ酢酸系 ・エトドラク （ハイペン®）	選択的COX-2 阻害	・COX-1阻害作用が弱いため，胃 粘膜障害が少ない. ・ブラジキニン抑制作用も示す.	アレルギー，消 化性潰瘍，腎障 害，肝障害血液 障害	消化性潰瘍，重篤 な血液・肝・腎・ 心機能不全，アス ピリン喘息の患者
(b) 中性 NSAIDs				
コキシブ系 ・セレコキシブ （セレコックス®）	選択的COX-2 阻害	・COX-1阻害作用がほとんどなく， 胃粘膜障害が起こりにくい. ・外国で心筋梗塞，脳卒中などの重 篤・致命的な心血管系血栓塞栓性 事象のリスク増大の報告がある.	アレルギー，消 化性潰瘍，腎障 害，肝障害，血 液障害	消化性潰瘍，重篤 な肝・腎・心機能 不全，冠動脈バイ パス再建術の周術 期患者の患者
(c) 塩基性 NSAIDs				
・チアラミド塩酸 塩 （ソランタール®）	機序不明	COX阻害作用はきわめて弱く，COX 阻害作用に起因する副作用はほとん ど認められない.	アレルギー	消化性潰瘍，重篤 な血液・肝・腎障 害，アスピリン喘 息の患者

コラム14　プロドラッグ

　体内に吸収され肝臓などで代謝されることにより本来の有効成分の化学構造になって作用を発揮（活性化）する薬を**プロドラッグ**という. 薬は消化管内や肝臓で分解されると，有効成分がかなり少なくなり効果が減弱する場合がある. そこで，体内で代謝を受けることによって薬理活性をもつような化学構造を有し，代謝により型を変換してから患部に到達し効果を発揮するようにする.

　プロドラッグの目的は，① 副作用，毒性の軽減，② 味とにおいの改善，③ 体内への吸収率の改善，④ 薬の持続時間の延長（半減期の延長）などである.

　プロドラッグの例として，ロキソプロフェンナトリウム水和物（ロキソニン®），オセルタミビルリン酸塩（タミフル®）などがある.

◆ 服薬にあたっての留意点 ◆

　① NSAIDs には，胃の防御機能であるプロスタグランジンの合成阻害による消化性潰瘍の発現や胃潰瘍・慢性胃炎などの悪化の副作用が考えられる. 高齢者に投与する場合は，胃もたれや胃痛などの初期症状の発現に注意する. さらに，急性腎不全を起こすことがあるので，腎機能障害がある高齢者に投与する際には十分な注意が必要である.

　② 抗炎症薬の服用時は，副作用や毒性増強の要因となるアルコール類の飲用は避ける.

　③ 総合感冒薬と成分が重複している場合があるため同時服用を避ける.

　④ アスピリンは，15歳未満の水痘・インフルエンザなどの患児に投与するとライ症候群を発症する可能性が高いので，原則使用しない.

　⑤ 喘息の既往歴がある患者に NSAIDs を使用すると喘息発作の誘因となったり喘息が悪化することがあるので投与を避ける.

3・3 抗アレルギー薬

3・3・1 アレルギー反応

　免疫反応は，体内に侵入した異物を排除するための防御機構として働くが，これが過剰に反応して組織が障害された場合を**アレルギー反応**とよぶ．アレルギー反応は，発症機序の違いから Coombs & Gell によって４つの型（Ⅰ型，Ⅱ型，Ⅲ型，Ⅳ型）に分類されている〔詳細は，本シリーズ 第3巻，§1・6・1（p.18）参照〕．

　アレルギー性疾病とは，狭義にはⅠ型アレルギー反応（即時型，アナフィラキシー型）によって生じる疾病であり，気管支喘息やアレルギー性鼻炎，じん麻疹，花粉症などがある．

3・3・2 Ⅰ型アレルギー反応が生じる過程 （気管支喘息の場合）

　ハウスダストやダニなどのアレルギーを誘発する抗原を**アレルゲン**という．アレルゲンが体内に侵入し，Ⅰ型アレルギー反応が生じる過程を，気管支喘息を例として図3・6に示す．

　1）侵入したアレルゲンを貪食したマクロファージ（⇨ コラム⑮）は，Th0 細胞（ナイーブヘルパーT 細胞）に抗原提示を行い，IL-1 と IL-12 を分泌する（図3・6の①）．

コラム⑮　マクロファージ

　マクロファージは，単球の一種であり，末梢血中の白血球の約5% を占める．好中球とともに自然免疫における中心的な役割を担っており，体内に侵入した病原体などの異物を貪食し，細胞小器官のリソソームで消化分解すると同時に抗原提示を行う．また種々のサイトカイン（IL-1 や IL-12 など）を分泌してヘルパー T 細胞を活性化させる．

　組織傷害や炎症巣などでは，組織因子やプラスミノーゲン活性化阻害因子を産生し止血や血栓形成に寄与する．また，PDGF（platelet-derived growth factor），FGF（fibroblast growth factor），VEGF（vascular endothelial growth factor）などの増殖因子を産生し，組織修復や血管新生などを促進させる．

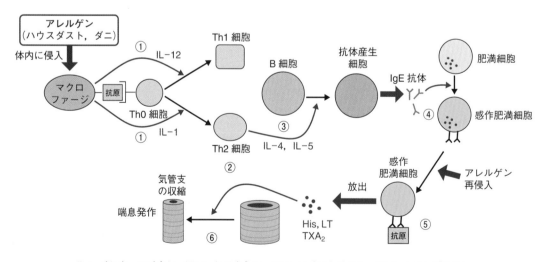

IL： インターロイキン，His： ヒスタミン，LT： ロイコトリエン，TX： トロンボキサン

図3・6　Ⅰ型アレルギー反応が生じる過程（気管支喘息の場合）

2) Th0 細胞に IL-12 が作用すると，Th1 細胞（ヘルパー T 細胞 1 型）に分化し，細胞性免疫に関与する．また，Th0 細胞に IL-1 が作用すると，Th2 細胞（ヘルパー T 細胞 2 型）に分化し，液性免疫に関与する．Ⅰ型アレルギーでは，Th2 細胞への分化が優位となっている（図 3・6 の ②）．

3) Th2 細胞は IL-4 や IL-5 を分泌し，B 細胞を抗体産生細胞に分化する（図 3・6 の ③）．

4) 抗体産生細胞からアレルゲンに対する特異的 IgE 抗体が分泌され，これが肥満細胞や好塩基球の表面に存在する IgE 受容体と結合し，感作が成立する（図 3・6 の ④，⇨ コラム16）．

5) この状態で，再びアレルゲンが体内に侵入すると，IgE 抗体とアレルゲンの架橋が形成され，肥満細胞や好塩基球からヒスタミンや LTC_4，LTD_4 が放出される．また肥満細胞からは，TXA_2 も放出される（図 3・6 の ⑤）．

6) 放出されたこれらの**ケミカルメディエーター**（⇨ コラム17）によって，気管支平滑筋の収縮，浮腫，粘液分泌亢進が生じ，喘息発作が誘発される（図 3・6 の ⑥）．

3・3・3 抗アレルギー薬の種類

抗アレルギー薬は，気管支喘息やアレルギー性鼻炎などのⅠ型アレルギー性疾患に用いる薬である．Ⅰ型アレルギー反応に関与するケミカルメディエーターやサイトカインを阻害する薬であり，

① ヒスタミン H_1 受容体アンタゴニスト（抗ヒスタミン薬）

② ケミカルメディエーター遊離抑制薬

③ TX（トロンボキサン）関連薬

④ LT（ロイコトリエン）関連薬

⑤ Th2 サイトカイン阻害薬

の 5 種類に分類される．

1) **ヒスタミン H_1 受容体アンタゴニスト**（表 3・12）：ヒスタミンの H_1 受容体への結合を阻止する薬で，第一世代薬と第二世代薬がある．第一世代薬は，抗コリン作用（⇨ コラム18），中枢神経抑制作用による鎮静作用（眠気）が強いのが欠点である．

コラム16　感　作

感作とは，あるアレルゲンに対して鋭敏に反応する状態を指し，アレルゲン特異的な IgE 抗体が肥満細胞の IgE 受容体に結合したものを**感作肥満細胞**という．アレルゲンが再度，体内に侵入してきたときに，速やかに応答し，ヒスタミンなどを放出する．

コラム17　ケミカルメディエーター

ケミカルメディエーターは，化学伝達物質ともいい，抗原抗体反応や炎症反応の際に肥満細胞や好塩基球などから放出される生理活性物質である．ヒスタミンや LT 類（LTC_4，LTD_4），TXA_2 などがある．

Ⅰ型アレルギー反応の発現には，肥満細胞や好塩基球から遊離されるケミカルメディエーターが必須であり，抗炎症薬の作用点となる．

コラム18　抗コリン作用

アセチルコリンが，ムスカリン性アセチルコリン受容体などと結合するのを阻害する作用をいう．抗コリン作用をもつ薬は副交感神経の働きを抑制するので，副作用として口渇，排尿困難，眼内圧上昇が現れる〔§4・8・3d（p.196）参照〕．

表3・12　ヒスタミンH$_1$受容体アンタゴニスト（抗ヒスタミン薬）

薬剤名 （括弧内は商品名）	作用機序	適応，特徴	副作用	禁忌
(a) ヒスタミンH$_1$受容体アンタゴニスト（第一世代）				
エタノールアミン系 ・ジフェンヒドラミン塩酸塩（レスタミンコーワ®）	ヒスタミンH$_1$受容体遮断	・じん麻疹 ・気管支喘息には適応をもたない（⇨ コラム**19**）． ・中枢神経抑制作用による眠気が生じやすい． ・抗コリン作用が強く，排尿障害や口渇が起こりやすい．	発赤，腫脹，眠気，口渇	閉塞隅角緑内障，前立腺肥大の患者
フェノチアジン系 ・プロメタジン塩酸塩（ピレチア®）	ヒスタミンH$_1$受容体遮断	・じん麻疹 ・パーキンソン症候群 ・気管支喘息には適応をもたない．	悪性症候群，乳児突然死症候群，眠気，皮膚発赤，光線過敏症	フェノチアジン系薬過敏症，閉塞隅角緑内障，前立腺肥大の患者
(b) ヒスタミンH$_1$受容体アンタゴニスト（第二世代）				
・ケトチフェンフマル酸塩（ザジテン®）	・ヒスタミンH$_1$受容体遮断 ・ケミカルメディエーター遊離抑制	・じん麻疹や気管支喘息 ・中枢抑制による眠気が生じる．	けいれん，興奮，肝障害，眠気，口渇	てんかん
(c) 非鎮静性ヒスタミンH$_1$受容体アンタゴニスト（第二世代）				
・フェキソフェナジン塩酸塩（アレグラ®）	・ヒスタミンH$_1$受容体遮断 ・ケミカルメディエーター遊離抑制	・じん麻疹 ・気管支喘息には適応をもたない． ・第二世代薬のなかでも特に眠気が起こりにくく，自動車の運転も可能である．	肝障害，血液障害，頭痛，口渇	

第二世代薬は，第一世代薬と異なり，肥満細胞からのケミカルメディエーター遊離抑制作用ももつ．第二世代薬で，中枢移行性が低く眠気が起こりにくいものを非鎮静性ヒスタミンH$_1$受容体アンタゴニストという．

2) **ケミカルメディエーター遊離抑制薬**（表3・13）：肥満細胞からのケミカルメディエーターの遊離を抑制する．

3) **トロンボキサン（TX）関連薬**（表3・13）：TX合成阻害薬とTXA$_2$受容体アンタゴニストがあり，TXA$_2$の作用を阻害する．

4) **ロイコトリエン（LT）関連薬**（表3・13）：LT受容体アンタゴニストとLT遊離抑制薬があり，システイニルLT（LTC$_4$，LTD$_4$，LTE$_4$など）の作用

コラム19　第一世代抗ヒスタミン薬は気管支喘息には使用しない

　第一世代抗ヒスタミン薬は強力な抗コリン作用を示す．気管支のムスカリン性アセチルコリン受容体が遮断されると，気道分泌が抑制されて痰の喀出が困難となるため，気管支喘息を悪化するおそれがある．

　また，気管支喘息では，ヒスタミンよりもLT類の方が病態への関与が強く，抗LT作用のない第一世代抗ヒスタミン薬では，抗アレルギー薬としての十分な効果が期待できないので使用しない．

表 3・13　その他の抗アレルギー薬

薬剤名 （括弧内は商品名）	作用機序	適応，特徴	副作用	禁忌
(a) ケミカルメディエーター遊離抑制薬				
・クロモグリク酸ナトリウム（インタール®）	ケミカルメディエーター遊離抑制	・気管支喘息 ・じん麻疹には適応をもたない．（⇨コラム⑳）	気管支けいれん，発疹，刺激感	
(b) トロンボキサン（TX）関連薬				
・オザグレル塩酸塩水和物（ドメナン®）	TX 合成酵素阻害	気管支喘息	発疹，出血傾向，胃・腹部不快感	小児
・セラトロダスト（ブロニカ®）	TXA$_2$ 受容体遮断（TXA$_2$ による気道過敏症を抑制し，気管支収縮を抑制）	気管支喘息	肝障害，発疹，味覚異常，好酸球増加	
・ラマトロバン（バイナス®）	TXA$_2$ 受容体遮断（TXA$_2$ による血管透過性亢進と炎症性細胞の浸潤を抑制）	アレルギー性鼻炎	肝障害，発疹，血液障害	
(c) ロイコトリエン（LT）関連薬				
・プランルカスト水和物（オノン®）	LT 受容体遮断	気管支喘息，アレルギー性鼻炎	肝障害，血液障害，発疹，痒み	
・イブジラスト（ケタス®）	LT 遊離抑制	気管支喘息	肝障害，発疹，食欲不振	頭蓋内出血後止血が完成していない患者
(d) Th2 サイトカイン阻害薬				
・スプラタストトシル酸塩（アイピーディ®）	・Th2 細胞の IL-4，IL-5 産生抑制 ・B 細胞の抗体産生細胞への分化抑制による IgE 抗体産生の抑制 ・ケミカルメディエーター遊離抑制	気管支喘息，アレルギー性鼻炎	肝障害，腎障害，発疹	

を阻害する．気管支喘息や鼻閉型鼻炎に頻用される．

5）**Th2 サイトカイン阻害薬**（表 3・13）: Th2 サイトカイン（IL-4，IL-5 など）産生を抑制する．

◆ **服薬にあたっての留意点** ◆

① 抗ヒスタミン薬は，薬の種類によって，眠気や判断力低下をひき起こすため（個人差がある），車の運転や高所での作業の際は服用を避ける．

② TX 関連薬のラマトロバンは，血小板凝集能を抑制するので，抗血栓薬との併用による出血傾向の増強に注意する．

コラム⑳　じん麻疹とヒスタミン

　じん麻疹は，血液中の水分が血管外に漏れ出し，皮膚に発赤，浮腫（皮疹）ができる症状を指す．原因のひとつに，I 型アレルギー反応によって肥満細胞から放出されるヒスタミンがある．ヒスタミンが，血管内皮細胞にあるヒスタミン H$_1$ 受容体を刺激すると，血管内皮細胞間に隙間ができる．その結果，血液中の水分が血管外に漏れ出し，じん麻疹が現れる．また，知覚神経のヒスタミン H$_1$ 受容体も刺激するので，じん麻疹は強い痒みを伴うことが多い．したがって，クロモグリク酸ナトリウム（インタール®）のように，ヒスタミン H$_1$ 受容体遮断作用がない抗アレルギー薬は，じん麻疹に効果がない．

3・4 免疫治療薬

3・4・1 免疫反応機構

　免疫とは，自分と自分以外（非自己）を判断して，非自己を排除するという生体内に備わる防御機構である（非自己は，病原性微生物やウイルスなどを指す）．

　異物が体内に侵入し，排除する機構は以下のとおりである（図3・7）．

　1）異物が体内に侵入する（図3・7の①）．

　2）マクロファージが異物（ウイルス，細菌）を貪食し，その断片をナイーブTヘルパー細胞（Th0）へ提示する（図3・7の②）．

　3）抗原を受け取ったTh0は，マクロファージからのサイトカイン（⇨ コラム21）によりヘルパーT細胞（Th1細胞およびTh2細胞，⇨ コラム22）に分化し，おのおのの細胞もサイトカインを放出する（図3・7の③）．

　4）

　① Th1細胞から放出されるおもなサイトカインは，インターロイキン2（IL-2）やインターフェロンγ（IFN-γ）であり，キラーT細胞を活性化させ，感染した細胞を攻撃し破壊する（図3・7の④）．

　② Th2細胞から放出されるおもなサイトカインは，IL-4，IL-5であり，B細胞を抗体産生細胞へと分化させる．この細胞は，抗体を産生し異物を的確に攻撃する（図3・7の⑤）．

　免疫細胞で重要な役割を果たすマクロファージ，B細胞およびT細胞は，白血球（血液の血球成分）の一種

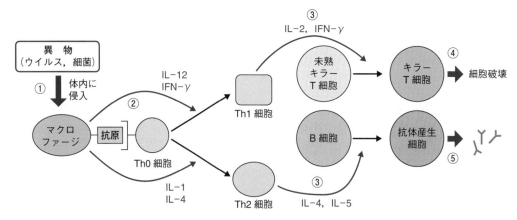

図3・7　免疫反応機構 Th: ヘルパーT細胞，IL: インターロイキン，IFN: インターフェロン

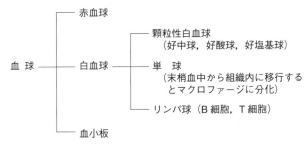

図3・8 血球成分の分類

である. 血球成分の分類を図3・8に示す.

3・4・2 免疫系に作用する薬物

免疫系に作用する薬は，移植（腎臓，肝臓，心臓，肺など）に伴う拒絶反応の抑制や自己免疫疾病などの免疫機能を抑制する**免疫抑制薬**と免疫機能を増強する**インターロイキン製剤**に分類される. 免疫抑制薬およびインターロイキン製剤を表3・14に示す.

表3・14 免疫抑制薬（a）およびインターロイキン製剤（b）

薬剤名 （括弧内は商品名）	作用機序	適応，特徴	副作用	禁忌
(a) 免疫抑制薬				
・タクロリムス水和物 （プログラフ®）	ヘルパーT細胞からのIL-2，IFN-γの産生抑制	・腎・肝・心・肺・膵移植時の拒絶反応抑制に有効 ・放線菌由来 ・作用は，タクロリムス水和物の方がシクロスポリンより強い.	心不全，不整脈，心筋梗塞	本剤過敏症の患者，シクロスポリンまたはボセンタン（エンドセリン受容体アンタゴニスト）投与中の患者，K保持性利尿薬投与中の患者
・シクロスポリン （サンディミュン®）	ヘルパーT細胞からのIL-2，IFN-γの産生抑制	・腎・肝・心・肺・膵移植時の拒絶反応抑制に有効 ・真菌由来	多毛，腎障害，肝障害	本剤過敏症の患者，タクロリムス，アスナプレビル（抗ウイルス薬）などを投与中の患者，肝臓または腎臓に障害のある患者でコルヒチン（痛風治療薬）を服用中の患者
・エベロリムス （サーティカン®）	T細胞の増殖抑制	心移植，腎移植，肝移植における拒絶反応の抑制に有効	腎障害，感染症，下痢	本剤とシロリムス（抗菌薬）に過敏症の患者，妊婦
・シクロホスファミド水和物 （エンドキサン®）	肝臓で代謝を受けた活性体がDNA塩基をアルキル化し，T細胞およびB細胞の増殖を抑制	多発性骨髄腫，悪性リンパ腫などの自覚的ならびに他覚的症状の緩解	白血球減少，悪心・嘔吐，出血性膀胱炎	ペントスタチン（抗悪性腫瘍薬）投与中の患者，本剤に対し重篤な過敏症の患者，重症感染症を合併中の患者

（つづく）

表 3・14（つづき）

薬 剤 名 （括弧内は商品名）	作用機序	適応，特徴	副作用	禁　忌
(a) 免疫抑制薬（つづき）				
・アザチオプリン （イムラン®）	体内で代謝された活性体がDNAに取込まれ，プリンヌクレオチドの生合成を阻害	腎移植・肝移植などにおける拒絶反応の抑制，ステロイド依存性のクローン病の寛解導入などに有効	再生不良性貧血，黄疸，重度の下痢	メルカプトプリン（抗悪性腫瘍薬）に過敏症の患者，フェブキソスタット（高尿酸血症治療薬）などを投与中の患者，白血球数 3000/μL 以下の患者
・プレドニゾロン （プレドニン®: 副腎皮質ステロイド）	T細胞およびB細胞の増殖・分化抑制	多くの治療に有効	満月様顔貌，誘発感染症の憎悪，続発性副腎皮質機能不全	本剤過敏症の患者，デスモプレシン酢酸塩水和物（中枢性尿崩症治療薬）を投与中の患者
・バシリキシマブ （シムレクト®）	IL−2 の受容体結合を阻害	・腎移植後の急性拒絶反応の抑制に有効 ・ヒト/マウスキメラ型モノクローナル抗体	急性過敏症反応，感染症，頭痛	本剤過敏症の患者，妊婦
(b) インターロイキン製剤				
・テセロイキン （イムネース®）	キラーT細胞活性化（免疫機能を増強）	・血管肉腫，腎がんに有効 ・遺伝子組換えによる IL−2 製剤	発熱，悪寒，倦怠感	本剤過敏症の患者，ワクチンなどの生物学的製剤に過敏症の患者

◆ 服薬にあたっての留意点 ◆

　免疫抑制薬の作用機序や作用点は，薬物ごとに異なり，多岐にわたっている．適応疾病によって使用方法もさまざまであることに注意する．

3・5　代謝関連薬

3・5・1　ホルモンと内分泌疾患

ホルモンは，生体の恒常性を維持する生理活性物質のひとつであり，内分泌器官から直接血中に分泌されて，標的組織や器官の機能を調節する〔ホルモンの詳細は，本シリーズ2巻，§11・2（p.212）参照〕．微量で強力な生理活性を示すため，ホルモンの分泌異常が生じると，過剰症や欠乏症などの内分泌疾患になる．表3・15に，おもなホルモンと内分泌疾患との関係を示す．

表3・15　おもなホルモンと内分泌疾患

分泌器官		ホルモン	欠乏症	過剰症
下垂体	前葉	成長ホルモン	小人症	巨人症，先端肥大症
	後葉	バソプレシン	中枢性尿崩症	
		オキシトシン	陣痛微弱	
甲状腺	濾胞細胞	チロキシン，トリヨードチロニン	クレチン症，粘液水腫	バセドウ病
副甲状腺		パラトルモン		骨粗しょう症
副腎皮質		糖質コルチコイド	アジソン病	クッシング病
		鉱質コルチコイド	アジソン病	
卵　巣	黄体	プロゲステロン	不妊症	

3・5・2　ホルモン関連薬の種類

ホルモン関連薬は，おもに内分泌疾患やホルモン依存性疾患の治療および検査薬として用いられる薬物であり，本書では次の3種類について記述する．

① ホルモン分泌異常症治療薬
② 副腎皮質ホルモン関連薬
③ 性ホルモン関連薬〔性ホルモン関連薬は，§4・10・1（p.207）で記述する.〕

a. ホルモン分泌異常症治療薬　　下垂体や甲状腺などでつくられるホルモンの産生・分泌を調節することで内分泌疾患やホルモン依存性疾病の治療に用いる薬物である．ホルモン分泌異常症治療薬は，さらに

① 視床下部ホルモン関連薬
② 下垂体前葉・後葉ホルモン関連薬
③ 甲状腺ホルモン関連薬

に分類される．

表 3・16　視床下部ホルモン関連薬

薬 剤 名 （括弧内は商品名）	作用機序	適　応	副作用	禁　忌
TRH 誘導体 ・タルチレリン水和物 　（セレジスト®）	TRH[†] 受容体刺激	脊髄小脳変性に伴う運動失調改善	けいれん，悪性症候群，肝障害	
GnRH（LH–RH）誘導体 ・ゴセレリン酢酸塩 　（ゾラデックス®）	GnRH[†] 受容体の持続的刺激（持続刺激で下垂体 GnRH 受容体数が減少し，下垂体からの LH[†] および FSH[†] 分泌と性腺からの性ホルモン分泌を抑制）	閉経前乳がん，前立腺がん，子宮内膜症	血栓塞栓症，心障害，肝障害	GnRH 誘導体過敏症，診断未確定の異常性器出血のある患者，妊婦・授乳婦
GnRH 受容体アンタゴニスト ・テガレリクス酢酸塩 　（ゴナックス®）	GnRH 受容体遮断（下垂体からの LH および FSH 分泌と性腺からの性ホルモン分泌を抑制）	前立腺がん	間質性肺疾病，肝障害，糖尿病憎悪	
持続性ソマトスタチン誘導体 ・オクトレオチド酢酸塩 　（サンドスタチン®）	ソマトスタチン受容体刺激（下垂体からの GH[†] 分泌を抑制）	先端肥大症，巨人症	アレルギー，徐脈	
ドパミン D₂ 受容体アンタゴニスト ・ブロモクリプチンメシル酸塩 　（パーロデル®）	ドパミン D₂ 受容体刺激（下垂体からのプロラクチン分泌を抑制）	高プロラクチン血症	悪心・嘔吐，便秘	麦角製剤過敏症，妊娠高血圧症候群，産褥期高血圧の患者

†　TRH: 甲状腺刺激ホルモン放出ホルモン，GnRH: 性腺刺激ホルモン放出ホルモン，LH: 黄体形成ホルモン，
　　FSH: 卵胞刺激ホルモン，GH: 成長ホルモン

表 3・17　下垂体前葉・後葉ホルモン関連薬

薬 剤 名 （括弧内は商品名）	作用機序	適　応	副作用	禁　忌
(a)　下垂体前葉ホルモン関連薬				
遺伝子組換えヒト GH ・ソマトロピン 　（ノルディトロピン®）	GH 受容体刺激（成長促進，タンパク質同化，抗インスリン作用）	下垂体性小人症	過敏症，甲状腺機能亢進症，成長痛	糖尿病，悪性腫瘍の患者，妊婦
(b)　下垂体後葉ホルモン関連薬				
・バソプレシン 　（ピトレシン®）	・腎臓のバソプレシン V₂ 受容体刺激（抗利尿作用） ・血管平滑筋のバソプレシン V₁ 受容体刺激（血圧上昇作用）	中枢性尿崩症	水中毒，無尿，血圧上昇	心不全，喘息，妊婦高血圧症候群の患者
バソプレシン誘導体 ・デスモプレシン酢酸塩水和物（デスモプレシン）	・腎臓のバソプレシン V₂ 受容体刺激（抗利尿作用） ・血液凝固第Ⅷ因子とフォンビルブランド因子放出促進作用	中枢性尿崩症，血友病 A	横紋筋融解症，心障害，水中毒，無尿，血圧上昇	低ナトリウム血症の患者
バソプレシン V₂ 受容体アンタゴニスト ・モザバプタン塩酸塩 　（フィズリン®）	バソプレシン V₂ 受容体遮断	抗利尿ホルモン不適合症候群	口渇，高カリウム血症	妊婦，類似化合物過敏症の患者
オキシトシン製剤 ・オキシトシン 　（アトニン®-O）	オキシトシン受容体刺激（律動的な子宮収縮作用）	陣痛促進，分娩誘発，弛緩性出血	ショック，過強陣痛，胎児機能不全	類似化合物過敏症，骨盤狭窄，過強陣痛の患者

表 3・18　甲状腺ホルモン関連薬

薬 剤 名 （括弧内は商品名）	作用機序	適 応	副作用	禁 忌
甲状腺ホルモン製剤 ・レボチロキシンナトリウム水和物 （チラーヂン®S）	甲状腺ホルモン受容体刺激（基礎代謝亢進作用，血糖値上昇作用，β受容体増加作用）	甲状腺機能低下症（粘液水腫，クレチン病など）	ショック，肝障害	新鮮な心筋梗塞の患者
抗甲状腺薬 ・プロピルチオウラシル（プロパジール®）	ペルオキシダーゼ阻害〔甲状腺ホルモン（チロキシン，トリヨードチロニン）の生合成阻害，⇨コラム㉓〕	甲状腺機能亢進症（バセドウ病）	無顆粒球症，白血球減少症	本剤使用後に肝機能が悪化した患者

① **視床下部ホルモン関連薬**（表 3・16）: 下垂体前葉に存在する視床下部ホルモンの受容体を刺激または遮断することで，下垂体前葉ホルモンの産生・分泌を調節し，治療効果を現す．

② **下垂体前葉・後葉ホルモン関連薬**（表 3・17）: 下垂体前葉・後葉ホルモンの受容体を刺激または遮断することで，治療効果を現す．

③ **甲状腺ホルモン関連薬**（表 3・18）: 甲状腺ホルモンの産生・分泌を抑制するか，甲状腺ホルモンの受容体を刺激することで，治療効果を現す．

b. 副腎皮質ホルモン関連薬　　合成糖質コルチコイドや抗副腎皮質ホルモン薬などがある．

　合成糖質コルチコイドは，糖質コルチコイド（コルチゾール）に化学的修飾を加えることで，鉱質コルチコイド（アルドステロン）作用を除去あるいは弱くした薬物であり（⇨ コラム㉔），**ステロイド性抗炎症薬**ともいう〔§3・2・3（p.82）参照〕．細胞質受容体と結合して転写を調節することで〔本シリーズ2巻，§11・2・1b（p.214）参照〕，酵素などの機能タンパク質の誘導を制御する．表 3・19 に示す多彩な薬理作用をもっている．

　一方，抗副腎皮質ホルモン薬は，副腎皮質ホルモンの生合成を阻害する薬物やアルドステロン受容体を遮断する薬物のことで，クッシング症候群の治療薬や降圧利尿薬として用いられる．抗副腎皮質ホルモン薬を表 3・20 に示す．

コラム㉓　ペルオキシダーゼ

　甲状腺ホルモン（チロキシン，トリヨードチロニン）は，甲状腺濾胞細胞内で，チログロブリンという糖タンパク質に結合しているコウ素化した二つのチロシン残基が縮合して合成される．このチロシン残基をヨウ素化する酵素がペルオキシダーゼである．ペルオキシダーゼが阻害されると，ヨウ素化したチロシン残基がつくられなくなるために，甲状腺ホルモンの生合成が阻害される．

コラム㉔　フルドロコルチゾン

　フルドロコルチゾン（フロリネフ®）は合成糖質コルチコイド製剤であるが，鉱質コルチコイド作用であるナトリウム貯留作用も示す．通常，ナトリウム貯留作用は，浮腫や高血圧などの副作用の原因となるため，好ましくない作用とされている．しかし，アジソン病は，糖質コルチコイドと鉱質コルチコイドがともに欠乏している疾患であるので，両作用が強いフルドロコルチゾンが治療薬として用いられる．

表3・19　合成糖質コルチコイドの薬理作用

1) 血糖値上昇作用
   ① 臓器・組織での糖利用抑制
   ② 肝での糖新生促進
2) タンパク質異化促進作用: 組織のタンパク質をアミノ酸に分解
3) 脂肪分解促進作用: 脂肪組織のトリグリセリド分解促進による血中遊離脂肪酸の増加
4) 抗炎症作用
   ① 炎症性サイトカイン（インターロイキン1, TNF-α[†]）の産生抑制
   ② ホスホリパーゼA_2, シクロオキシゲナーゼ（COX）阻害による炎症性プロスタグランジン（PG）類の産生抑制
   ③ ヒスタミン遊離抑制
   ④ 起炎性の転写因子 NF-κB[†]の抑制
5) 免疫抑制作用
   ① 胸腺，リンパ節重量低下
   ② 液性免疫の抑制（抗体産生抑制）および細胞性免疫の抑制
6) 胃酸分泌促進作用: COX阻害による胃酸分泌抑制作用をもつPGE_2の産生抑制
7) 副腎皮質刺激ホルモン（ACTH）分泌抑制作用: 脳下垂体前葉への負のフィードバック

【副作用】クッシング症候群，副腎皮質萎縮，感染症誘発，消化性潰瘍，骨粗しょう症，浮腫，高血圧，糖尿病，白内障，緑内障，精神変調など

† 　TNF: tumor necrosis factor（腫瘍壊死因子）
　　NF-κB: nuclear factor κB

コラム㉕　コルチゾールとアルドステロンの生合成

糖質コルチコイドのコルチゾールと鉱質コルチコイドのアルドステロンは，いずれもコレステロールから生合成される．コレステロールは，3β-ヒドロキシステロイドデヒドロゲナーゼや11β-ヒドロキシラーゼなどの酵素の働きで，副腎皮質の球状層ではアルドステロンに，束状層ではコルチゾールに代謝される．メチラポン（メトピロン®）やミトタン（オペプリム®）は，これらの酵素を阻害するので，副腎皮質ホルモンの産生が抑制される．

表3・20　抗副腎皮質ホルモン薬

薬剤名（括弧内は商品名）	作用機序	適応	副作用	禁忌
(a) 副腎皮質ホルモン合成阻害薬				
・メチラポン（メトピロン®）	11β-ヒドロキシラーゼ阻害（コルチゾールとアルドステロンの産生抑制，⇨コラム㉕）	・下垂体副腎皮質刺激ホルモン（ACTH）分泌予備能の測定に使用・クッシング症候群	ショック，副腎皮質機能不全，骨髄抑制	副腎皮質機能不全の患者
・トリロスタン（デソパン®）	3β-ヒドロキシステロイドデヒドロゲナーゼ阻害（コルチゾールとアルドステロンの産生抑制，⇨コラム㉕）	アルドステロン症，クッシング症候群	肝障害，発疹，下痢，口渇	妊婦
・ミトタン（オペプリム®）	副腎皮質細胞の選択的破壊（副腎皮質でのホルモン合成を阻害）	副腎がん，クッシング症候群	胃潰瘍，腎障害，認知症	重篤な外傷のある患者
(b) アルドステロン受容体アンタゴニスト				
・スピロノラクトン（アルダクトンA®）	腎尿細管のアルドステロン受容体遮断（利尿作用）	降圧利尿薬として使用	女性化乳房，腎障害，認知症	無尿または急性腎障害，高カリウム血症，アジソン病の患者

3・5・3　糖尿病の治療薬

糖尿病は，**インスリン**の分泌不足や作用不足により，糖代謝の異常をきたし，持続的に血糖値（血中グルコース濃度）が上昇する疾病である．発症の原因から，**1型糖尿病**と**2型糖尿病**に分類される〔本シリーズ3巻，§5・1（p.208）参照〕．

糖尿病の治療薬は，インスリンの補充や分泌促進，インスリンの抵抗性を改善することで血糖値を下げる薬物であり，次の3種類に大別される．

① インスリン製剤（注射）
② 経口糖尿病治療薬
③ インクレチン関連薬

a. インスリン製剤（注射）（表3・21）　インスリンの不足を補充するための薬で，効果が発現するまでの時間と持続時間によって**超速効型，速効型，中間型，混合型，持効型**に分類される（⇨コラム**26**）．

表3・21　インスリン製剤

分　類	薬 剤 名 （括弧内は商品名）	特　　徴	副作用	禁　忌
超速効型	インスリンアスパルト （ノボラピッド®）	投与10分後に作用が発現し，3〜5時間持続する．	低血糖，血管神経性浮腫	低血糖症状の患者
速効型	インスリン ヒト （ヒューマリン®R）	投与30分後に作用が発現し，約8時間持続する．	低血糖，血管神経性浮腫	低血糖症状の患者
中間型	イソフェンインスリン ヒト水性懸濁 （ヒューマリン®N）	投与30〜90分後に作用が発現し，12〜24時間持続する．	低血糖，血管神経性浮腫	低血糖症状の患者
混合型	インスリンアスパルト二相性製剤（ノボラピッド®30ミックス）	・速効型インスリン製剤と中間型インスリン製剤を混合した製剤 ・投与30〜60分後に作用が発現し，18〜24時間持続する．	低血糖，血管神経性浮腫	低血糖症状の患者
持効型	インスリングラルギン （ランタス®）	投与60〜120分後に作用が発現し，約24時間持続する．	低血糖，糖尿病性網膜症の憎悪	低血糖症状の患者

コラム26　インスリン製剤と作用発現時間

インスリンは，注射液中のような高濃度の状態では6量体を形成している．皮下注射で投与すると，皮下組織で徐々に濃度が希釈され，6量体から2量体，単量体へと変化し，毛細血管から吸収される．この変化に，速効型インスリン製剤であっても30分程度かかってしまう．

超速効型インスリン製剤は，インスリンのアミノ酸配列の一部を改変することで，高濃度の状態でも6量体にならないように工夫された製剤である．分子量の小さい2量体や単量体の状態で投与されるため，作用発現が非常に速くなる．

一方，持効型インスリンは，インスリンのアミノ酸配列の一部を改変することで，皮下注射した部位で不溶性の沈殿を形成するように工夫された製剤である．沈殿したインスリンが徐々に溶解吸収されるため，作用発現時間が遅くなるものの持続的なインスリン作用を示す．

b. 経口糖尿病治療薬　作用機序によって，スルホニル尿素薬（SU薬），速効型インスリン分泌促進薬，ビグアナイド薬（BG薬），インスリン抵抗性改善薬，α-グルコシダーゼ阻害薬，ナトリウム-グルコーストランスポーター（SGLT2）阻害薬に分類される（表3・22）．

1）**SU薬**: SU薬は，スルホニル尿素（SU）構造（-SO₂NHCONH-）をもち，膵B（β）細胞のSU受容体と結合して，インスリン分泌を促進する（図3・9）．インスリン分泌能が保たれている患者に適している．

2）**速効型インスリン分泌促進薬**: SU構造をもたないが，膵B細胞のSU受容体と結合してインスリン分泌を促進する．作用発現が速く，短時間で作用

コラム㉗　AMP活性化プロテインキナーゼ（AMPK）

AMPKは，骨格筋や肝臓，脂肪組織，膵臓などでエネルギーセンサーとして働いている酵素である．AMPKが活性化すると，グルコーストランスポーターであるGLUT4が骨格筋の細胞膜に発現し，血中のグルコースを骨格筋内に取込むことで糖利用が促進される．また，肝臓での糖新生が抑制される．

表3・22　経口糖尿病治療薬

薬剤名（括弧内は商品名）	作用機序	適応，特徴	副作用	禁忌
スルホニル尿素薬（SU薬） 第一世代: グリクロピラミド（デアメリン®S） 第二世代: グリクラジド（グリミクロン®） 第三世代: グリメピリド（アマリール®）	・膵B細胞SU受容体との結合によるATP感受性K⁺チャネル閉鎖（血糖非依存的にインスリン分泌を促進） ・グリメピリドは，インスリン抵抗性改善作用も示す．	2型糖尿病	低血糖，血液障害，肝障害	重症ケトーシス，スルホンアミド系薬過敏症の患者，妊婦
速効型インスリン分泌促進薬 ・ナテグリニド（ファスティック®）	膵B細胞SU受容体との結合によるATP感受性K⁺チャネルの閉鎖（SU薬ではないが，SU受容体に結合しインスリン分泌を促進）	・2型糖尿病 ・食直前に服用する． ・作用発現が速く，効果は数時間で消失する．	低血糖，心障害，肝障害	重症ケトーシス，1型糖尿病の患者，妊婦
ビグアナイド薬（BG）薬 ・メトホルミン塩酸塩（メトグルコ®）	AMPKの活性化（糖新生抑制，糖利用促進）	SU薬で効果不十分な2型糖尿病	低血糖，乳酸アシドーシス，肝障害	乳酸アシドーシスの既往，BG過敏症の患者，妊婦
インスリン抵抗性改善薬 ・ピオグリタゾン塩酸塩（アクトス®）	PPARγ刺激（TNF-αの産生・分泌抑制，アディポネクチンの産生・分泌促進）	2型糖尿病（インスリン抵抗性が推定される場合）	低血糖，心不全，浮腫，体重増加，肝障害	心不全，重症ケトーシスの患者，妊婦
α-グルコシダーゼ阻害薬 ・ボグリボース（ベイスン®）	α-グルコシダーゼ阻害による単糖類吸収抑制	糖尿病の食後過血糖の改善	腹部膨満，放屁増加，軟便，腹痛	重症ケトーシス，糖尿病性昏睡または前昏睡，手術前後の患者
SGLT2阻害薬 ・イプラグリフロジンL-プロリン（スーグラ®）	腎近位尿細管SGLT2阻害によるグルコースの再吸収抑制と尿中グルコースの排泄促進	2型糖尿病	低血糖，ケトアシドーシス，頻尿，脱水，口渇	重症ケトーシス，糖尿病性昏睡または前昏睡，手術前後の患者

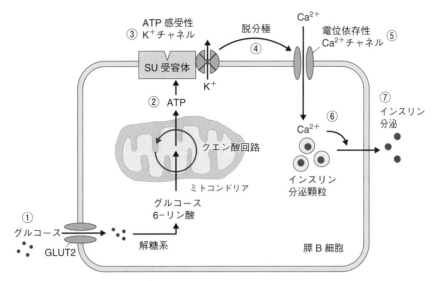

図 3・9　SU 薬によるインスリン分泌の機序　　血中グルコース濃度が上昇すると，GLUT2（グルコーストランスポーター）により膵 B 細胞にグルコースが取込まれ，取込まれたグルコースは，クエン酸回路によって ATP に代謝される（①，②）．細胞内 ATP 濃度が上昇すると，細胞膜にある ATP 感受性カリウム（K^+）チャネルが閉鎖し，細胞膜の脱分極が生じる（③，④）．その結果，電位依存性カルシウム（Ca^{2+}）チャネルが開き，細胞内 Ca^{2+} が流入することでインスリンの分泌がひき起こされる（⑤〜⑦）．SU 薬は SU 受容体と結合し，血糖値に関係なく ATP 感受性 K^+ チャネルを閉鎖し，インスリン分泌を促進させる．

が消失するので，食後高血糖の患者に適している．

3) **BG 薬**: インスリン抵抗性を改善させる．その結果，肝での糖新生抑制と，骨格筋などでの糖利用促進が生じ，血糖値が低下する．この作用には，AMP 活性化プロテインキナーゼ（AMPK）の活性化が関与する（⇨ コラム**27**）．

4) **インスリン抵抗性改善薬**: ペルオキシソーム増殖因子活性化受容体 γ（PPARγ）を刺激して，インスリン抵抗性をひき起こすサイトカイン（TNF-α）の分泌を抑制する（⇨ コラム**28**）．脂質代謝改善作用（HDL 値の上昇）も示す．

5) **α−グルコシダーゼ阻害薬**: 食物中の炭水化物は，最終的にα−グルコシダーゼによって単糖類に分解されて小腸から吸収される．α−グルコシダーゼ阻害薬はこの酵素を阻害することで，食後の高血糖を改善する．

6) **ナトリウム−グルコーストランスポーター（SGLT2）阻害薬**: 腎臓の糸球体から尿中に排泄されたグルコースは，SGLT2 によって尿細管で再吸収される．SGLT2 阻害薬は，グルコースの再吸収を抑制する

コラム28　ピオグリタゾン塩酸塩によるインスリン抵抗性の改善

　脂肪細胞には，小型脂肪細胞と大型（肥満）脂肪細胞があり，小型脂肪細胞からはアディポネクチンが，大型脂肪細胞からは TNF-α が分泌される．アディポネクチンは，骨格筋にあるインスリン受容体の感受性を高めて糖利用を促進させるが，TNF-α は，インスリン受容体の働きを低下させインスリンの働きを悪くする．

　ピオグリタゾン塩酸塩（アクトス®）は，PPARγ を活性化させて大型脂肪細胞のアポトーシスを誘導し，小型脂肪細胞では前駆細胞からの分化を誘導する．その結果，アディポネクチンと TNF-α の分泌バランスが改善し，インスリン抵抗性も改善する．

表 3・23　インクレチン関連薬

薬剤名 （括弧内は商品名）	作用機序	適　応	副作用	禁　忌
DPP-4 阻害薬 ・シタグリプチンリン酸塩水和物（ジャヌビア®）	DPP-4 阻害によるインクレチン分解抑制（血糖値依存的にインスリン分泌を促進）	2 型糖尿病	低血糖，ケトアシドーシス，頻尿，脱水，口渇	重症ケトーシス，糖尿病性昏睡または前昏睡，1型糖尿病の患者
GLP-1 受容体アゴニスト ・リラグルチド（ビクトーザ®）	膵 B 細胞の GLP-1 受容体刺激（血糖値依存的にインスリン分泌を促進）	2 型糖尿病	低血糖，膵炎，腸閉塞	糖尿病性ケトアシドーシス，糖尿病性昏睡，1型糖尿病の患者

コラム㉙　インクレチン

　インクレチンは，消化管ホルモンに分類される生理活性物質である．グルカゴン様ペプチド-1（GLP-1）とグルコース依存性インスリン分泌刺激ポリペプチド（GIP）があり，食事由来の刺激によって小腸から血中に分泌される．膵 B 細胞のインクレチン受容体を刺激することで，インスリンが血糖値の上昇に応じて B 細胞から分泌される過程を増強する．

　いずれも，血中に存在するジペプチジルペプチダーゼ-4（DPP-4）によって速やかに分解されるので，内因性インクレチンの作用持続は短い．

LDL: low density lipoprotein（低密度リポタンパク質）
HDL: high density lipoprotein（高密度リポタンパク質）

コラム㉚　PCSK9

　PCSK9（ヒトプロタンパク質転換酵素サブチリシン/ケキシン 9 型）は，おもに肝臓，腎臓，小腸で発現が認められる酵素である．細胞内外で LDL 受容体に結合し，LDL 受容体の分解を促進することで，血中 LDL-C 濃度を調節する．

ことで血糖値を低下させる．また脂質代謝改善作用も報告されており，肥満傾向の患者に適している．

c. インクレチン関連薬（表 3・23，⇨ コラム㉙）

　作用機序によって，**ジペプチジルペプチダーゼ-4（DPP-4）阻害薬**，**グルカゴン様ペプチド-1（GLP-1）受容体アゴニスト**に分類される．

　1）**DPP-4 阻害薬**: インクレチンの分解を抑制することで血糖値依存的にインスリン分泌を促進する．血糖値が低い場合は，インスリンが分泌されにくいので，低血糖を起こしにくい．

　2）**GLP-1 受容体アゴニスト**: 膵 B 細胞の GLP-1 受容体を刺激して，血糖値依存的にインスリン分泌を促進する．DPP-4 阻害薬と同様に，血糖値が低い場合はインスリンが分泌されにくいので，低血糖を起こしにくい．

3・5・4　脂質異常症の治療薬（表 3・24）

　脂質異常症は，血中の LDL コレステロール（LDL-C）やトリグリセリド（中性脂肪）濃度が異常に上昇する疾患である〔本シリーズ 3 巻，§5・2（p.211）参照〕．

　脂質異常症治療薬は，血中の LDL-C とトリグリセリ

コラム㉛　スタチン系薬の時間治療とコレステロール生合成の日内リズム

　時間治療とは，病態の日内リズムや薬の血中濃度を考慮して，薬の用量や投与方法を決定し，薬の有用性（安全性や効果）を高める治療法である．1 日 1 回服用するタイプのスタチン系薬も時間治療を考慮し，夕食後に服用することが推奨されている．これは，スタチン系薬の作用点である HMG-CoA レダクターゼが夜間に多く発現するため，コレステロールの合成能は，昼間は低く夜間は高い日内リズムを示すからである．

表 3・24　脂質異常症の治療薬

薬 剤 名 （括弧内は商品名）	作用機序	特　徴	副作用	禁　忌
スタチン系薬 ・プラバスタチンナトリウム（メバロチン®）	HMG-CoA レダクターゼ阻害によるコレステロール生合成阻害	1 日 1 回服用の場合は，夕食後に服用する（⇨ コラム **31**）．	横紋筋融解症，肝障害	妊婦，授乳婦
コレステロールトランスポーター阻害薬 ・エゼチミブ（ゼチーア®）	小腸のコレステロールトランスポーター阻害によるコレステロール吸収阻害		横紋筋融解症，肝障害	重篤な肝障害（スタチン系薬と併用する場合）の患者
コレステロール異化促進薬 ・プロブコール（シンレスタール®）	肝臓でコレステロールを胆汁酸に代謝	・抗酸化作用（⇨ コラム **32**）を示す． ・血清 HDL-C を低下させる．	腸閉塞	胆道完全閉塞の患者
PCSK9 阻害薬 ・エボロクマブ（レパーサ®）	PCSK9 阻害による LDL 受容体分解の抑制（⇨ コラム **30**）	HMG-CoA レダクターゼ阻害薬と併用	注射部位反応，糖尿病	
フィブラート系薬 ・フェノフィブラート（リピディル®）	PPARα 刺激による LPL[†] 活性化		横紋筋融解症，肝障害	妊婦，授乳婦，胆嚢疾患，肝障害・中等度以上の腎障害の患者
LPL 活性化薬				
・デキストラン硫酸エステルナトリウム（MDS コーワ®）	LPL 活性化（LPL によるトリグリセリド分解促進）		出血傾向，下痢，食欲不振	
・イコサペント酸エチル（エパデール®）	LPL 活性化 血小板凝集抑制作用		肝障害，下痢，胸やけ	出血患者

†　LPL: lipoprotein lipase（リポタンパク質リパーゼ）

ドを減少させ，HDL コレステロール（HDL-C）を増加させる薬物である．

3・5・5　痛風・高尿酸血症の治療薬

高尿酸血症とは，尿酸の生合成や食物からの尿酸摂取が過剰となるか，尿中への尿酸排泄が低下することによって，血清尿酸値が 7.0 mg/dL を超えた状態をいう．この状態が持続すると尿酸が関節腔内に沈着し，遊走してきたマクロファージや好中球によって関節滑膜に炎症が起こると，激痛を伴う**痛風発作**が生じる（⇨ コラム **33**）．

痛風・高尿酸血症の治療薬には，痛風発作を予防する薬物と血清尿酸値を低下させる薬物がある（表 3・25，図 3・10）．

コラム32　酸化 LDL-C は動脈硬化の原因

LDL-C は，血中濃度が高くなると血管内皮細胞下に蓄積して酸化 LDL-C に変わる．マクロファージは，酸化 LDL-C を除去するために貪食するが，やがて血管内皮細胞下で泡沫化してしまい，これが動脈硬化の原因となる．プロブコール（シンレスタール®）は抗酸化作用を示し，LDL-C の酸化を抑制して動脈硬化を防止する．

コラム33　痛風関節炎の好発部位

高尿酸血症が続くと関節腔内に尿酸塩の結晶が析出して，**痛風関節炎**になる．発症部位は第一中足趾節関節（足の親指の付け根の関節）が最も多く，かかとやくるぶしなど，膝から下が好発部位となる．

表3・25 痛風・高尿酸血症の治療薬

薬 剤 名 （括弧内は商品名）	作用機序	副作用	禁 忌
・コルヒチン （コルヒチン）	マクロファージの微小管形成を阻害し，炎症部位への好中球遊走を抑制（図3・10の①，⇨コラム❹）	血液障害，横紋筋融解症，ミオパチー，末梢神経炎	妊婦，CYP3A4 を阻害する薬物やシクロスポリンなどを服用中の肝・腎障害の患者
尿酸生合成阻害薬			
・アロプリノール （ザイロリック®）	キサンチンオキシダーゼ（XO）を競合的に阻害し，キサンチンから尿酸への合成を阻害（図3・10の②）	アレルギー，血液障害，横紋筋融解症，肝・腎障害	
・フェブキソスタット （フェブリク®）	XO を非競合的に阻害し，キサンチンから尿酸への合成を阻害（図3・10の②）	肝障害，血液障害，ネフローゼ症候群	
尿酸排泄促進薬			
・ベンズブロマロン （ユリノーム®）	腎尿酸再吸収抑制（図3・10の③）	肝障害，血液障害，味覚障害	妊婦，肝障害，高度腎障害の患者
・ブコローム （パラミヂン®）	腎尿酸排泄促進（図3・10の④）	肝障害，血液障害，味覚障害	消化性潰瘍，血液異常，肝・腎障害，アスピリン喘息の患者
遺伝子組換え尿酸オキシダーゼ ・ラスブリカーゼ （ラスリテック®）	腎において尿酸をアラントインと過酸化水素に分解し，尿中排泄を促進（図3・10の⑤）	ショック，肝障害，血液障害	赤血球酵素異常の患者

コラム❹ コルヒチンの作用機序

　痛風発作は，関節腔に遊走してきた好中球が炎症をひき起こし，その部分を析出した尿酸塩が刺激することで起こる（図3・10）．好中球の遊走は，尿酸塩を貪食したマクロファージから放出される IL-1 などの刺激で生じるが，この反応は，マクロファージ細胞内の微小管タンパク質（チューブリン）により活性化する分子複合体（NLRP3 インフラマソーム）が関与する．**コルヒチン**は，チューブリンと結合して，NLRP3 インフラマソームの活性化を抑制するので，好中球の遊走が抑制される．

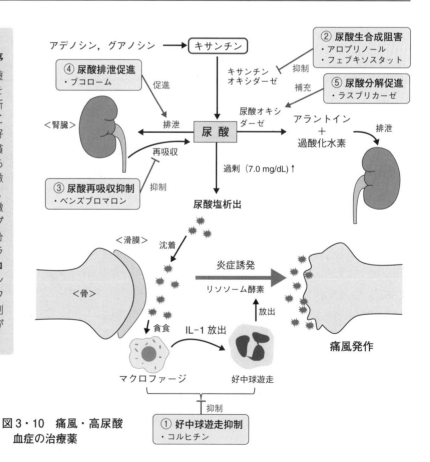

図3・10 痛風・高尿酸血症の治療薬

3・5・6 ビタミン剤

ビタミンは，動物の栄養，発育，生理機能に必須な物質であり，ホルモンと同様にきわめて微量で作用を発現する．

多くのビタミンは，生体の代謝反応に関与する補酵素の構成因子として重要な役割を演じており，不足すると特有の欠乏症をきたす（表3・26）．

ビタミン剤は，おもにビタミン欠乏症に用いる薬物であり，**脂溶性ビタミン**と**水溶性ビタミン**に大別される．

a. 脂溶性ビタミン（表3・27）　ビタミン A，E，K などがあり，体内に蓄積して過剰症を起こすことがあるが，服用を中止すると改善する．

ビタミン K_2 製剤は骨粗しょう症に有効である．

b. 水溶性ビタミン（表3・28）　ビタミン B，C などがあり，尿中から速やかに排泄されるため，過剰症は起こりにくい．

表3・26　おもなビタミンと欠乏症

ビタミン	欠 乏 症
(a) 脂溶性ビタミン	
ビタミン A	夜盲症，角膜乾燥症，粘膜の角質化，胞状過角化症
ビタミン E	運動失調，筋力低下，視覚障害など
ビタミン K	出血傾向，新生児メレナ
(b) 水溶性ビタミン	
ビタミン B_1	脚気，多発性神経炎，ウェルニッケ脳症，アシドーシス
ビタミン B_2	口角・口唇・舌炎，皮膚炎，眼症状（羞明，異物感など）
ビタミン B_6	多発性神経炎，口角炎，舌炎，皮膚炎（イソニアジド投与患者など）
ビタミン B_{12}	巨赤芽球性貧血，神経障害
パントテン酸	きわめてまれ，足の異常感覚など
ビタミン C	壊血病，創傷治癒障害，ヒステリー，うつ病，歯肉炎
葉 酸	巨赤芽球貧血，舌炎，消化器障害
ナイアシン（ニコチン酸＋ニコチンアミド）	ペラグラ（皮膚炎，振戦，認知症）

◆ 服薬にあたっての留意点 ◆

① 糖尿病治療薬のインスリン製剤，SU 薬，速効型インスリン分泌促進薬は，低血糖症状を起こす可能性がある．低血糖症状が出現した場合は，速やかにブドウ糖を服用するよう指導する．

② 脂質異常症でスタチン系薬とフィブラート系薬を服用している患者には，横紋筋融解症について説明し，脱力・筋肉痛・全身倦怠感・茶褐色尿に気づいたら，直ちに連絡するように指導する．

③ 痛風・高尿酸血症患者は，血清尿酸値を 6.0 mg/dL 以下にコントロールすることが重要であり，自覚症状がなくても規則正しく服用するよう指導する．

表 3・27　脂溶性ビタミン剤

薬 剤 名 （括弧内は商品名）	作用機序	副作用	禁　忌
ビタミン A 製剤 ・レチノールパルミチン酸エステル（チョコラ®A）	核内ビタミン A 受容体刺激（ロドプシンの原料である 11-*cis*-レチナールに代謝されて作用する.）	ショック，神経過敏，肝腫大	妊娠 3 カ月以内または妊娠を希望する女性へのビタミン A 5000 IU/日以上の投与
ビタミン E 製剤 ・トコフェロール酢酸エステル（ユベラ®）	抗酸化作用（不飽和脂肪酸の酸化を防止）	過敏症，便秘，胃不快感	
ビタミン K₁ 製剤 ・フィトナジオン（カチーフ®N）	補酵素として作用（肝での血液凝固因子の合成を促進）	ショック，眠気，悪心	
ビタミン K₂ 製剤 ・メナテトレノン（ケイツー®）	補酵素として作用 ・肝での血液凝固因子の合成を促進 ・骨基質タンパク質のオステオカルシンの合成を促進	胃不快感，悪心・嘔吐，下痢	

表 3・28　水溶性ビタミン剤

薬 剤 名 （括弧内は商品名）	作用機序	副作用	禁　忌
ビタミン B₁ 製剤 ・プロスルチアミン（アリナミン®）	補酵素として作用〔ピルビン酸の酸化的脱炭酸反応（糖代謝）に関与〕	悪心	
ビタミン B₂ 製剤 ・リボフラビン酪酸エステル（ハイボン®）	補酵素として作用（酸化還元反応に関与）	悪心，下痢，食欲不振	
ビタミン B₆ 製剤 ・ピリドキシン塩酸塩（アデロキシン®）	補酵素として作用〔ピリドキシンは体内でピリドキサールリン酸に代謝され，アミノ基転移反応，アミノ酸の脱炭酸反応（アミノ酸代謝）に関与〕	横紋筋融解症	
ビタミン B₁₂ 製剤 ・メコバラミン（メチコバール®）	補酵素として作用〔メチル基転移反応，分子内転移反応（メチオニン合成）に関与〕	過敏症	
パントテン酸製剤 ・パンテノール（パントール®）	補酵素として作用〔補酵素 A（CoA）の構成成分で，アシル基転移反応に関与〕	腹痛，下痢	血友病の患者
ビタミン C 製剤 ・アスコルビン酸（ハイシー®）	・補酵素として作用（コラーゲン合成におけるプロリンやリシンのヒドロキシ化反応に関与） ・抗酸化作用（フリーラジカルを消去）	悪心・嘔吐，下痢	
葉酸製剤 ・葉酸（フォリアミン®）	補酵素として作用（核酸塩基合成やアミノ酸代謝に関与）	食欲不振，悪心，浮腫	
ナイアシン製剤 ・ニコチン酸（ナイクリン®）	補酵素として作用 ・酸化還元反応に関与する. ・シトクロム P450（CYP）による薬物代謝，脂肪酸の合成，不飽和化反応，コレステロール合成に関与する.	発疹，肝障害，口渇，高尿酸血症	重症低血圧，動脈出血の患者

3・6 抗悪性腫瘍薬（抗がん剤）

3・6・1 悪 性 腫 瘍

悪性腫瘍とは，遺伝子変異などが原因で生体を構成する細胞が細胞分裂を制御する仕組みに異常をきたし，増殖し続ける病態で，“がん”とよばれる．がん化する細胞の種類によって，上皮性腫瘍（癌腫）と非上皮性腫瘍（肉腫）に大別される〔本シリーズ3巻，§1・2（p.3）参照〕．

治療法として，手術，**抗悪性腫瘍薬**による化学療法，放射線療法などがある．

3・6・2 抗悪性腫瘍薬の種類

がんが局所に限局している場合は，手術や放射線療法が有効であるが，手術が困難な場合や転移が認められるまたは疑いがある場合は，化学療法が用いられる．

抗悪性腫瘍薬は，**殺細胞性抗悪性腫瘍薬**と**ホルモン療法薬**，**分子標的治療薬**に分類される．

3・6・3 殺細胞性抗悪性腫瘍薬

一般に**抗がん剤**とよばれる薬物で，DNA合成や細胞分裂を抑制することで腫瘍細胞を死滅させる作用をもつ．増殖速度が速い腫瘍ほど効果的に作用するが，髪の毛や骨髄細胞，消化管粘膜など細胞分裂が盛んな組織にも強く作用し，脱毛や骨髄抑制（血球減少による貧血や免疫力低下），粘膜障害などの副作用が高頻度に認められる．

腫瘍細胞に対する作用機序により次の6種類に分類される．

① アルキル化薬
② 白金製剤
③ 代謝拮抗薬
④ トポイソメラーゼ阻害薬
⑤ 抗腫瘍性抗生物質
⑥ 微小管阻害薬

a. アルキル化薬　おもにDNAのグアニン塩基（G）をアルキル化し，塩基同士を架橋することでDNA合成を阻害する．アルキル化薬を表3・29に示す．

表3・29 アルキル化薬

薬剤名 (括弧内は商品名)	作用機序	適応, 特徴	副作用	禁忌
マスタード類 ・シクロホスファミド水和物 (エンドキサン®)	DNA・RNA 合成阻害	・多発性骨髄腫, 悪性リンパ腫, 白血病 ・代謝物により出血性膀胱炎が生じるため, メスナ(ウロミテキサン®)と併用される(⇨コラム㉟).	出血性膀胱炎, 排尿障害, 肺障害	重症感染症の患者
ニトロソウレア類 ・ニムスチン塩酸塩 (ニドラン®)	DNA・RNA 合成阻害	・脳腫瘍, 消化器がん, 肺がん, 悪性リンパ腫 ・血液脳関門を通過する.	肺障害	骨髄機能抑制患者

**コラム㉟ シクロホスファミド水和物
による出血性膀胱炎**

シクロホスファミド水和物は生体内で代謝されて活性型となり抗腫瘍作用を発揮するプロドラッグである. 生体内での代謝過程で細胞傷害作用をもつアクロレインが生成され, 出血性膀胱炎をひき起こすことがある. メスナ(ウロミテキサン®)はアクロレインと結合して無毒化し, 出血性膀胱炎を予防する.

b. 白金製剤　白金がDNAのグアニン塩基(G)とアデニン塩基(A)に結合し, 架橋を形成することでDNA複製とRNA合成を阻害する(表3・30). アルキル化薬と類似の作用を示す.

c. 代謝拮抗薬　核酸(DNAやRNA)の合成に必要な代謝物と類似の構造をもち, 核酸合成に関わる酵素を阻害したり, 核酸に取込まれたりして, 核酸合成を阻害する(表3・31, 図3・11).

表3・30 白金製剤

薬剤名 (括弧内は商品名)	作用機序	適応	副作用	禁忌
シスプラチン (ランダ®)	DNA・RNA 合成阻害	泌尿生殖器がん, 消化器がん, 非小細胞肺がん	腎障害, 聴力障害, 肺障害, 肝障害, 高血糖	重篤な腎障害, 白金含有製剤過敏症の患者, 妊婦

表3・31 代謝拮抗薬

薬剤名 (括弧内は商品名)	作用機序	適応	副作用	禁忌
(a) プリン代謝拮抗薬				
・メルカプトプリン水和物 (ロイケリン®)	DNA・RNA 合成阻害(チオイノシン酸となり, アデニル酸やグアニル酸の合成を阻害, 図3・11の①)	急性白血病, 慢性骨髄性白血病	肝障害, 腎障害	
(b) ピリミジン代謝拮抗薬				
・フルオロウラシル (5-FU)	・DNA合成阻害(5-FdUMPとなりチミジル酸シンターゼを阻害) ・RNA合成阻害(RNAに取込まれてRNA合成を阻害, 図3・11の②)	消化器がん, 乳がん, 子宮頸がん	脱水症状, 腸炎, 急性膵炎, 肝障害, 手足症候群	TS-1 投与中の患者, 重篤な血液障害が発現した場合

(つづく)

表3・31（つづき）

薬 剤 名 （括弧内は商品名）	作用機序	適 応	副作用	禁 忌
・テガフール （フトラフール®: フルオ ロウラシルのプロド ラッグ）	DNA・RNA 合成阻害 （図3・11の②）	胃がん，結腸・直腸 がん，乳がん	脱水症状，腸炎， 急性膵炎，肝障害， 心障害	妊婦
・ドキシフルリジン （フルツロン®: フルオロ ウラシルのプロドラッグ）	DNA・RNA 合成阻害 （図3・11の②）	胃がん，結腸・直腸 がん，乳がん，子宮 頸がん，膀胱がん	脱水症状，腸炎， 肝障害，急性膵炎， 心障害	重篤な血液障害 が発現した場合
・カペシタビン （ゼローダ®: ドキシフル リジンのプロドラッグ）	DNA・RNA 合成阻害 （図3・11の②）	手術不能または再発 乳がんや結腸・直腸 がんで放射線照射と 併用	脱水症状，手足症 候群，心障害，肝 障害，肺障害	フルオロウラシ ル過敏症，重篤 な腎障害の患 者，妊婦
・シタラビン （キロサイド®）	DNA 合成阻害（リン酸化 された後，dCTP と競合 して DNA ポリメラーゼ を阻害，図3・11の②）	急性白血病，消化器 がん，肺がん，乳が ん，女性性器がん， 膀胱腫瘍	肺障害，中枢神経 障害	
・エノシタビン （サンラビン®: シタラビ ンのプロドラッグ）	DNA 合成阻害 （図3・11の②）	急性白血病	ショック，肝機能 障害，腹部膨満	

（c）葉酸代謝拮抗薬

・メトトレキサート （メソトレキサート®）	DNA・RNA 合成阻害（ジ ヒドロ葉酸レダクターゼ 阻害によりテトラヒドロ 葉酸合成を阻害，図3・ 11の③）	急性白血病，慢性リ ンパ性白血病，慢性 骨髄性白血病	ショック，肝障害， 腎障害，肺障害	肝・腎障害，胸 水，腹水のある 患者

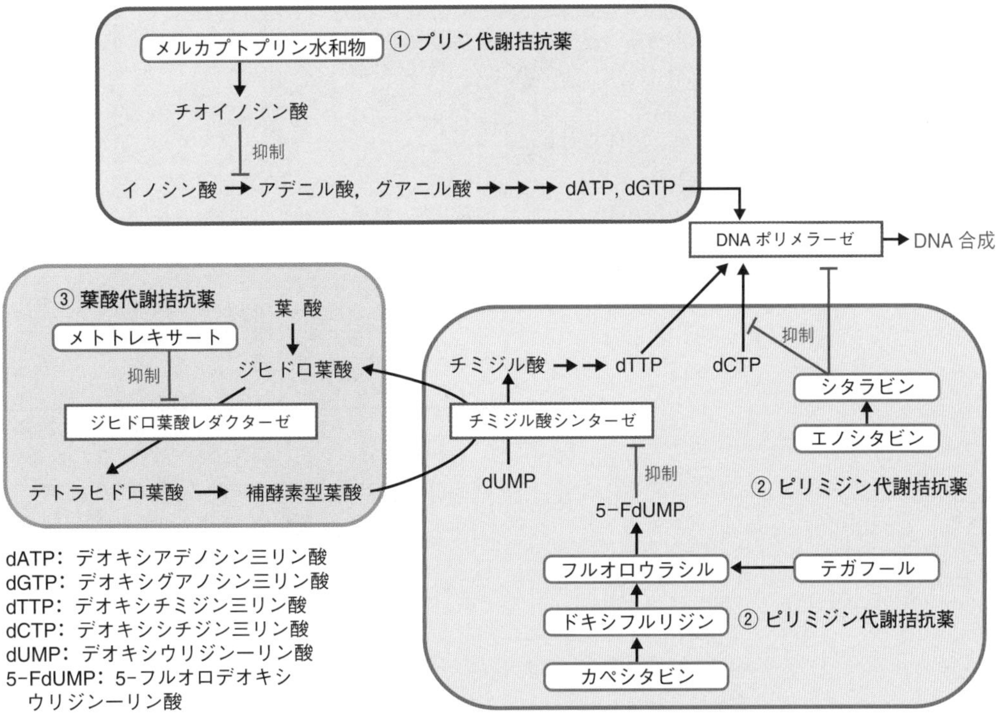

dATP: デオキシアデノシン三リン酸
dGTP: デオキシグアノシン三リン酸
dTTP: デオキシチミジン三リン酸
dCTP: デオキシシチジン三リン酸
dUMP: デオキシウリジン一リン酸
5-FdUMP: 5-フルオロデオキシ
　　　ウリジン一リン酸

図3・11　代謝拮抗薬による DNA 合成阻害の機序

コラム㊱　トポイソメラーゼ

　DNAは二重らせん構造をしているため，DNAの合成・複製の過程で輪ゴムをねじ切ったような巻過ぎ状態が起こる．この状態だとDNAの合成・複製ができなくなる．**トポイソメラーゼ**は，DNA鎖を切断してねじれを解消し，再度結合させる酵素である．1本鎖を切断してねじれを解消する酵素をトポイソメラーゼⅠ，2本鎖を切断してねじれを解消する酵素をトポイソメラーゼⅡという．

　d. トポイソメラーゼ阻害薬　　DNA複製の過程で働く酵素トポイソメラーゼを阻害することにより，DNA合成を抑制する（表3・32，⇨コラム㊱）．

　e. 抗腫瘍抗生物質　　微生物によって産生される化合物（抗生物質）で，DNAやRNAの合成阻害作用やDNA鎖切断作用を示す（表3・33）．

　f. 微小管阻害薬　　植物から抽出した抗腫瘍性物質で，細胞分裂の際に形成される紡錘体の形成を抑制して，体細胞分裂を抑制する（表3・34）．

表3・32　トポイソメラーゼ阻害薬

薬剤名 （括弧内は商品名）	作用機序	適応	副作用	禁忌
イリノテカン塩酸塩水和物（カンプト®）	DNA合成阻害 （活性型のSN-38に代謝後，トポイソメラーゼⅠを阻害）	肺がん，消化器がん（手術不能または再発），乳がん（手術不能または再発），悪性リンパ腫（非ホジキンリンパ腫）	高度な下痢，腸障害，肺障害，肝障害，腎障害	下痢，間質性肺炎，肺線維症の患者
エトポシド（ラステット®）	DNA合成阻害 （トポイソメラーゼⅡを阻害）	肺小細胞がん，悪性リンパ腫，子宮頸がん，卵巣がん	肺障害，ショック，肝障害	重篤な骨髄抑制の患者，妊婦

表3・33　抗腫瘍抗生物質

薬剤名 （括弧内は商品名）	作用機序	適応	副作用	禁忌
アントラサイクリン系 ・ドキソルビシン塩酸塩（アドリアシン®）	・DNA・RNA合成阻害（トポイソメラーゼⅡおよびDNAポリメラーゼ・RNAポリメラーゼを阻害） ・DNA鎖切断（活性酸素を生成し，DNA鎖を切断）	悪性リンパ腫，肺がん，消化器がん，乳がん	心障害，肝障害	心機能異常の患者
ブレオマイシン（ブレオ®）	DNA鎖切断（活性酸素を生成し，DNA鎖を切断）	皮膚がん，食道がん，悪性リンパ腫，子宮頸がん	肺障害	重篤な肺・腎・機能障害の患者
マイトマイシンC（マイトマイシン）	DNA・RNA合成阻害（体内で還元後，DNA鎖に架橋を形成）	慢性リンパ性白血病，慢性骨髄性白血病，胃がん，結腸・直腸がん，子宮頸がん	肺障害，腎障害，肝・胆道障害	

表3・34　微小管阻害薬

薬剤名 （括弧内は商品名）	作用機序	適応	副作用	禁忌
ビンカアルカロイド系 ・ビンクリスチン硫酸塩（オンコビン®）	細胞分裂阻害（紡錘糸形成を抑制し，がん細胞の細胞分裂を抑制）	白血病，悪性リンパ腫，小児腫瘍，多発性骨髄腫，褐色細胞腫	末梢神経障害，便秘	髄腔内に投与しない，脱髄性，シャルコー・マリー・トゥース病の患者
タキサン系 ・パクリタキセル（タキソール®）	細胞分裂阻害（紡錘糸分解を抑制し，がん細胞の細胞分裂を抑制）	非小細胞肺がん，子宮体がん，胃がん，乳がん，卵巣がん	末梢神経障害，肺障害，心障害，聴力障害	重篤な骨髄抑制のある患者，感染症を合併している患者，妊婦

3・6・4 ホルモン療法薬

　性ホルモン依存性の悪性腫瘍に対し，性ホルモンの分泌を抑制したり受容体を遮断したりすることにより，抗腫瘍作用を示す．

　ホルモン療法薬を表3・35に示す．

表3・35　ホルモン療法薬

薬剤名（括弧内は商品名）	作用機序	適応，特徴	副作用	禁忌
(a) エストロゲン合成阻害薬				
非ステロイド薬・アナストロゾール（アリミデックス®）	可逆的にアロマターゼを阻害し，エストロゲン合成を阻害	閉経後乳がん	アレルギー，血栓塞栓症，肝障害	妊婦，授乳婦
ステロイド薬・エキセメスタン（アロマシン®）	非可逆的にアロマターゼを阻害	閉経後乳がん	アレルギー，血栓塞栓症，心障害，肝障害	妊婦，授乳婦
(b) 抗エストロゲン薬				
・タモキシフェンクエン酸塩（ノルバデックス®）	エストロゲン受容体遮断	・乳がん・子宮体がんなどのリスクが高まるため，投与中・終了後に検査を行う．	無顆粒球症，視力異常，子宮内膜症	妊婦
・フルベストラント（フェソロデックス®）	・エストロゲン受容体遮断・エストロゲン受容体分解作用も示す．	乳がん	肝障害，血栓塞栓症	妊婦，授乳婦
(c) アンドロゲン合成阻害薬				
・アビラテロン酢酸エステル（ザイティガ®）	CYP17[†1]を阻害し，アンドロゲン合成を阻害する．	前立腺がん	心障害，肝障害，低カリウム血症	重篤な肝障害の患者
(d) 抗アンドロゲン薬				
非ステロイド薬・ビカルタミド（カソデックス®）	アンドロゲン受容体遮断	前立腺がん	肝障害，肺障害，心障害	小児，女性
ステロイド薬・クロルマジノン酢酸エステル（プロスタール®）	アンドロゲン受容体遮断	前立腺がん，前立腺肥大症	肝障害，高血糖	重篤な肝障害の患者
(e) 卵胞ホルモン製剤				
・エチニルエストラジオール（プロセキソール®）	エストロゲン受容体刺激により視床下部−下垂体前葉系に負のフィードバックをかける．	前立腺がん，閉経後末期乳がん	血栓症	エストロゲン依存性悪性腫瘍，子宮内膜増殖症，肺塞栓症の患者

†1　CYP17: 17α-ヒドロキシラーゼとC17,20-リアーゼ活性

（つづく）

表3・35 (つづき)

薬 剤 名 （括弧内は商品名）	作用機序	適応，特徴	副作用	禁 忌
(f) ゴナドレリン誘導体				
・リュープロレリン 酢酸塩 （リュープリン®）	GnRH[†2]受容体の刺激により，脱感作を起こさせる．	閉経前乳がん，前立腺がん	うつ症状，心障害，肝障害	GnRH誘導体過敏症，診断未確定の異常性器出血の患者，妊婦・授乳婦
(g) ゴナドレリン受容体アンタゴニスト				
・テガレリクス酢酸塩（ゴナックス®）	GnRH受容体遮断	前立腺がん	間質性肺疾病，肝障害，糖尿病憎悪	

†2 GnRH: 性腺刺激ホルモン放出ホルモン

3・6・5 分子標的治療薬

腫瘍細胞に特異的に発現しているがん化や細胞増殖に関わるタンパク質（HER2，EGFR，VEGFRなど）に対し，選択的に結合する薬物である．**モノクローナル抗体製剤**と**低分子化合物製剤**がある．

分子標的治療薬を表3・36，表3・37に示す．

表3・36 モノクローナル抗体製剤

薬 剤 名 （括弧内は商品名）	作用機序	適 応	副作用	禁 忌
抗HER2抗体 ・トラスツズマブ （ハーセプチン®）	・HER2[†1]と結合し，受容体機能を停止 ・がん細胞の増殖を抑制	HER2を過剰発現した乳がん，治癒切除不能な進行・再発の胃がん	心障害，肺障害，肝障害，腎障害	
抗EGFR抗体 ・セツキシマブ （アービタックス®）	・EGFR[†1]と結合し，受容体機能を停止 ・がん細胞の増殖を抑制	EGFR陽性の治癒切除不能な進行・再発の結腸・直腸がん，頭頸部がん	重度のインフュージョン・リアクション（⇨コラム37），皮膚症状，肺障害，下痢	
抗VEGFR抗体 ・ラムシルマブ （サイラムザ®）	・VEGFR-2[†1]と結合し，受容体機能を停止 ・腫瘍組織での血管新生を抑制し，がん細胞の増殖を抑制	治癒切除不能な進行・再発の結腸・直腸がん，扁平上皮がんを除く治癒切除不能な進行・再発の非小細胞肺がん，手術不能または再発乳がん	血栓症，インフュージョン・リアクション，消化管穿孔，出血	妊婦
抗VEGF抗体 ・ベバシズマブ （アバスチン®）	・VEGF[†1]と結合し，VEGFと受容体との結合を阻害 ・腫瘍組織での血管新生を抑制し，がん細胞の増殖を抑制	治癒切除不能な進行・再発の結腸・直腸がん，扁平上皮がんを除く切除不能な進行・再発の非小細胞肺がん，手術不能または再発乳がん	アレルギー，消化管穿孔	喀血既往歴のある患者

†1 HER2: ヒト上皮増殖因子受容体2型，EGFR: ヒト上皮細胞増殖因子受容体，
VEGFR-2: ヒト血管内皮増殖因子受容体2，VEGF: 血管内皮増殖因子

（つづく）

表3・36 (つづき)

薬剤名 (括弧内は商品名)	作用機序	適応	副作用	禁忌
抗CD20抗体 ・リツキシマブ (リツキサン®)	ヒトB細胞表面の抗原CD20と結合し，B細胞の増殖を抑制	CD20陽性のB細胞性非ホジキンリンパ腫	アレルギー，肺障害，心障害，肝障害	マウスタンパク質由来製品に対する過敏症・アナフィラキシー反応既往歴の患者
抗CD33抗体 ・ゲムツズマブオゾガマイシン (マイロターグ®)	CD33を発現した白血病細胞に取込まれて殺細胞作用を示す．	再発または難治性のCD33陽性急性骨髄性白血病	インフュージョン・リアクション，アレルギー，血液障害	
抗PD-1抗体 ・ニボルマブ (オプジーボ®)	・細胞傷害性T細胞のPD-1と結合 ・免疫チェックポイント阻害薬 (⇨ コラム38) であり，T細胞の腫瘍細胞に対する細胞傷害活性を増強	悪性黒色腫，切除不能な進行・再発の非小細胞肺がん，根治切除不能または転移性の腎細胞がん	肺障害，重症筋無力症，大腸炎，肝障害	
抗PD-L1抗体 ・アベルマブ (バベンチオ®)	・腫瘍細胞のPD-L1と結合 ・免疫チェックポイント阻害薬であり，T細胞の腫瘍細胞に対する細胞傷害活性を増強	根治切除不能なメルケル細胞がん	肺障害，甲状腺機能障害，1型糖尿病	
抗CTLA-4抗体 ・イピリマブ (ヤーボイ®)	・CTLA-4[†2]と結合 ・免疫チェックポイント阻害薬であり，T細胞の腫瘍細胞に対する細胞傷害活性を増強	根治切除不能な悪性黒色腫，根治切除不能または転移性の胃細胞がん	大腸炎，消化管穿孔，肝障害	

†2 CTLA-4: ヒト細胞傷害性Tリンパ球抗原-4

コラム37 分子標的薬投与で生じるインフュージョン・リアクション

インフュージョン・リアクション (輸注反応) とは，分子標的薬を用いたがん化学療法に伴う過敏性反応のことで，通常の抗がん剤による即時性アレルギー反応とは異なるメカニズムによって生じる．一般的には，分子標的薬と腫瘍細胞または血液中の各種細胞間との相互作用によってサイトカインが放出され，放出されたサイトカインが全身循環に拡散されて，特徴的な症状が出現する．

おもな症状は発熱，寒け，頭痛，発疹，嘔吐，呼吸困難，血圧低下，アナフィラキシーショックなどである．

投与開始直後 (多くは投与開始後24時間以内) や投与速度上昇後に起こりやすいので，注意深くバイタルサインおよび自他覚症状をモニターすることが必要になる．

また，薬剤投与の前処置として，抗ヒスタミン薬やステロイドを投与することで，輸注反応の発生頻度を減少させることができる．

コラム🄼 免疫チェックポイント分子と阻害薬

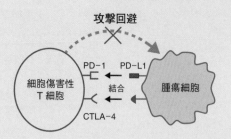
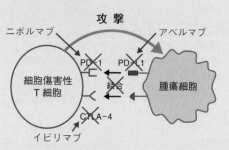

　免疫チェックポイント分子は，細胞傷害性T細胞の表面に発現しているタンパク質で，PD-1やCTLA-4などがある．本来，過剰な免疫反応や自己に対する免疫反応を抑制する分子群であるが，腫瘍細胞は，これらの分子と結合するタンパク質（PD-L1など）を発現し，細胞傷害性T細胞からの攻撃を回避している（図）．免疫チェックポイント阻害薬は，免疫チェックポイント分子を抑制し，細胞傷害性T細胞が抗腫瘍効果を発揮できるようにする薬物である．

表3・37　低分子化合物製剤

薬剤名（括弧内は商品名）	作用機序	適応，特徴	副作用	禁忌
(a) チロシンキナーゼ阻害薬				
・イマチニブメシル酸塩（グリベック®）	Bcr-Abl チロシンキナーゼ阻害（Bcr-Abl チロシンキナーゼをもつ腫瘍細胞の増殖を抑制）	慢性骨髄性白血病，KIT（CD117）陽性消化管間質腫瘍，フィラデルフィア染色体陽性急性リンパ性白血病	血液障害，肝障害，消化管穿孔，肺障害，腎障害	妊婦
・ラパチニブトシル酸塩水和物（タイケルブ®）	HER2 チロシンキナーゼ阻害，EGFR チロシンキナーゼ阻害	HER2 を過剰発現した手術不能または再発乳がん	心障害，肺障害，肝障害，下痢	妊婦
・ゲフィチニブ（イレッサ®）	EGFR チロシンキナーゼ阻害	・EGFR 遺伝子陽性の手術不能または再発非小細胞肺がん ・副作用に致死性の高い肺障害の発生頻度が高く，患者の同意を得たうえで投与する．	肺障害，下痢，皮膚障害	
・アキシチニブ（インライタ®）	VEGFR チロシンキナーゼ阻害（腫瘍組織での血管新生を阻害）	根治切除不能または転移性の腎細胞がん	高血圧，血栓症，出血，消化管穿孔	妊婦
(b) その他のキナーゼ阻害薬				
・ロルラチニブ（ローブレナ®）	ALK[†1] 阻害（ALK をもつ腫瘍細胞の増殖を抑制）	ALK チロシンキナーゼ阻害薬抵抗性または不耐容のALK 融合遺伝子陽性の切除不能な進行・再発の非小細胞肺がん	肺障害，肝障害	

†1　ALK: 未分化リンパ腫キナーゼ

（つづく）

表 3・37（つづき）

薬　剤　名 （括弧内は商品名）	作用機序	適応，特徴	副作用	禁　忌
・ルキソリチニブリン酸塩（ジャカビ®）	JAK[†2] 阻　害（JAK1 とJAK2 を阻害し JAK をもつ腫瘍細胞の増殖を抑制）	骨髄線維症，真性多血症	肺障害，肝障害，心障害，出血	妊婦
プロテアソーム阻害薬 ・ボルテゾミブ（ベルケイド®）	プロテアソーム阻害（⇨コラム **39**）	多発性骨髄腫，マントル細胞リンパ腫，原発性マクログロブリン血漿およびリンパ形質細胞リンパ腫	肺障害，心障害，末梢神経障害，肝障害，イレウス	本剤，マンニトール，ホウ素過敏症の患者

†2　JAK: ヤヌスキナーゼ

コラム39　ボルテゾミブの作用機序

　アポトーシス〔プログラムされた細胞死，本シリーズ 1 巻，20 章（p.112）参照〕を抑制して細胞のがん化をひき起こす因子に，NF-κB がある．正常な細胞では，NF-κB を抑制するタンパク質（IκB）が存在して，がん化を抑制している．しかし，タンパク質分解酵素であるプロテアソームが IκB を分解し，がん化をひき起こすことがある．

　ボルテゾミブ（ベルケイド®）は，プロテアソームを阻害して，IκB の分解を抑制し，腫瘍細胞にアポトーシスを誘導させる．

◆ 服薬にあたっての留意点 ◆

　① 分子標的薬の一部は，食事により消化管からの吸収率が変化する．薬の治療効果や副作用の発現を考慮して，服用のタイミングを指定する．

　② 副作用の脱毛は，抗悪性腫瘍薬の治療が終了すると多くは回復することを説明する．

　③ 症状の変化を早期に発見し，長期継続できるように患者を観察する．

3・7　臨床検査薬

3・7・1　臨床検査とは

臨床検査とは，疾病の診断や治療方針の選択，治療効果の判定を行ううえで必要な情報を得るために行われる検査のことである．血液・尿・便など生体からの試料を分析する検査と心電図，脳波などの生理機能の検査，超音波診断（エコー検査），放射線診断など臓器・組織の形態や機能を測定・評価する画像検査に大別される．

3・7・2　臨床検査薬の種類

臨床検査に用いられる薬物を**臨床検査薬**といい，用法により次の4種類に分類できる．

① 造影剤
② 放射性医薬品
③ 診断薬
④ 機能検査薬

a. 造影剤　X線診断やMRI（磁気共鳴コンピューター断層撮影），超音波診断（エコー検査）などの画像診断に用いられる薬物である．画像のコントラストを増強し病変や標的臓器・組織を明確に映像化する．**X線造影剤**，**MRI造影剤**，**超音波造影剤**の3つに分類される．

① **X線造影剤**（表3・38a）：X線造影剤は，X線の吸収率を利用して画像にコントラストをつける薬物である．X線吸収率の高いヨードがおもに用いられる．消化管造影剤（上部消化管，下部消化管X線検査）としてバリウムが用いられる．また，上部消化管（食道，胃，十二指腸）のX線造影検査では，バリウム液と胃を膨らませるための発泡剤の炭酸水素ナトリウム・酒石酸（バロス®）を経口投与する二重造影法が頻用される．これは，空気とバリウムのX線吸収率の差を利用して，よりコントラストの強い画像を得るための方法で，消化管粘膜の状態を詳細に検査でき，早期の病変の発見に役立っている．

② **MRI造影剤**（表3・38b）：MRI造影剤は，ガドリニウムなどの常磁性を示す金属を含む薬物である．血管内に投与すると，これらの金属が組織中の水素イオンに作用して，画像のコントラストを増強する．

コラム⑳　検査薬とアレルギー反応

検査薬のうち，放射性医薬品は，投与量が微量なため，副作用の発生頻度は非常に少ない．一方，造影剤も安全な薬物であるが，放射性医薬品と比べると副作用の発生頻度は高くなる．おもに造影剤に対する過敏症が問題であり，生命維持上危険な状態となるアナフィラキシーショックを生じることもある．そのため，患者状態変化の早期発見と早期対応が重要であり，救命処置の準備を常にしておく必要がある．また，検査終了後にも遅発性副作用の発現の可能性があるので，患者へ十分な説明とともに，症状が発現した場合には速やかに連絡するように注意を与えることも必要である．

表 3・38　造 影 剤

薬剤名 （括弧内は商品名）	作用機序	適 応	副作用	禁 忌
(a) X 線造影剤				
ヨード造影剤（イオン性）				
・アミドトリゾ酸ナトリウムメグルミン（ガストログラフィン®）	X 線に対する高い吸収率を利用してコントラストを増強	消化管系などの X 線撮影・透視や造影 CT（コンピューター断層撮影）検査	アレルギー（⇨コラム❹）	ヨード・ヨード造影剤過敏症の患者
・イオヘキソール（オムニパーク®）	X 線に対する高い吸収率を利用してコントラストを増強	脳槽・脊髄系の造影 CT 検査	アレルギー，けいれん発作，腎障害，髄膜炎	ヨード・ヨード造影剤過敏症，重篤な甲状腺疾患の患者
ヨード造影剤（非イオン性） ・イオメプロール（イオメロン®）	X 線に対する高い吸収率を利用してコントラストを増強	尿路・血管系などの X 線撮影・透視や造影 CT 検査	アレルギー，肺障害，腎障害	ヨード・ヨード造影剤過敏症，重篤な甲状腺疾患の患者
バリウム製剤 ・硫酸バリウム（バリトゲン®）	X 線に対する高い吸収率を利用してコントラストを増強	消化管系などの X 線撮影・透視検査	アレルギー，消化管穿孔，便秘	消化管穿孔・閉塞，消化管急性出血，硫酸バリウム製剤過敏症の患者
(b) MRI 造影剤				
ガドリニウム系 ・ガドジアミド水和物（オムニスキャン®：非イオン性） ・ガドペンテト酸ジメグルミン（マグネビスト®：イオン性）	ガドリニウムの常磁性により画像コントラストを増強	脳・脊髄系などの MRI 検査	アレルギー，けいれん発作，腎障害	［共通］ ガドリニウム造影剤過敏症 ［ガドジアミド水和物］ 重篤な腎障害の患者
(c) エコー造影剤				
・ペルフルブタン（ソナゾイド®）	超音波を反射する微小気泡を発生	肝・乳房腫瘤性病変のエコー検査	アレルギー	
・ガラクトース・パルミチン酸（レボビスト®）	超音波を反射する微小気泡を発生	心エコー検査，子宮卵管エコー検査		ラクトース血症，急性心筋梗塞の患者，妊婦

③ **エコー造影剤**（表 3・38 c）: エコー造影剤は，微小気泡を含む薬物であり，血中に投与されたあと全身を循環する．超音波を照射すると，微小気泡によって超音波が反射散乱するため，血管や微小気泡を取込んだ組織が造影される．

b. **放射性医薬品**（表 3・39）　ガンマ線を放出する RI（ラジオアイソトープ；放射性同位元素）で標識された薬物（⇨ コラム❹）である．人体に放射性医薬品を投与（静脈内注射や経口投与）して行う．ガンマカメラ（シンチレーションカメラ）や PET 装置で放射性医薬品の分布を測定・評価する．人体に放射性医薬品を

コラム❹　放射性医薬品の特徴

放射性医薬品とは，ガンマ線を放出する RI で標識された薬物である．半減期（放射性物質の量が半分になる時間）が短く（長くても数日），測定に適したエネルギーのガンマ線を放出する RI が用いられる．

特定の臓器に集積する化合物に RI（テクネチウム-99m やフッ素-18 など）を標識し，病気の部位に特異的に集まる（または集まらない）状態を，放出される放射線を検出することで画像化できる．したがって，臓器・組織の形態的変化を画像化するだけでなく，代謝や機能の状態に関する情報も得ることができる．

表3・39　核医学検査（RI 検査）に使われる放射性医薬品

放射性同位元素 （RI）	RI の 半減期	検　査	放射性医薬品	診断参考レベル[†] （成人：MBq）
Tc-99m	6 時間	骨シンチグラフィー	^{99m}Tc-MDP	950
		骨シンチグラフィー	^{99m}Tc-HMDP	950
		甲状腺シンチグラフィー	^{99m}Tc-過テクネチウム酸	300
		肺血流	^{99m}Tc-MAA	260
		脳血流	^{99m}Tc-ECD	800
Ga-67	3.26 日	腫瘍・炎症シンチグラフィー	^{67}Ga-クエン酸	200
I-123	13.3 時間	甲状腺摂取率	^{123}I-NaI	10
		ドパミントランスポーター	イオフルパン（^{123}I）	190
F-18	109.8 分	腫瘍	^{18}F-FDG	240
		心臓シンチグラフィー	^{18}F-FDG	240
Kr-81m	13.1 秒	肺換気量	^{81m}Kr-ガス	200
Tl-201	72.9 時間	心筋血流	^{201}Tl-Cl	180

†　診断参考レベル：検査のための最適な投与量（放射能）の目安として日本核医学会など関連する学会により検討され提示された値である．診断参考レベルは，日本全国の核医学診療を実施している機関を対象にした調査結果から決められた．個々の患者の体格などを考慮して診断参考レベル以下の投与量で検査が行われる．

投与して行う検査を**インビボ核医学検査（RI 検査）**という．

c. 診 断 薬　　疾病の特定に用いる薬物で，人体に直接試薬を投与する**体内診断薬**（インビボ）と，血液や尿などの成分を測定する**体外診断薬**（インビトロ）がある．表3・40 に体内診断薬を示す．

d. 機能検査薬（表3・41）　　腎・肝機能や内分泌機能などを測定・評価するために用いる薬物である．

表3・40　体 内 診 断 薬

薬 剤 名 （括弧内は商品名）	作用機序	特　徴	副作用	禁　忌
尿素（^{13}C） （ユービット®）	ヘリコバクター・ピロリのウレアーゼで ^{13}CO$_2$ とアンモニアに分解されて呼気中に排泄される．	ヘリコバクター・ピロリ感染診断用薬	腹部膨満感，下痢，悪心	
精製ツベルクリン〔精製ツベルクリン（PPD）〕	抗原抗体反応	・結核の診断に使用． ・注射部位の発赤の状態（大きさ，硬さなど）から診断する．	アレルギー，局所症状	ツベルクリン反応が非常に強い者
エドロホニウム塩化物（アンチレクス®）	コリンエステラーゼ阻害	・重症筋無力症診断薬 ・一過性の症状回復が認められた場合に陽性と判断する．	けいれん，呼吸中枢麻痺	消化管・尿路の器質的閉塞の患者

表3・41　機能検査薬

薬剤名 (括弧内は商品名)	作用機序	適応，特徴	副作用	禁忌
(a) 下垂体機能の検査薬				
・メチラポン 　(メトピロン®)	11-β-ヒドロキシラーゼ阻害によりヒドロコルチゾールの合成を阻害し，下垂体前葉への負のフィードバックを解除する．	副腎皮質刺激ホルモン(ACTH)分泌能検査薬	ショック，副腎皮質機能不全，骨髄抑制	副腎皮質機能不全の患者
・ゴナドレリン酢酸塩 　(LH-RH)	下垂体前葉のゴナドレリン(GnRH)受容体刺激	黄体形成ホルモン(LH)分泌能検査薬	ショック，月経早期発来	
・プロチレリン酒石酸塩水和物 (TRH)	下垂体前葉のプロチレリン(TRH)受容体刺激	甲状腺刺激ホルモン(TSH)/プロラクチン分泌能検査薬	下垂体腺腫患者で下垂体卒中，めまい	
・ソマトレリン酢酸塩 　(GRF)	下垂体前葉のソマトレリン(GRF)受容体刺激	成長ホルモン(GH)分泌能検査薬	下垂体腺腫患者で下垂体卒中	妊婦
・コルチコレリン 　(ヒトCRH)	下垂体前葉のコルチコレリン(CRH)受容体刺激	視床下部・下垂体・副腎皮質ホルモン分泌能検査薬	アレルギー，口渇，空腹感，肝障害	
・グルカゴン (グルカゴンGノボ®)	血糖値低下によるGH分泌刺激	・GH分泌能検査薬 ・一過性の血糖値上昇後，血糖値の低下が生じる．	低血糖症状，アレルギー	褐色細胞腫の患者
(b) 肝臓分泌能の検査薬				
・インドシアニングリーン 　(ジアグノグリーン®)	血漿消失率測定	・肝機能測定薬 ・静注後，大部分が肝臓から胆汁中に排泄されるが，肝機能障害では血漿中にとどまる． ・血漿消失率を測定することで肝機能を測定する．	過敏症，アレルギー	ヨード過敏症の患者
(c) 腎機能の検査薬				
・イヌリン 　(イヌリード®)	糸球体ろ過量測定	・静注後，すべて糸球体でろ過され尿中に排泄． ・尿細管で分泌も再吸収もされない． ・糸球体ろ過量を測定し，腎機能を測定する．	アレルギー，血圧上昇	無尿，乏尿，本剤過敏症の患者
・インジゴカルミン 　(インジゴカルミン)	膀胱鏡による尿管からの排泄状態の確認	・腎排泄機能検査薬 ・静注後，腎から排泄されるが，腎機能障害では排泄が遅れる． ・左右の腎機能を別々に診断できる．	アレルギー，血圧上昇	本剤過敏症の患者

◆ 検査に際しての留意点 ◆

　① 造影剤使用に伴うアナフィラキシーショックの発生を避けるため，患者への問診を通して使用薬剤の禁忌患者か否か確認することが必要である．
　② 核医学検査は放射性医薬品を投与することに対する患者の不安が，単純X線撮影やCT検査に比べて大きいが，被ばく線量はCT検査などと大差ないこと，患者にとっての必要な検査であることを説明し，理解を求める．

4 疾病とくすり

4・1 循環器系疾病に対する治療薬

4・1・1 心不全の治療薬

a. 心不全 **心不全**は，心臓の収縮力が低下し，ポンプとしての機能が衰えた状態である．この結果，全身に十分な血液・酸素が送られなくなり，息切れ，倦怠感などの症状が現れる．また，血流が滞り，いわゆる血色の悪化や，手足の冷え，浮腫・むくみがみられる．さらに肺での血液うっ滞は，肺への水滲出を生じ，酸欠が起こる場合もある〔本シリーズ3巻，§4・9・2（p.128）参照〕．

原因としては，

① 心筋梗塞・心筋の酸素不足による壊死

② 不整脈

③ 高血圧・心臓弁膜症・先天性心疾病などによる心臓への負荷増大

④ 貧血・慢性肺疾病などの慢性的な低酸素状態

⑤ 甲状腺機能の亢進・低下などの代謝障害

などがあげられる．

心不全は，その経過により急性と慢性がある．心筋梗塞などにより急激に心臓の機能が低下した場合は**急性心不全**となる．また，急性心不全の長期化や，肥満，高血圧症などにより心不全の症状が慢性化すると**慢性心不全**となる．

急性心不全は時に致命的でもあり，発症時は一刻を争うため，酸素吸入や，**血管拡張薬，強心薬，利尿薬**などが投与される．慢性心不全は，薬物治療により進行を遅らせながら，長期にわたり経過を見守ることになる．

b. 心不全の治療薬 急性心不全の薬物治療では，症状を速やかに緩和するために，速効性の薬物を使用する．慢性心不全の場合も，基本的には急性心不全の場合と同じような薬物が適用される．ただし，慢性心不全の治療は長期間になるので，心臓の負担を軽減し，心保護作用のある薬が使われる．

ACE: angiotensin converting enzyme
（アンギオテンシン変換酵素）

* **本書の薬剤表の見方**
・薬の名称は一般名で表し，括弧内に商品名の一例を記した（代表例にすぎない）.
・適応，副作用，禁忌もおもな例を示した.（変更されることがあるので，最新の情報に注意してください.）

1）**血管拡張薬**（表4・1）

① **アンギオテンシン変換酵素阻害薬（ACE 阻害薬）**: アンギオテンシンⅡ（ang Ⅱ）は，血管を強く収縮させるとともに心肥大や高血圧にも関わるペプチドホルモンである〔本シリーズ2巻, §7・6・1（p.121）参照〕. 生体内では，前駆ペプチド（アンギオテンシノーゲン）が腎由来のレニンにより活性をもたない中間体の ang Ⅰ になったのち，**アンギオテンシン変換酵素（ACE）**により切断されて，活性型ホルモンの ang Ⅱ となる. ACE 阻害薬により ang Ⅱ の生成を抑えることで血管が拡張するため，心臓から血液を送り出す際の負荷（後負荷）となる血圧が下がり，心臓の負担は軽減される. ACE 阻害薬としては蛇毒を原型とするカプトプリルを基にした**エナラプリルマレイン酸塩**（レニベース®）などがある.

表4・1　血管拡張薬*

薬剤名 （括弧内は商品名）	作用機序	適応，特徴	副作用	禁　忌
(a) アンギオテンシン変換酵素（ACE）阻害薬				
・エナラプリルマレイン酸塩（レニベース®）	ACE 阻害により ang Ⅱ の産生を抑制し，血管を拡張させる.	慢性心不全（軽度～中等度），高血圧症，腎保護作用	空咳，血管浮腫	妊婦，血管浮腫既往歴のある患者，アリスキレン（直接的レニン阻害薬）投薬中の糖尿病患者
(b) アンギオテンシン受容体アンタゴニスト（ARB）				
・カンデサルタン シレキセチル（ブロプレス®）	AT₁受容体の遮断により ang Ⅱ の作用を抑制し，血管を拡張させる.	現在 ARB で心不全に適応をもつのはカンデサルタン シレキセチルのみ	高 K 血症	妊婦，アリスキレン投薬中の糖尿病患者，本剤過敏症の患者
(c) その他の血管拡張薬				
・ミルリノン（ミルリーラ®）	心臓の収縮力を増加させ，末梢血管を拡張させる.	他の薬剤で効果不十分な急性心不全	頻脈，期外収縮などの不整脈	肥大型閉塞性心筋症の患者，本剤過敏症の患者
・ピモベンダン（アカルディ®）	心臓の収縮力を増加させ，末梢血管を拡張させる.	急性・慢性心不全	頻脈，期外収縮などの不整脈	
・プクラデシンナトリウム（アクトシン®）	心臓の収縮力を増加させ，末梢血管を拡張させる.	急性循環不全	高度な血圧低下，頻脈，期外収縮などの不整脈	
・カルペリチド（ハンプ®）	血管を拡張させ利尿作用ももつ.	急性心不全	血圧低下，徐脈	低血圧，心原性ショック，右心梗塞，脱水症状の患者

表中のAT₁は AT_1 と読む.

② **アンギオテンシン（ang）II 受容体アンタゴニスト
（ARB）**: ang II は，特異的な受容体（AT₁）に結
合して，血管収縮や心肥大などの作用を示す．
ARB は ang II が受容体に結合するのを阻害するた
め，血管が拡張し後負荷が減少することにより，心
臓の負担が軽減する．

③ **その他の血管拡張薬**: ACE 阻害薬や ARB と同様
に血管を拡張させる薬物は，末梢血管の収縮性によ
る後負荷を軽減し，心臓への負担を軽くする．

2）**強心薬（陽性変力薬）**: ジギタリス製剤である強
心配糖体**ジゴキシン**（ジゴシン®）は，心筋細胞のカル
シウム濃度を上げ，収縮力を高めて心拍出力を強める一
方，迷走神経や房室結節に作用して，心拍数を減少させ
る働きがある（表4・2）．また，**ドブタミン塩酸塩**（ド
ブトレックス®）や**ドパミン塩酸塩**（イノバン®）は，
アドレナリン β_1 受容体刺激を介して心筋細胞を活性化
させ，心筋の収縮力を高める．

> **ARB**: angiotensin II receptor blocker
> （アンギオテンシン II 受容体アンタゴニ
> スト）

表4・2 強心薬（陽性変力薬）

薬 剤 名 （括弧内は商品名）	作用機序	適 応	副作用	禁 忌
ジゴキシン （ジゴシン®）	心筋細胞のカルシウム濃度を上げ心筋の収縮力を増強する．	頻脈性心房細動を合併した心不全	ジギタリス中毒による不整脈（徐脈，心室性期外収縮など），皮疹，食欲不振，嘔吐	洞房・房室ブロック（II度以上），ジギタリス中毒，閉塞性心筋疾病の患者
ドブタミン塩酸塩 （ドブトレックス®）	アドレナリン β_1 受容体刺激により心筋の収縮力を増強する．	虚血性心疾患後の心不全	頻脈，悪心	肥大型閉塞性心筋症，本剤過敏症の患者
ドパミン塩酸塩 （イノバン®）	アドレナリン β_1 受容体刺激により心筋の収縮力を増強する．	急性循環不全時の昇圧・利尿目的	血圧上昇（軽度）	褐色細胞腫の患者

表4・3 アドレナリン β 受容体アンタゴニスト

薬 剤 名 （括弧内は商品名）	作用機序	適 応	副作用	禁 忌
・カルベジロール 　（アーチスト®） ・ビソプロロールフマル酸塩（メインテート®）	アドレナリン β_1 受容体遮断による心収縮力・心拍数の低下，レニン分泌の抑制	高血圧症，狭心症，慢性心不全，頻脈性心房細動	心不全，完全房室ブロック	［共通］高度徐脈，糖尿病性ケトアシドーシス・代謝性アシドーシスの患者 ［カルベジロールのみ］ 　気管支喘息・気管支けいれんの患者 ［ビソプロロールフマル酸塩のみ］ 　重度の末梢循環障害のある患者

3）**アドレナリンβ受容体アンタゴニスト（β受容体アンタゴニスト，表4・3）**：アドレナリンが心筋のアドレナリンβ受容体（β受容体）に結合すると，カルシウム（Ca^{2+}）チャネルが活性化して細胞内に Ca^{2+} が流入し，心筋の収縮力が増大する．β受容体アンタゴニスト（β遮断薬，βブロッカーともいう）は，アドレナリンが心筋のβ受容体に結合するのを妨げて心筋の収縮力を減少させる．過去には，心不全に対するβ受容体アンタゴニストは禁忌とされたが，近年では，心筋の収縮性を抑えることにより心臓の過剰な負担の軽減を図ることが慢性心不全の治療に有益と考えられており，**カルベジロール（アーチスト®），ビソプロロールフマル酸塩（メインテート®）** などが用いられる（⇨ コラム❶）．

4）**利尿薬（表4・4）**：体内に過剰に貯留されたナトリウムイオン（Na^+）と水分を排出させ，静脈還流量を減少させる作用がある．これにより，うっ血あるいは体液過剰に基づく心不全症状が軽減される．急性心不全や慢性心不全の初期段階で用いられる〔利尿薬の詳細は§4・5（p.160）参照〕．

コラム❶　β受容体アンタゴニスト（β遮断薬，βブロッカー）

β受容体アンタゴニストは，心不全，頻脈，狭心症合併例や心筋梗塞後の患者には積極的適応とされるが，単独または利尿薬との併用により糖・脂質代謝に悪影響を及ぼすことがあるため，高齢者や糖尿病を合併している場合は，第一選択にはならない．

また，β受容体アンタゴニストは内因性カテコールアミンの働きをα作用に傾けて血管を収縮させる場合があるため，α・β両受容体を遮断する薬物が用いられる場合がある．カルベジロール（アーチスト®）などが代表的である．

表4・4　利尿薬

薬剤名（括弧内は商品名）	作用機序	適応	副作用	禁忌
(a) チアジド系利尿薬				
・トリクロルメチアジド（フルイトラン®）	遠位尿細管での Na^+ 再吸収を抑制	うっ血性心不全，高血圧症	低K血症，低マグネシウム（Mg）血症，低Na血症，高尿酸血症，耐糖能の低下，再生不良性貧血	無尿，急性腎障害，Na・K減少症，本剤およびスルホンアミド系薬過敏症の患者
(b) ループ利尿薬				
・フロセミド（ラシックス®）	尿細管ヘンレ係蹄に作用	うっ血性心不全，高血圧症	口渇，脱力，倦怠感，聴力障害，高尿酸血症，低K血症，アルカローシス	無尿，肝性昏睡，Na・K減少，本剤過敏症の患者
(c) 抗アルドステロン薬				
・スピロノラクトン（アルダクトン®A）	遠位尿細管における抗アルドステロン作用	うっ血性心不全，高血圧症	高K血症，女性化乳房，乳房痛，腎機能障害，血中尿素窒素（BUN）上昇	無尿，急性腎障害，高K血症の患者，ミトタン（抗悪性腫瘍薬）あるいはタクロリムス（免疫抑制薬）との併用
(d) 水利尿薬				
・トルバプタン（サムスカ®）	バソプレシン（抗利尿ホルモン）の働きを抑えて水の再吸収を抑制	心不全時の浮腫（他薬無効例）	めまい，口渇，尿酸値上昇，肝障害	類薬過敏症，高Na血症，肝障害の患者，妊婦

4・1・2　不整脈の治療薬

a. 不整脈　　不整脈は, 心臓の拍動に乱れが生じた状態であり, 刺激伝導系における障害が原因である. 例として, 洞房結節の異常は, 活動電位の発生頻度の異常を生じ, Ca^{2+}やNa^+の異常は, 通常と異なる活動電位を発生することで正常な拍動を妨げる.

b. 不整脈の治療薬（抗不整脈薬）　　抗不整脈薬は, 異常な電気的興奮を抑えたり, 心臓の収縮を抑えたりすることによって脈の正常化を図るもので, ボーン・ウィリアムズ分類により第Ⅰ群, 第Ⅱ群, 第Ⅲ群, 第Ⅳ群の4つに分類されている.

① **第Ⅰ群**（表4・5a）: Na^+チャネルを抑制して, 心筋細胞が異常な刺激を受けたときの活動電位の発生を防ぐ薬物（**Na^+チャネル遮断薬**）である. **活動電位持続時間（APD）**に及ぼす影響の違いによりⅠa（延長型）, Ⅰb（短縮型）, Ⅰc（不変型）の3群に分かれる. 副作用として, 刺激伝導系が抑制されることにより, 不整脈そのものが誘導されるとともに, 細胞内Na^+の減少の代償として, 細胞内Ca^{2+}の減少により心筋収縮力の低下が生じることがある.

APD: action potential duration
（活動電位持続時間）

② **第Ⅱ群**（表4・5b）: β受容体アンタゴニストである. 交感神経系の興奮による心筋の収縮を抑制して, 不整脈を抑制する. 心臓機能を抑制するため急性心不全には用いられないが, 慢性心不全に対しては, 心臓の負荷を軽減する効果が期待される.

③ **第Ⅲ群**（表4・5c）: **K^+チャネル遮断薬**であり, 活動電位持続時間を延長させる. 不応期も延長することになり, リエントリーなど異常な活動電位の誘発を防ぐ作用がある. 重大な副作用として, QT延長症候群の患者に投与した際の多型性心室頻拍〔**トルサード・ド・ポアント（TdP）**〕がある.

TdP: torsades de pointes
（トルサード・ド・ポアント）

④ **第Ⅳ群**（表4・5d）: **Ca^{2+}チャネル遮断薬**であり, Ca^{2+}チャネルを遮断して, 異常な活動電位による頻拍症の治療に用いられる. **カルシウム拮抗薬**ともよばれる.

⑤ **その他**: ジギタリス製剤や抗コリン薬も不整脈に使用される（表4・5e）.

表4・5　抗不整脈薬

薬剤名 （括弧内は商品名）	作用機序	適応	副作用	禁忌
(a) 第Ⅰ群: Na$^+$チャネル遮断薬				
Ⅰa群（延長型） ・プロカインアミド塩酸塩（アミサリン®）	Na$^+$チャネル遮断により心筋の興奮を抑制し，不応期を延長する．	大部分の上室性・心室性不整脈	口渇，排尿障害（抗コリン作用），消化器症状，血圧低下，めまい，房室ブロック，TdP	刺激伝導障害，重篤なうっ血性心不全，重症筋無力症の患者
Ⅰb群（短縮型） ・メキシレチン塩酸塩（メキシチール®）	Na$^+$チャネル遮断により心筋の興奮を抑制するが，不応期は短縮する．	頻脈性の心室性不整脈	めまい，頭痛，振戦，消化器症状，血圧低下，房室ブロック	重篤な刺激伝導障害，本剤過敏症の患者
Ⅰc群（不変型） ・フレカイニド酢酸塩（タンボコール®）	Na$^+$チャネル遮断により心筋の興奮を抑制する（不応期は不変）．	他の抗不整脈薬が無効な頻脈性不整脈	催不整脈作用（TdP），頭痛，悪心	うっ血性心不全，高度の房室または洞房ブロックの患者，妊婦
(b) 第Ⅱ群: アドレナリンβ受容体アンタゴニスト				
・プロプラノロール塩酸塩（インデラル®）	心筋β受容体遮断による心筋収縮の抑制	上室性・心室性不整脈	徐脈，糖質代謝障害，低血圧，不眠，下肢筋けいれん，消化器症状，めまい	気管支喘息，うっ血性心不全，糖尿病ケトアシドーシスの患者
(c) 第Ⅲ群: K$^+$チャネル遮断薬				
・アミオダロン塩酸塩（アンカロン®）	心筋のK$^+$チャネルを遮断して，活動電位持続時間を延長させる．	致死的かつ他の薬剤の無効な再発性不整脈に限る．	間質性肺炎，肝機能障害，TdP，甲状腺機能障害	重篤な洞不全症候群，房室ブロック（Ⅱ度以上），本剤過敏症の患者
(d) 第Ⅳ群: Ca^{2+}チャネル遮断薬（カルシウム拮抗薬）				
・ベラパミル塩酸塩（ワソラン®）	心筋細胞内へのCa^{2+}の流入を減少させる．	発作性上室性頻拍や心房細動のコントロールに使用	房室ブロック，徐脈，血圧低下，心不全	重篤なうっ血性心不全，洞房・房室ブロック（Ⅱ度以上）の患者，妊婦
・ベプリジル塩酸塩水和物（ベプリコール®）	マルチ（Ca^{2+}，Na$^+$，K$^+$）チャネル遮断薬	発作性上室性頻拍や心房細動のコントロールに使用	TdP，徐脈	うっ血性心不全，高度の刺激伝導障害，著明な洞性徐脈の患者，妊婦
(e) その他の抗不整脈薬				
・ジゴキシン（ジゴシン®）	強心薬としての作用以外に，洞房・房室結節の機能を抑制して，心房細動の心拍数を正常化する．	発作性上室頻拍や心房細動	ジギタリス中毒による不整脈（徐脈，心室性期外収縮など）皮疹，食欲不振，嘔吐	洞房・房室ブロック，閉塞性心筋疾病，ジギタリス中毒の患者
・アトロピン硫酸塩水和物（アトロピン®）	副交感神経の働きを抑制し（抗コリン作用），交感神経の働きを強める．	迷走神経性徐脈・房室伝導障害	口渇，悪心，尿閉，便秘，散瞳	前立腺肥大による排尿障害，緑内障，腸閉塞，本剤過敏症の患者

4・1・3　虚血性心疾患の治療薬

a. 虚血性心疾患（狭心症および心筋梗塞）　動脈硬化性疾病や冠動脈のれん縮（スパスム）により，心筋

を栄養する冠状動脈（冠動脈）が狭窄・閉塞すると，心筋への血流量が不足（虚血）して心筋への酸素の供給が欠乏し，心臓機能が障害される．虚血性心疾患の代表が**狭心症**と**心筋梗塞**である．

　狭心症は冠動脈の狭窄による短時間の循環不全によるもので，一時的に圧迫感や不快感が生じるが，**ニトログリセリン**などの薬物や安静により回復する．

　心筋梗塞は，血管が完全に閉塞することにより心筋が壊死するため，回復することがなく，致死性となる場合もある．左冠動脈の前下行枝の閉塞による前壁梗塞，左冠動脈の回旋枝の閉塞による側壁梗塞，右冠動脈の閉塞による下壁梗塞がある．

　b. 狭心症と心筋梗塞の薬物治療　　狭心症には，労作性狭心症，安静時狭心症（または異型狭心症），不安定狭心症（急性冠症候群），微小血管狭心症などがある．発作時には，ニトログリセリンや硝酸イソルビドなどの**即効性硝酸薬**が用いられる．また，発作を予防する目的で，**持続性硝酸薬**や**K^+チャネル開口薬**による心臓負担の軽減と冠動脈の拡張や，心臓の働きを抑制して酸素の需要を減少させる**β受容体アンタゴニスト**，冠動脈の拡張と冠動脈のれん縮を抑制する**Ca^{2+}チャネル遮断薬**などがある．

　急性心筋梗塞では，即効性のある硝酸薬のほか，**鎮痛薬**（モルヒネなど），**抗血小板薬**が用いられ，**血栓溶解薬**が用いられる場合もある．

　① **硝酸薬**（表4・6）: 一酸化窒素（NO）を放出して冠動脈を拡張させ，心筋への酸素供給を増やすとともに，末梢動・静脈を拡張させることにより，前負

表4・6　硝　酸　薬

薬剤名 （括弧内は商品名）	作用機序	適応	副作用	禁　忌
・ニトログリセリン 〔ニトロペン®（舌下錠）， 　ミリスロール®（注射薬）〕 ・硝酸イソルビド 〔ニトロール®（舌下錠・注射薬）， 　フランドル®（徐放錠・貼付薬）〕 ・ニコランジル（シグマート®）	冠動脈の拡張と末梢血管の拡張	狭心症，心筋梗塞	頭痛，顔面紅潮，めまい，動悸，頻脈，血圧低下	［共通］ 　PDE5阻害薬またはグアニル酸シクラーゼ受容体アゴニスト投与中の患者 ［ニトログリセリン，硝酸イソルビドのみ］ 　重篤な低血圧，心原性ショック，閉塞隅角緑内障，硝酸薬過敏症，頭部外傷・脳出血の患者

荷および後負荷を減少させ，心臓の負担を軽減する薬物である．

　　ニトログリセリン（ニトロペン®，ミリスロール®）は初回通過効果が高いことから，舌下投与などの投与方法が用いられる．ニトログリセリンは，**硝酸イソソルビド**（ニトロール®，フランドル®）に比べると作用は強く作用時間は短いが，剤形（舌下錠，徐放錠，注射薬，貼付薬など）によって持続性の調節の工夫がなされている．いずれも立ったままでの服用は低血圧による立ちくらみが起こるので危険である．**ニコランジル**（シグマート®）はほかの硝酸薬に比べて冠動脈への選択性が高く，冠血管拡張薬として分類される場合がある．

② **β受容体アンタゴニスト**（表4・7）：心臓を活性化する交感神経系の働き（β_1作用）を遮断して，心臓の酸素消費量を低下させる．この薬物は，安静時よりも労作時（カテコールアミンの遊離が増えて心機能が亢進する）によく働く．

　　β_1受容体選択的アンタゴニストはおもに心臓のみに作用し，**アテノロール**（テノーミン®），**ビソプロロールフマル酸塩**（メインテート®）などがある．

　　β_2遮断作用をもつ非選択的β受容体アンタゴニスト〔**プロプラノロール塩酸塩**（インテラル®）〕は，冠動脈れん縮を伴う異型狭心症を悪化させるため禁忌となる．

表4・7　アドレナリンβ受容体アンタゴニスト

薬剤名 （括弧内は商品名）	作用機序	適応	副作用	禁忌
(a) β_1受容体選択的アンタゴニスト				
・アテノロール 　（テノーミン®） ・ビソプロロールフマル 　酸塩（メインテート®）	心拍数と心収縮力を低下させて，心筋の酸素消費を抑えることにより，発作を予防する．	狭心症，本態性高血圧症，頻脈性不整脈	徐脈，うっ血性心不全，消化器障害，倦怠感	［共通］ 　うっ血性心不全，心原性ショック，徐脈の患者 ［ビソプロロールフマル酸塩のみ］妊婦
(b) 非選択的β受容体アンタゴニスト				
・プロプラノロール塩酸塩（インデラル®）	心筋β受容体遮断作用により不整脈を抑制する．	狭心症，本態性高血圧症，頻脈性不整脈	徐脈，糖質代謝障害，低血圧，不眠，下肢筋けいれん，消化器症状，めまい	気管支喘息，うっ血性心不全，徐脈，糖尿病性ケトアシドーシス，未治療の褐色細胞腫の患者

表 4・8 Ca²⁺チャネル遮断薬（Ca 拮抗薬）

薬 剤 名 （括弧内は商品名）	作用機序	特 徴	副作用	禁 忌
・ニフェジピン （アダラート®） ・アムロジピンベシル酸塩 （アムロジン®）	Ca²⁺チャネルを遮断し，血管を拡張させ，心筋への酸素供給を増加させる．	ニフェジピンは短時間作用型，アムロジピンベシル酸塩は長時間作用型である．	低血圧，頭痛，顔面紅潮，めまい，便秘，歯肉肥厚	［ニフェジピン］心原性ショック，本剤過敏症の患者，妊婦 ［アムロジピンベシル酸塩］ジヒドロピリジン系化合物に過敏症の患者，妊婦
・ジルチアゼム塩酸塩 （ヘルベッサー®）	血管拡張とともに，心臓の刺激伝導系の興奮を抑える．	降圧効果は弱いが，徐脈作用は強い．	洞性徐脈，房室伝導阻害	重篤なうっ血性心不全，房室ブロック（Ⅱ度以上）の患者，妊婦

③ **Ca²⁺チャネル遮断薬**（Ca 拮抗薬）（表 4・8）: Ca²⁺チャネル遮断薬は，心筋や血管を収縮させる Ca²⁺イオンが細胞に流れ込むのを抑え，血管を拡張させ，心筋の収縮を抑える働きをする．これにより，冠動脈のれん縮を抑え，心臓の負担を軽減して狭心症発作を予防する．グレープフルーツの摂取は Ca²⁺チャネル遮断薬を代謝する酵素 CYP3A4 を阻害するため，薬効を増強させることがある〔§2・4・4（p.56）参照〕．

ニフェジピン（アダラート®）や**アムロジピンベシル酸塩**（アムロジン®）などは血管への選択性が強く，強い冠血流増加作用と降圧作用を示す．これらは，臨床用量では心抑制作用はみられないが，血圧低下による反射性の頻脈・動悸が出現することがある．**ジルチアゼム塩酸塩**（ヘルベッサー®）は穏やかな血管拡張作用と心抑制作用を示す．

④ その他: 血栓を予防するための**抗凝固薬**（ヘパリンナトリウムやワルファリンカリウム，リバーロキサバンなど）や**抗血小板薬**（低用量アスピリンやクロピドグレル硫酸塩など）〔§4・2・3（p.134）参照〕，心筋梗塞に伴う激痛を抑える**鎮痛薬**〔モルヒネ塩酸塩水和物，ブプレノルフィン塩酸塩など．§4・7・6（p.181）参照〕が用いられる．

4・1・4 高血圧の治療薬

高血圧の治療では，塩分制限を中心とする食事療法など，生活習慣の調節が重要である〔本シリーズ 3 巻，§5・3・4（p.214）参照〕．しかし，血圧のレベルが高くなると**降圧薬**による治療が必要となる．

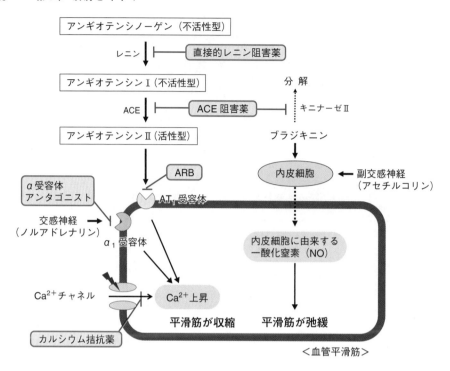

図4・1　血管平滑筋に作用するおもな高血圧治療薬　⊣：阻害

降圧薬は，おもに血管に作用して血圧を下げ（図4・1），合併症や臓器の障害を防ぐ．高血圧の原因を治すわけではないため，高血圧状態が続く限り服用を続ける必要がある．

① **ARB**（表4・9a）：アンギオテンシンⅡ（ang Ⅱ）は，血管に存在する受容体に結合して血管を収縮させ，血圧を上昇させるペプチドホルモンである．ARBは，ang Ⅱが受容体に結合するのを妨げ（競合的拮抗），血管の収縮・緊張性を弱めて弛緩させ，血圧を低下させる．心肥大を抑制し，心臓や腎臓への負荷を軽減する働きもある．

② **ACE阻害薬**（表4・9b，⇨コラム**2**）：ACEは，昇圧性ペプチドのang Ⅱの生成のみならず，降圧性ペプチドのブラジキニン（BK）の分解にも関与する．ACE阻害薬により，ang Ⅱが減少し，BKが残存する結果，降圧作用が現れる．

③ **直接的レニン阻害薬**：2009年に登場したアリスキレン（ラジレス®）は，生体内でang Ⅱがつくられる最初の段階（アンギオテンシノーゲン → ang

コラム2　アンギオテンシン変換酵素（ACE）阻害薬

ACEは ang Ⅰ → ang Ⅱ への変換酵素であると同時に，含嗽・嚥下反射に関わるブラジキニンやサブスタンス P（SP）などのペプチドを分解する酵素（キニナーゼⅡ）である．

ACE阻害薬はブラジキニンの分解を抑制するため，空咳を誘発する一方，誤嚥を改善することが知られる．

表4・9　アンギオテンシン受容体アンタゴニストとアンギオテンシン変換酵素阻害薬

薬剤名 （括弧内は商品名）	作用機序	適応	副作用	禁忌
(a) アンギオテンシン受容体アンタゴニスト（ARB）				
・カンデサルタン シレキセチル（ブロプレス®） ・バルサルタン（ディオバン®）	ang Ⅱが受容体に結合するのを妨げ血管を弛緩させる.	高血圧症（カンデサルタン シレキセチルは慢性心不全にも適応，表4・1参照）	頭痛，めまい，ほてり，嘔吐，発疹，肝障害，横紋筋融解症，高K血症	妊婦，本剤過敏症，アリスキレンフマル酸塩（降圧薬）を投与中の糖尿病患者
(b) アンギオテンシン変換酵素（ACE）阻害薬				
・カプトプリル（カプトリル®） ・エナラプリルマレイン酸塩（レニベース®）	ACE阻害により内因性ang Ⅱの産生を抑え，血管が弛緩して血圧が低下する.	高血圧症（エナラプリルマレイン酸塩は慢性心不全にも適応，表4・1参照）	血管浮腫，高K血症，発疹，発熱，掻痒感，肝障害，空咳	妊婦，血管浮腫，本剤過敏症の患者

Ⅰ）に働くタンパク質分解酵素**レニン**の阻害薬である．重大な副作用として血管浮腫，高カリウム血症，腎機能障害がある．ARBやACE阻害薬と同様に妊婦には禁忌である．

④ **Ca^{2+}チャネル遮断薬**：血管平滑筋へのCa^{2+}の流入を妨げ，血管を拡張させる．心臓の冠動脈も拡張させるため，狭心症の治療薬にも用いられる．（表4・8参照）

⑤ **利尿薬**：血中の過剰なNa^+や水を尿に排泄させて，循環血液量を減少させることで，血圧を低下させる（表4・4参照）．

⑥ **交感神経抑制薬**（表4・10）：β受容体アンタゴニストは，心臓に対して促進的に作用する交感神経の働き（β_1作用）を抑えて心拍出量を低下させたり，腎レニンの産生を抑制してang Ⅱの産生を抑えるなどにより，降圧効果を示す．

アドレナリンα_1受容体アンタゴニストは，動脈に対して収縮的に作用する交感神経の働き（α_1作用）を抑え，動脈を拡張させて血圧を低下させる．

⑦ **中枢性降圧薬**：血圧上昇に関与する精神的緊張を取除くことで交感神経の活動を低下させて間接的に血圧を下げる効果をもつ．**メチルドパ**（アルドメット®）は妊婦の高血圧症治療の第一選択となる．なお，類似薬の**クロニジン**（カタプレス®）では，突然の投薬中断によるリバウンド高血圧が知られている．

⑧ **その他**：**レセルピン**（アポプロン®）は，交感神経

表4・10 交感神経抑制薬

薬 剤 名 (括弧内は商品名)	作用機序	適応，特徴	副作用	禁 忌
(a) アドレナリンβ受容体アンタゴニスト				
・アテノロール（テノーミン®: β_1遮断†） ・ビソプロロールフマル酸塩（メインテート®: β_1遮断†）	・心臓のアドレナリンβ_1受容体を遮断して，心拍出量を低下させる. ・腎レニンの分泌抑制により ang Ⅱ の産生が抑制され降圧となる.	頻脈・狭心症・心筋梗塞・心不全と合併した高血圧症	うっ血性心不全，徐脈，末梢性虚血，気管支けいれん，消化器症状（下痢・嘔吐），倦怠感，精神神経症状（抑うつ・不眠），発疹	［共通］うっ血性心不全，徐脈，洞房・房室ブロック（Ⅱ度以上），糖尿病性ケトアシドーシスの患者［ビソプロロール塩酸塩のみ］妊婦
(b) アドレナリンα_1受容体アンタゴニスト				
・ウラピジル（エブランチル®） ・ブナゾシン塩酸塩（デタントール®）	アドレナリンα_1受容体を遮断して，血管を拡張させる.	・高血圧症に有効 ・初回投与現象（めまい，動悸，失神）があり，高齢者で注意が必要である.	起立性低血圧，頻脈，頭痛	本剤過敏症の患者

† 受容体への選択性はあくまでも相対的なものであり，β_1受容体選択的アンタゴニストがまったくβ_2受容体に作用しないわけではない. したがって，これらの薬物は気管支喘息患者に対しては慎重な使用が求められている.

終末におけるノルアドレナリンの再取込みを抑制する結果，交感神経終末のノルアドレナリンが枯渇し，ノルアドレナリン遊離量が減少して降圧となる. 降圧薬としての意義は少ないが，交感神経系の薬理学的作用機序を理解するうえで重要である. 重大な副作用として，ノルアドレナリン枯渇による"うつ"がある. 胃酸分泌の亢進による消化性潰瘍には禁忌である.

◆ 服薬にあたっての留意点 ◆

① ジギタリス中毒の症状として，悪心，下痢や食欲不振などの循環器症状以外の胃腸症状が現れるので特に注意する.

② 抗不整脈薬自体に不整脈をひき起こすリスクがある. 動悸や失神などの症状の出現に注意し，致命的不整脈のトルサード・ド・ポアントを見逃さぬようにする.

③ ニトログリセリンは，通常は数分で効果が現れるが，効果なく胸痛の程度が強い場合はほかの疾病の可能性もあるため，医師への連絡が必要である. また，長期間の使用で耐性を生じることがあり，休薬期間が必要となることがある.

④ 高血圧患者に対しては，降圧薬投与の前に，生活習慣改善の取組みを促すことが重要である.

4・2 血液・造血系疾病に対する治療薬

4・2・1 造血系の疾病

血液は，赤血球・白血球・血小板などの血球成分と液体成分である血漿からなる．骨髄中の造血幹細胞が分化して，それぞれの血球が生成され，末梢血中を循環している〔本シリーズ2巻，§3・1（p.31）参照〕．

4・2・2 貧血の治療薬

貧血のタイプ，原因に応じた治療薬が選択される（表4・11）．

a. 鉄欠乏性貧血の治療薬　ヘモグロビンは，臓器・組織に酸素を運ぶ機能をもっている．**ヘム**とよばれる鉄イオン（Fe^{2+}）を含む構造とタンパク質（グロビン）からなっている．鉄は食事から摂取され，生体内の鉄の65%はヘモグロビンに含まれる．

体内の鉄が不足し，ヘモグロビンが減少することによる貧血を**鉄欠乏性貧血**という〔本シリーズ2巻，§3・1・3（p.35）参照〕．貧血のおよそ7割は鉄欠乏性貧血であり，

① 鉄の喪失（おもに出血による）
② 鉄需要の増加（妊娠時，小児成長時）

表4・11 貧血の治療薬

貧血のおもな原因	貧血のタイプ	治療薬など
ヘモグロビンの不足によるもの	鉄欠乏性貧血	鉄補充: 経口，静注
	鉄芽球性貧血（ヘム合成障害，まれ）	ビタミン B_6 製剤（ヘモグロビン合成回復）
		鉄キレート剤（余剰鉄の吸収）
赤芽球段階の分化に異常をきたすもの	腎性貧血	エリスロポエチン補充
	巨赤芽球性貧血	ビタミン B_{12} の補充
		葉酸補充
	赤芽球癆（まれ）	〔先天性〕輸血・造血幹細胞移植，副腎皮質ステロイド
		〔後天性〕副腎皮質ステロイド，免疫抑制薬
造血幹細胞に異常をきたすもの	再生不良性貧血	免疫抑制薬
		タンパク質同化ステロイド
		造血幹細胞移植
成熟赤血球が破壊されるもの	溶血性貧血	副腎皮質ステロイド
		免疫抑制薬

③ 鉄の供給・吸収不足（極端な偏食や食事制限，胃
　全摘，ピロリ菌感染による萎縮性胃炎）
などが原因で発症する．

　治療にあたっては，血清フェリチン濃度が低い（12
ng/mL 未満）ことを確認したうえで，**鉄剤**が投与され
る（表4・12）．**クエン酸第一鉄ナトリウム（フェロミ
ア®）** など経口鉄剤が第一選択となる．悪心・嘔吐，食
欲不振，胃痛，下痢・便秘などの副作用があり，それを
軽減するための徐放製剤もある．

　経口鉄剤では効果が不十分あるいは副作用などにより
服用継続が困難な場合には，**含糖酸化鉄**（フェジン®）
など静脈内投与製剤が用いられる．過量による鉄過剰症
を避けるため，適切な総投与量を計算する必要がある．

　b. 鉄芽球性貧血の治療薬　　**鉄芽球性貧血**は，ヘ
ム合成の障害により発生する．先天性（遺伝子異常，
⇨ コラム**3**）と後天性（疾病合併症や薬剤による）が
ある．血清中の余剰鉄が細胞内に粒子状に蓄積した未熟
な赤血球が混在することが特徴であるが，頻度は低い．
鉄剤では改善せず，ヘム合成過程に必要な補酵素のピリ
ドキシンなどビタミン B_6 製剤が投与される．

　c. 腎性貧血の治療薬　　腎機能不全に伴う赤芽球
増殖に必要な造血ホルモンであるエリスロポエチンの不
足により生じる貧血は**腎性貧血**とよばれる．エリスロポ
エチンの遺伝子組換え製剤である**エポエチンアルファ**

コラム3　遺伝性鉄芽球性貧血

　先天性の鉄芽球性貧血は，ヘムの合成や
鉄の代謝に関わる遺伝子の変異により生
じ，**遺伝性鉄芽球性貧血**として指定難病に
なっている．国内発症例では，X染色体上
のヘム合成関連酵素の遺伝子変異による伴
性劣性遺伝（男児）が多くみられる．後天性
の場合は，骨髄異形成症候群への合併例や
イソニアジド，アルコールなど薬物・毒物
によるもの，ビタミン B_6 欠乏などがある．

表4・12　鉄欠乏性貧血の治療薬

薬 剤 名 （括弧内は商品名）	作用機序	適応，特徴	副作用	禁 忌
・クエン酸第一鉄ナトリウム 　（フェロミア®：経口） ・含糖酸化鉄 　（フェジン®：静注）	鉄の補充によりヘモグ ロビンの合成を促す．	・鉄欠乏性貧血（鉄欠乏の 　原因治療が重要） ・経口鉄剤投与が原則 ・過量投与により鉄過剰症	悪心，嘔吐，食 欲不振，胃痛， 下痢，便秘	鉄欠乏状態で ない患者

表4・13　腎性貧血の治療薬

薬 剤 名 （括弧内は商品名）	作用機序	適 応	副作用	禁 忌
エポエチンアルファ （エスポー®：遺伝子組換 え）	赤芽球系の増殖・分 化を促進して，赤血 球生成を刺激する．	腎性貧血，術前 自己血貯血	血圧上昇，ショック，ア ナフィラキシー，脳梗塞， 心筋梗塞，脳出血	本剤過敏症の患者
エポエチンベータペゴル （ミルセラ®：遺伝子組換 え）	赤芽球系の増殖・分 化を促進して，赤血 球生成を刺激する．	腎性貧血	血圧上昇，ショック，ア ナフィラキシー，脳梗塞， 心筋梗塞，脳出血	本剤過敏症の患者

表4・14 巨赤芽球性貧血の治療薬

薬剤名 (括弧内は商品名)	作用機序	適応, 特徴	副作用
メコバラミン (メチコバール®)	ビタミン B_{12} の補充による赤血球造血能の回復	・ビタミン B_{12} 欠乏による巨赤芽球性貧血, 末梢性神経障害 ・ビタミン B_{12} 欠乏時, 葉酸のみの投与は神経障害を悪化させる.	・発疹 ・悪心, 嘔吐(内服のみ) ・注射部位疼痛, アナフィラキシー(注射)
葉酸 (フォリアミン®)	葉酸の補充による赤血球造血能の回復	・葉酸欠乏を原因とする貧血 ・ビタミン B_{12} 欠乏時, 葉酸のみの投与は神経障害を悪化させる.	食欲不振, 悪心

(エスポー®)などの週3回投与や, 血中の半減期が長いエポエチンベータペゴル(ミルセラ®)などの4週(初回は2週)1回投与が行われる(表4・13).

d. 巨赤芽球性貧血の治療薬 巨赤芽球性貧血は, ビタミン B_{12}(シアノコバラミン)や葉酸の不足による赤芽球の正常な分化成熟過程の支障により生じる. 血液像には大きなサイズの赤芽球(巨赤芽球)がみられる. ビタミン B_{12} 欠乏の場合は, **メコバラミン**(メチコバール®)などのビタミン B_{12} 関連薬を, 葉酸欠乏が原因である場合には**葉酸**(フォリアミン®)の投与を行う(表4・14). ビタミン B_{12} の吸収には胃でつくられる内因子が必要なので, 胃の全摘手術後や自己免疫性の胃粘膜萎縮の場合にも, 巨赤芽球性貧血を呈する. 胃粘膜萎縮によるものは, かつては致死性が高かったことから, **悪性貧血**ともよばれる.

e. 赤芽球癆の治療薬 赤血球系造血前駆細胞の分化・増殖の障害により, 赤血球の産生が抑制されることにより生じ, 先天性(遺伝子異常)と後天性(ウイルス感染や薬剤による)がある. 先天性の場合, 輸血や造血幹細胞移植とステロイド療法が基本であり, 後天性で基礎疾病がみられない場合は, 副腎皮質ステロイドや免疫抑制薬が用いられる.

f. 再生不良性貧血の治療薬(表4・15) **再生不良性貧血**は, 造血幹細胞の絶対数が減少するため, 赤血球のみならず白血球や血小板も含めたすべての血球が減少する(汎血球減少, ⇨コラム❹). 9割は原因不明(特発性)で自己免疫の機序の関与が想定されている. 免疫抑制薬として**プレドニゾロン**(プレドニン®)などが用いられる〔免疫抑制薬の詳細は§3・4・2(p.91)参

コラム❹ 汎血球減少症
　再生不良性貧血以外に汎血球減少(症)を起こす疾病として, 悪性腫瘍, 脾異常, 感染症, 巨赤芽球性貧血(ビタミン B_{12}, 葉酸欠乏), 播種性血管内凝固症候群(DIC), 骨髄異形成症候群(MDS)などが知られている. 抗がん剤や放射線による骨髄抑制や抗菌薬などの医薬品によっても汎血球減少が起こることがある. これらの原因疾病によらない特発性の再生不良性貧血および遺伝子異常(常染色体劣性)による先天性の再生不良性貧血(ファンコニ貧血)はそれぞれ指定難病となっている.

表 4・15　再生不良性貧血と溶血性貧血の治療薬

薬剤名 （括弧内は商品名）	作用機序など	適　応	副作用	禁　忌
・プレドニゾロン （プレドニン®） ・シクロスポリン （ネオーラル®） ・抗ヒト胸腺細胞ウサギ免疫グロブリン （サイモグロブリン®）	免疫担当細胞（おもにTリンパ球）を抑制	再生不良性貧血，自己免疫性の溶血性貧血	感染症の増悪，消化性潰瘍	［共　通］本剤過敏症の患者 ［プレドニゾロンのみ］ 　デスモプレシン酢酸塩水和物投与中の患者 ［シクロスポリンのみ］ 　肝臓または腎臓に障害がありコルヒチンを服用中の患者 ［抗ヒト胸腺細胞ウサギ免疫グロブリンのみ］ 　妊婦，重症感染症（肺炎，敗血症など）を合併している患者
・シクロホスファミド水和物（エンドキサン®）	アルキル化薬	再生不良性貧血，自己免疫性の溶血性貧血（移植前処置）	ショック，骨髄抑制，出血性膀胱炎，間質性肺炎	重症感染症を合併している患者，ペントスタチンを投与中の患者
・メテノロン酢酸エステル（プリモボラン®）	タンパク質同化ステロイド	再生不良性貧血	肝機能障害，男性化作用，電解質異常	妊婦，前立腺がんの患者

照〕．また，造血幹細胞の増殖や分化を促進するタンパク質同化ステロイド（アナボリックステロイド）の**メテノロン酢酸エステル**（プリモボラン®）の投与や，造血幹細胞の移植が行われる場合もある．

　2017 年には，トロンボポエチン受容体アゴニストの**エルトロンボパグオラミン**（表 4・16 参照）の再生不良性貧血への保険適用が認められた．

　g. 溶血性貧血の治療薬（表 4・15）　遺伝子異常による先天性のものが約 17 % で，残りの後天性のものの大部分は赤血球に対する自己抗体が出現し，赤血球が破壊（溶血）されることにより生じる．後者に対して，副腎皮質ステロイドの**プレドニゾロン**（プレドニン®）などが第一選択で用いられ，ステロイドの効果がない症例には，免疫抑制薬の**シクロホスファミド水和物**（エンドキサン®）などが使われる．

4・2・3　白血球減少症および血小板減少症と治療薬
　a. 白血球減少症の治療薬　白血球数が 3500/μL 以下となる状態を**白血球減少症**とよぶ．抗悪性腫瘍薬（がん化学療法薬）や放射線治療，再生不良性貧血などによるものは，ある程度予測して治療計画に組込むことが可能であるが，薬物により誘導される好中球（顆粒

球）減少症（1500/μL 以下）や無顆粒球症（500/μL 以下）は予測が難しく，初期症状を見逃さずに適切な初期対応が重要である．

好中球減少症は，薬物が好中球に結合し，抗原性〔本シリーズ 2 巻，§3・2・2（p.40）参照〕を確保し，これに対する抗体ができる免疫学的機序と，薬物の代謝物が顆粒球系前駆細胞を直接傷害する機序により発症する．薬物の使用を直ちに中止するとともに，遺伝子組換え型顆粒球コロニー刺激因子製剤である**フィルグラスチム**（グラン®）などを投与し，顆粒球系の増殖を促す（表 4・16a）．

b. 血小板減少症の治療薬　血小板減少症は，

① 血小板の産生低下（例：再生不良性貧血や放射線・薬剤による骨髄抑制）

② 血小板の破壊亢進（例：免疫学的機序）や消費亢進（例：播種性血管内凝固症候群）

③ 血小板の分布異常（例：肝硬変に伴う脾臓肥大）

④ 血小板の喪失（例：大量出血）や希釈（例：輸血・輸液）

⑤ 先天性血小板減少症

などによって発症する．

慢性特発性血小板減少性紫斑病（**ITP**）は，自己抗体による血小板の破壊と巨核球の傷害により血小板が減少する疾病である．ピロリ菌の除菌，副腎皮質ステロイドによる免疫抑制療法のほかに，トロンボポエチン受容体アゴニスト（⇨ コラム**5**）の**エルトロンボパグ オラミン**（レボレード®）などが治療薬として用いられる（表 4・16b）．

ITP: idiopathic thrombocytopenic purpura（慢性特発性血小板減少性紫斑病）

コラム5　トロンボポエチン

　トロンボポエチンは，血小板のもととなる巨核球の分化・増殖の促進因子である．おもに肝臓で産生され，巨核球前駆細胞に作用してその分化・増殖を促進するとともに，エリスロポエチンとともに働いて，赤血球のもととなる赤芽球前駆細胞の増殖・分化をも促進することが明らかにされている．

表 4・16　白血球減少症（a）および血小板減少症（b）の治療薬

薬 剤 名 （括弧内は商品名）	作用機序	適 応	副作用	禁 忌
（a）白血球減少症治療薬				
フィルグラスチム （グラン®）	顆粒球系の増殖	好中球減少症	ショック，アナフィラキシー，間質性肺炎	他の G-CSF 製剤過敏症，骨髄中の芽球が十分減少をしておらず末梢血液中に骨髄芽球が認められる骨髄性白血病の患者
（b）血小板減少症治療薬				
エルトロンボパグ オラミン（レボレード®）	血小板の増殖	慢性特発性血小板減少性紫斑病，再生不良性貧血	疲労，頭痛，血栓塞栓症，肝機能障害	本剤過敏症の患者

4・2・4 血栓症の治療薬（抗血小板薬と抗凝固薬）

a. 血栓症の薬物治療　　動脈硬化などに起因して血管内に生じた**血栓**が血管を閉塞させることがあり，**血栓症**とよばれ〔本シリーズ3巻，§1・4・2 (p.13)参照〕，薬物治療の対象となる．

血液の粘性が高く流れにくくなっていたり，心臓や静脈にある弁の付近で血液の流れが滞ったり乱れたりすると血小板が凝集して血栓を生じ，これが脳血管や冠動脈を塞栓することにより脳梗塞や心筋梗塞をひき起こす．

血栓症の治療薬は，一次血栓形成を抑制する**抗血小板薬**（**血小板凝集抑制薬**）と二次血栓形成を抑制する**抗凝固薬**に大別される．

b. 抗血小板薬（血小板凝集抑制薬，表4・17）
血小板の凝集性は，血小板自身が産生する凝集促進物質〔トロンボキサン，セロトニン，アデノシン二リン酸（ADP）など〕と，血管内皮細胞がつくり出す凝集抑制物質（プロスタサイクリン）とのバランスで成り立っている．

低用量アスピリン（バイアスピリン®）や**オザグレルナトリウム**（オザグレル Na）などは，血小板のトロンボキサン産生を抑制する．また，**サルポグレラート塩酸塩**（アンプラーグ®）は，セロトニン 5-HT$_2$ 受容体アンタゴニストで，セロトニンによる血小板活性化と血管の収縮を抑えて動脈閉塞を改善し，慢性動脈閉塞症に用

表4・17 抗血小板薬

薬剤名 （括弧内は商品名）	作用機序	副作用	禁忌
低用量アスピリン （バイアスピリン®）	トロンボキサン A$_2$ の産生抑制	胃腸障害，ショック，出血，皮膚粘膜眼症候群，喘息	消化性潰瘍，出血傾向，アスピリン喘息の患者，妊婦
サルポグレラート塩酸塩 （アンプラーグ®）	セロトニン受容体の遮断	出血，血小板減少	出血患者，妊婦
ベラプロストナトリウム （プロサイリン®）	cAMP 増大	出血傾向，ショック，肝機能障害，間質性肺炎	出血患者，妊婦
シロスタゾール （プレタール®）	ホスホジエステラーゼ阻害作用	うっ血性心不全，心筋梗塞，出血，無顆粒球症，肝障害	出血患者，うっ血性心不全，本剤過敏症の患者，妊婦
チクロピジン塩酸塩 （パナルジン®）	ADP 受容体遮断	血栓性血小板減少性紫斑病，無顆粒球症，肝障害	出血患者，重篤な肝障害，白血球減少症の患者
クロピドグレル硫酸塩 （プラビックス®）	ADP 受容体遮断	出血，消化性潰瘍，肝障害，間質性肺炎，無顆粒球症，皮下出血，消化器不快感	出血患者，本剤過敏症の患者

いられる. **ベラプロストナトリウム**（プロサイリン®）はプロスタサイクリンの誘導体として用いられ，**シロスタゾール**（プレタール®）は内因性プロスタサイクリンの作用を強める働きをする. **チクロピジン塩酸塩**（パナルジン®）と**クロピドグレル硫酸塩**（プラビックス®）は，ADP による血小板凝集作用を抑制する.

　c. 抗凝固薬（血液凝固抑制薬）　　**抗凝固薬**は，血液凝固反応を抑制することで血栓の形成を予防する目的で用いられる. 経口薬と注射薬が用いられている.

　1）経口抗凝固薬（表 4・18）

　① **ワルファリンカリウム**: 一連の血液凝固因子は，肝臓でつくられるタンパク質であり，血液凝固因子の生成にはビタミン K を必要とする. ワルファリンカリウム（ワーファリン®）はビタミン K に構造が似ておりビタミン K の働きを妨げるため，活性のある血液凝固因子がつくられなくなり，血液が固まりにくくなる. おもな副作用は出血傾向である.

　② **直接経口抗凝固薬（DOAC）**: 血液凝固因子のうちファクター Xa（活性化第 X 因子）を阻害する**キサバン**（-xaban）類，およびトロンビン（活性化第 II 因子）を直接阻害する**ダビガトランエテキシラートメタンスルホン酸塩**（プラザキサ®）は，ワルファリンカリウムの弱点である薬効の個体差や薬物・食事との相互作用が少なく，ワルファリンカリウムでは必須とされる薬効モニタリングが不要とされる.

> **DOAC**: direct oral anticoagulant（直接経口抗凝固薬）

表 4・18　経口抗凝固薬

薬剤名（括弧内は商品名）	作用機序	適応，特徴	副作用	禁忌
ワルファリンカリウム（ワーファリン®）	ビタミン K 依存性凝固因子の合成阻害	・血栓塞栓症の治療と予防に経口で用いられる. ・ビタミン K 含有食品（納豆や緑黄色野菜）により作用が減弱する.	出血，肝機能障害	出血患者，潰瘍性病変，重篤な腎・肝障害の患者，妊婦
ダビガトランエテキシラートメタンスルホン酸塩（プラザキサ®）	トロンビンの阻害（アンチトロンビン非依存的）	過量投与の中和はダビガトランエテキシラートメタンスルホン酸塩に対する抗体（イダルシズマブ）の投与による.	出血	高度腎障害（透析患者を含む）の患者，出血患者
エドキサバントシル酸塩水和物（リクシアナ®）	血液凝固活性化第 X 因子（ファクター Xa）の阻害	過量による出血に際しての中和剤がまだ存在しない.	出血	高度腎障害（透析患者を含む）の患者，出血患者

2）静脈内・皮下投与の抗凝固薬

① **ヘパリンナトリウム**（表4・19a）：**ヘパリンナトリウム**（ヘパリンナトリウム）は，内因性凝固抑制因子の一種であるアンチトロンビンとの結合を介して（アンチトロンビン依存性），複数の血液凝固因子の働きを同時に阻害するため，血液凝固を強力に抑制する．血栓症の急性期に用いられる．血中半減期は0.5～1時間程度と短いため持続静注が行われる．出血のリスクが高く，ヘパリンナトリウム過量投与時の中和にはプロタミン硫酸塩の静脈内投与を行う．重篤な副作用として**ヘパリン起因性血小板減少症（HIT）** がある．胎盤を通過しない．

② **低分子ヘパリン**および**ヘパリン類似物質**（表4・

> **HIT**: heparin-induced thrombocytopenia（ヘパリン起因性血小板減少症）

表4・19　静脈内・皮下投与の抗凝固薬

薬剤名 （括弧内は商品名）	作用機序	適応，特徴	副作用	禁忌
(a) ヘパリン関連薬および合成ファクターXa阻害薬				
・ヘパリンナトリウム（ヘパリンナトリウム）	・多数の血液凝固因子の阻害（アンチトロンビン依存的） ・半減期0.5～1時間	・血栓塞栓症，播種性血管内凝固症候群（DIC），輸液・カテーテルでの血液凝固防止に有効 ・過量投与時はプロタミン硫酸塩で中和する． ・胎盤を通過しにくいため妊婦に使用可	過敏症（ショック），皮膚症状，骨粗しょう症（長期投与），出血，ヘパリン起因性血小板減少症（HIT）	
・ダルテパリンナトリウム（フラグミン®：低分子ヘパリン）	・アンチトロンビン依存的凝固因子阻害 ・半減期2～4時間	血液透析時の凝固防止，DIC	過敏症，皮膚症状，骨粗しょう症（長期投与），消化管出血，HIT	妊婦
・ダナパロイドナトリウム（オルガラン®：ヘパリン類似物質）	・アンチトロンビン依存的ファクターXa阻害による凝固抑制 ・半減期20時間	DIC	アナフィラキシー，血小板減少症，出血，発疹，肝障害，尿タンパク	
・フォンダパリヌクスナトリウム（アリクストラ®）	・最小単位でファクターXaを選択的に阻害（アンチトロンビン依存的） ・半減期17時間	・術後の静脈血栓塞栓症に有効 ・HITはほとんどない．	出血，肝障害，黄疸，ショック，アナフィラキシー，貧血，凝固障害	出血患者，急性細菌性心内膜炎，重度腎障害の患者
(b) 直接的抗トロンビン薬				
・アルガトロバン水和物（ノバスタン®HI）	トロンビン阻害（アンチトロンビン非依存的）による凝固抑制	・血栓塞栓症に有効 ・静注で投与	出血，出血性脳梗塞，ショック，アナフィラキシー，肝障害	出血患者，血液凝固障害，脳塞栓，大梗塞，本剤過敏症の患者
・トロンボモデュリンアルファ（リコモジュリン®）	凝固抑制（内因性の凝固抑制因子プロテインCの活性化による）	・DICに有効 ・点滴静注で投与	出血，発疹，貧血，発熱	出血患者，本剤過敏症の患者，妊婦

19a): **ダルテパリンナトリウム**（フラグミン®）などの低分子ヘパリンは，血中半減期は2時間程度であり，出血のリスクはヘパリンナトリウムに比べると低い．ヘパリン類似物質（ヘパリノイド）の**ダナパロイドナトリウム**（オルガラン®）は出血のリスクが低いものの，血中半減期が約20時間と長いため，ひとたび出血すると止血に困難を生じるおそれがある．低分子ヘパリンおよびヘパリノイドは，胎盤を通過するため妊婦には使用できない（禁忌）．

③ **合成ファクターXa阻害薬**（表4・19a）：**フォンダパリヌクスナトリウム**（アリクストラ®）は，アンチトロンビンに結合する最小5糖単位からなる合成糖（分子量約1700）で，トロンビンは阻害せずにファクターXaを阻害する．HITはほとんど生じない．血中半減期は17時間と長い．プロタミン硫酸塩はフォンダパリヌクスナトリウムに対する中和効果はない．

④ **直接的抗トロンビン薬**（表4・19b）：**アルガトロバン水和物**（ノバスタン®HI）は，アンチトロンビン非依存性の合成抗トロンビン薬で，トロンビンによるフィブリン生成，血小板凝集，血管収縮の3つの働きを抑制する．脳血栓症，慢性動脈閉塞症，アンチトロンビン活性が低下した患者の血液透析時の凝固防止，HITの治療などに用いられる．

トロンボモデュリンアルファ（リコモジュリン®）は，トロンビンに結合して，内因性凝固抑制タンパク質のプロテインCを活性化する．このプロテインCは，凝固因子活性化の連鎖反応を阻害するので，結果としてトロンビンの産生は抑制されて凝固抑制効果が現れる．トロンビン量に依存してトロンビンの産生をフィードバック的に抑制するメカニズムのため安全性が高く，播種性血管内凝固症候群（DIC）の治療に点滴静注で用いられる．

DIC: disseminated intravascular coagulation（播種性血管内凝固症候群）

4・2・5 線 溶 薬

線溶は，フィブリン（繊維素）により形成された血栓を溶かす作用である．タンパク質分解酵素**プラスミン**により消化・分解し，血栓を溶解する．血中に存在する不活性なプラスミノーゲンがプラスミノーゲン活性化因子

表4・20　線　溶　薬

薬剤名 （括弧内は商品名）	作用機序	適　応	副作用	禁　忌
アルテプラーゼ （アクチバシン®）	線溶系活性化（フィブリン存在下でのプラスミノーゲンからプラスミンへの変換）	・冠動脈血栓（発症後6時間以内） ・虚血性脳血管障害急性期に伴う機能障害の改善（発症後4.5時間以内）	重篤な出血，心室細動，ショック	出血患者，大手術後，血小板減少（≦10万/μL）の患者
モンテプラーゼ （クリアクター®）	線溶系活性化（フィブリン存在下でのプラスミノーゲンからプラスミンへの変換）	・冠動脈血栓（発症後6時間以内） ・急性肺塞栓症における肺動脈血栓の溶解	重篤な出血，心室細動，ショック	出血患者，頭蓋内・脊髄手術または障害を受けた患者
ウロキナーゼ （ウロナーゼ®）	血漿中における線溶系活性化	・脳血栓症（発症後5日以内でCTで出血を認めない） ・末梢動・静脈閉塞症（発症後10日以内）	重篤な出血，ショック	出血患者，頭蓋内・脊髄手術または障害を受けた患者

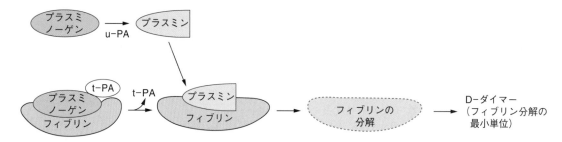

u-PA: ウロキナーゼ型プラスミノーゲン活性化因子
t-PA: 組織プラスミノーゲン活性化因子

図4・2　線溶系とプラスミノーゲン活性化因子

t-PA: tissue plasminogen activator
（組織プラスミノーゲン活性化因子）

によりプラスミンに変換されて働く．フィブリンと親和性が高く，血栓が形成された部位で働く組織プラスミノーゲン活性化因子（t-PA）と，血栓への親和性はなく血中で作用するウロキナーゼ型プラスミノーゲン活性化因子（u-PA）とがある（表4・20，図4・2）．

① t-PA 製剤：アルテプラーゼ（アクチバシン®）をはじめとして，血栓溶解作用をもつ遺伝子組換え型 t-PA 製剤が用いられている．後述のウロキナーゼに比べると血栓形成部位に選択的とされるが，製剤によって適応が異なる．アルテプラーゼの場合は，冠動脈血栓の溶解（発症後6時間以内）および虚血性脳血管障害急性期に伴う機能障害の改善（発症後4.5時間以内）に使用することができる．

② ウロキナーゼ：ウロキナーゼ（ウロナーゼ®）は，脳血栓症（発症後5日以内，CTで出血を認めないもの），末梢動・静脈閉塞症（発症後10日以内），

急性心筋梗塞における冠動脈血栓の溶解（発症後6時間以内）に用いられる．しかし，血栓部位に限らず循環血中で働くため，t-PA 製剤に比べると出血のリスクが高い．また，血中に存在する阻害物質（α_2-プラスミノーゲンインヒビター：α_2-PI）による影響を受けやすい．

4・2・6　止　血　薬

a. 出血傾向の要因　　出血しやすくなる原因として，凝固能の異常（血小板の減少や凝固因子の欠乏など），線溶系の活性化，血管の脆弱化や透過性の亢進などが考えられる．

b. 血液凝固因子製剤　　血液凝固系が十分に働かない患者に対して，出血の予防と治療に用いられる．局所における凝固系の活性化により出血を止めたり，血友病などで凝固因子の欠乏を補充したりする目的で使用される．トロンビン（第IIa因子）やフィブリノーゲンのほか，第VIIa因子，第VIII因子，第IX因子，第XIII因子に対応する製剤が用いられる（表4・21）．

原材料として献血に由来するヒト血液から精製した製

表4・21　血液凝固因子製剤

血液凝固因子製剤	製剤の由来	薬 剤 名 （括弧内は商品名）	適応，特徴
フィブリノーゲン製剤	ヒト血漿	乾燥人フィブリノゲン （フィブリノゲン）	・先天性低フィブリノーゲン血症に用いる． ・重篤な出血を阻止する．
トロンビン製剤	ヒト血漿	トロンビン （トロンビン）	出血局所への粉末製剤の直接塗布や溶解液の滴下により使用する．
第VII因子製剤	ヒト血漿	乾燥人血液凝固因子抗体迂回活性複合体（ファイバ®）	外因性経路の凝固因子であり，内因性経路の凝固因子に対する抗体を生じた血友病患者に対して用いられる．
	遺伝子組換え	エプタコグアルファ （ノボセブン®）	
第VIII因子製剤	ヒト血漿	乾燥濃縮人血液凝固第VIII因子（クロスエイト®MC）	血友病 A に用いる．類薬に，組換え製剤のツロクトコグアルファ（ノボエイト®），半減期延長型のルリオクトコグアルファペゴル（アディノベイト®）がある．
	遺伝子組換え	オクトコグアルファ （コージネイト®FS）	
第IX因子製剤	ヒト血漿	乾燥濃縮人血液凝固第IX因子（クリスマシン®）	血友病 B に用いる．類薬に，組換え製剤のエフトレノナコグアルファ，半減期延長型のノナコグベータペゴル（レフィキシア®）がある．
	遺伝子組換え	ノナコグアルファ （ベネフィクス®）	
第XIII因子製剤	ヒト血漿	乾燥濃縮人血液凝固第XIII因子（フィブロガミン®P）	先天性あるいは自己免疫性後天性の第XIII因子欠乏症に用いる．

剤が用いられている．原材料の血液に由来する感染症伝播のリスクを完全に排除することはできないことを患者に説明し，理解を得るように努めることとされている．

c. その他　間接的に血液凝固因子の増加を促す**デスモプレシン酢酸塩水和物**（デスモプレシン）や，活性型の血液凝固因子の生合成に必要なビタミンK製剤，プラスミンを阻害するトラネキサム酸（トランサミン®）など，いずれも止血効果を示すいくつかの薬物がある（表4・22）．

表4・22　血液凝固因子以外の止血薬

薬剤名 （括弧内は商品名）	作用機序	適応	副作用	禁忌
デスモプレシン酢酸塩（デスモプレシン注射液）	血管内皮細胞に作用して，間接的に第Ⅷ因子の増加を促す．	外傷性出血，抜歯時，手術時出血，フォン・ピルブランド病と軽〜中等症の血友病A	重篤な水中毒（脳浮腫，昏睡，けいれんを伴う）	本剤過敏症の患者
フィトナジオン（ケーワン®）	ビタミンK依存性血液凝固因子（第Ⅱa，Ⅶa，Ⅸa，Ⅹa因子）の生成	ビタミンK欠乏による出血，新生児低プロトロンビン血症	悪心，軟便，高ビリルビン血症	
トラネキサム酸（トランサミン®）	プラスミンを抑制してフィブリンの分解を抑制する．	線溶系亢進による出血傾向，口内炎，咽頭痛	過敏症，消化器症状	トロンビン投与中の患者
カルバゾクロムスルホン酸ナトリウム水和物（アドナ®）	毛細血管の透過性を抑制し，毛細血管抵抗値を増強する．	毛細血管抵抗性減弱と透過性亢進による出血（紫斑病，眼底・子宮出血など）	ショック，アナフィラキシー，発疹	

◆ 服薬にあたっての留意点 ◆

① 貧血の原因に合わせた治療薬を用いることが重要である．

② 薬の服用により貧血を起こす場合がある．患者の顔色や動悸，息切れ，頭痛，感染などの症状を注意深く観察する（ニトログリセリンによるチアノーゼの発現，抗悪性腫瘍薬による骨髄抑制，経腸栄養補給薬，抗ウイルス薬や抗菌薬，プロトンポンプ阻害薬などによる溶血性貧血，イソニアジドによる赤芽球癆など）．

③ 造血刺激薬の投与時に，ショックやアレルギー反応を生じることがあるので注意する．

④ 手術に際しては，抗凝固薬や抗血小板薬の服用の有無を事前に確認する．休薬が必要な場合がある（ワルファリンカリウム：手術の3〜5日前，低危険度内視鏡手技の3〜4日前に休薬など）．

⑤ 直接経口抗凝固薬（DOAC）に対する特異的な中和薬がないので，過量投与や大量出血に際して時に致死的となることがあるため注意を要する．

⑥ ビタミンK不足による出血は特に新生児や乳児で問題となり，現在，新生児への予防投与が行われる．

4・3　呼吸器系疾病に対する治療薬

4・3・1　気管支喘息の治療薬

a. 気管支喘息　　気管支喘息とは，アレルゲン，喫煙や肥満，あるいは感染などによってひき起こされる気道の慢性的な炎症性疾患である．気管支喘息では，気道の炎症に加え，気道の過敏性の亢進，可逆性の気道閉塞（気流制限）が生じており，臨床症状として，咳，喘鳴（息がヒューヒューする），呼吸困難などの発作症状を繰返す．さらに，気道炎症が長く続くと，気道の**リモデリング**（慢性的な炎症により気道が傷害され，不完全かつ不可逆的な修復が行われることにより気道壁の肥厚が起こる）が生じ，これが気管支喘息の重症化・難治化につながることから，喘息治療では，抗炎症作用をもつ薬物を早い時期に使用して，リモデリングを防ぐことが重要である．

　気管支喘息はⅠ型アレルギーが関与する**アトピー型**と，Ⅰ型アレルギーが関与しない**非アトピー型**に分類される．小児期に発症する喘息ではアトピー型が多く，成人期の発症では非アトピー型が多い．

b. 気管支喘息の治療方法　　気管支喘息の治療薬は，発作を予防する目的から長期間規則正しく使用する**長期管理薬（コントローラー）**と，発作時に用いる**発作治療薬（リリーバー）**に大別される（表4・23）．

　気管支喘息の治療薬には，抗炎症薬の**副腎皮質ステロイド**と，気管支拡張薬のアドレナリンβ_2受容体アゴニ

表4・23　気管支喘息における長期管理薬と発作治療薬の特徴

	長期管理薬 （コントローラー）	発作治療薬 （リリーバー）
投与の時期	非発作時	発作時
目　的	症状の寛解，発作の予防	喘鳴，咳，呼吸困難を抑制
おもな薬剤	**抗炎症薬** ・副腎皮質ステロイド（吸入） **気管支拡張薬** ・キサンチン誘導体（内用） ・長時間作用型β_2受容体アゴニスト（吸入） ・抗コリン薬（吸入） ・抗アレルギー薬（内用） ・モノクローナル抗体製剤（皮下注）	**気管支拡張薬** ・短時間作用型β_2受容体アゴニスト（吸入） ・キサンチン誘導体（注射） **抗炎症薬** ・副腎皮質ステロイド（内用，注射）

表4・24　気管支喘息の治療薬

薬剤名 （括弧内は商品名）	作用機序	特　徴	副作用	禁　忌
(a) 抗炎症薬				
副腎皮質ステロイド ・フルチカゾンプロピオン酸 　エステル（フルタイド®: 吸入） ・プレドニゾロン（プレドニン®: 　内用・注射）	プロスタグランジンやロイコトリエンなどの炎症関連物質の産生を抑制	吸入薬は全身作用がきわめて少ない.	［吸入］過敏症, 嗄声, 口腔内カンジダ ［内用・注射］感染症の誘発, 糖尿病, 消化管障害, 骨粗しょう症, 高血圧, 白内障, 緑内障	有効な抗菌薬の存在しない感染症, 深在性真菌症の患者
(b) 気管支拡張薬				
β₂受容体アゴニスト ・長時間作用型: 　サルメテロールキシナホ酸塩 　（セレベント®: 吸入） ・短時間作用型: 　プロカテロール塩酸塩水和物 　（メプチン®: 吸入）	気管支のβ₂受容体を刺激	長時間作用型のサルメテロールキシナホ酸塩は, 副腎皮質ステロイド吸入薬と必ず併用して使用する.	低カリウム血症, ショック	本剤過敏症の患者
キサンチン誘導体 ・テオフィリン（テオドール®, 　テオロング®: 内用） ・アミノフィリン水和物（ネオフィリン®: 注射）	ホスホジエステラーゼを阻害	有効血中濃度域が狭く, 血中濃度モニタリングが行われる.〔§2・3・6 （p.52）参照〕	けいれん, 急性脳症, 横紋筋融解症	本剤過敏症による重篤な副作用の既往歴の患者
抗コリン薬 ・イプラトロピウム臭化物水和物 　（アトロベント®: 吸入）	ムスカリン受容体を阻害	他の気管支拡張薬と併用することにより, 効果が増強する.	上室性頻脈, 心房細動	本剤過敏症, 緑内障, 前立腺肥大症の患者
抗アレルギー薬 ・モンテルカストナトリウム 　（シングレア®: 内用）	システイニルロイコトリエンタイプ1受容体を遮断	吸入ステロイド薬の投与下で, 補助薬として使用されることが多い.	アナフィラキシー, 劇症肝炎, 血管浮腫	本剤過敏症の患者
モノクローナル抗体製剤 ・オマリズマブ（ゾレア®: 皮下注射）	好塩基球, 肥満細胞などの炎症細胞の活性化を抑制	既存の治療薬でコントロールできない難治性患者に対して用いられる.	ショック, 過敏症	本剤過敏症の患者

スト（**β₂受容体アゴニスト**），**キサンチン誘導体，抗コリン薬，抗アレルギー薬，モノクローナル抗体製剤**などがある（表4・24）.

　副腎皮質ステロイドの吸入薬は，局所の抗炎症作用に優れ，血中に吸収されることがほとんどなく，全身性の有害作用が起こりにくいことから，長期管理薬の中心的薬剤として汎用されている. 発作を予防するためには，毎日一定量の薬剤を規則正しく使用することが大切である. 患者が自分で簡便に吸入できるように，さまざまなタイプの吸入器が発売されている（表4・25）.

表4・25 各種吸入器

ドライパウダー式吸入器 (DPI†)	定量噴霧式吸入器 (MDI†)	ネブライザー	ソフトミスト吸入器
例: フルタイド® ディスカス	例: フルタイド® エアゾール	例: 超音波式ネブライザー (コンフォートオアシス®)	例: スピリーバ® レスピマット
ほかにエリプタ, タービュヘイラーなど			
[特徴] ・粉末の薬剤が充填されており, 患者の吸気で粉末をエアゾール化し, 吸入する. ・吸気流量が少ない患者には適さない.	[特徴] ・液剤が充填されており, 専用の噴霧剤で液剤をエアゾール化し, 吸入する. ・患者の吸気流量が少なくても効果が得られやすいが, 噴霧と吸気のタイミングを合わせる必要がある. ・吸入補助具として, スペーサーが用いられることもある.	[特徴] ・液剤の専用の機器で, 霧状にして吸入する. ・乳幼児・高齢者でも確実に吸入できる. ・電源が必要であり, 携帯が困難である.	[特徴] ・液剤の専用の器具で, 霧状にして吸入する. ・定量噴霧式吸入器より噴霧時間が長いため, 吸気のタイミングを合わせやすい.

† DPI: dry powder inhaler, MDI: metered-dose inhaler

[写真図出典]
・フルタイド® ディスカスとフルタイド® エアゾール: グラクソスミスクライン株式会社のホームページより.
・コンフォートオアシス®: 新鋭工業株式会社のホームページより.
・スピリーバ® レスピマット: 日本ベーリンガーインゲルハイム株式会社のホームページより.

　一方, 喘息発作時には, 副腎皮質ステロイドの内用薬あるいは注射薬が用いられる (表4・24 参照).

　β_2 受容体アゴニストの吸入薬には, 短時間作用型と長時間作用型の2つのタイプがあり, 短時間作用型は発作治療に, 長時間作用型 (LABA) は, 長期管理薬として用いられる (表4・24 参照). 近年では, 副腎皮質ステロイド薬と LABA を組合わせた吸入薬が汎用され

LABA: long-acting β_2 agonist
(長時間作用型β_2受容体アゴニスト)

表4・26 副腎皮質ステロイドと長時間作用型β_2受容体アゴニスト (LABA) を組合わせた吸入薬

商品名	配合剤 (一般名)	
	副腎皮質ステロイド	長時間作用型β_2受容体アゴニスト (LABA)
アドエア®	フルチカゾンプロピオン酸エステル	サルメテロールキシナホ酸塩
シムビコート®	ブデソニド	ホルモテロールフマル酸塩水和物
フルティフォーム®	フルチカゾンプロピオン酸エステル	ホルモテロールフマル酸塩水和物
レルベア®	フルチカゾンフランカルボン酸エステル	ビランテロールトリフェニル酢酸塩

ており，長期管理薬の主流となっている（表4・26）.

　モノクロナール抗体製剤は，いずれも皮下注射で用いられ，既存の治療薬によって喘息をコントロールできない難治性の患者に用いられる.

4・3・2　鎮咳薬，去痰薬，呼吸促進薬

　慢性閉塞性肺疾患（COPD），間質性肺炎などの呼吸器系疾病に伴って出現するさまざまな症状（咳，痰，呼吸困難など）に対して，症状緩和のための薬物が用いられる.

　a. 鎮咳薬　咳（咳嗽）とは，気道に入った異物や化学物質，あるいは痰などを取除くために，生理的に生じる防御反応（咳反射）である. 異物や化学物質などにより気道が刺激されると，気道の咳受容器が反応し，その刺激が迷走神経を介して延髄の咳中枢へ伝達され，咳が起こる. 咳は，痰を伴う**湿性咳**と，痰を伴わない**乾性咳**（空咳）に分類される.

　咳反射は，気道の異物を除去するための防御反応であるため，本来抑制すべきではない. しかし，咳が続くことで，不眠や呼吸障害をきたす場合には，**鎮咳薬**の使用を考慮する必要がある. 鎮咳薬には，**中枢性麻薬性鎮咳薬**と**中枢性非麻薬性鎮咳薬**がある（表4・27）.

　b. 去痰薬　気道の細胞は，気道粘液を産生し，気道を常に湿った状態に保っている. ウイルスや細菌，異物が気道に付着すると気道粘液の産生が増加し，これらの病原体は気道粘液にからみとられ，口から外へ**喀痰**

表4・27　鎮咳薬

薬剤名（括弧内は商品名）	作用機序	特徴	副作用	禁忌
(a) 中枢性麻薬性鎮咳薬				
コデインリン酸塩（コデインリン酸塩）	延髄の咳中枢を抑制	薬物の含有率が1%以下の製剤の場合は"家庭麻薬"として扱われる.	依存性，呼吸抑制，錯乱，便秘	重篤な呼吸抑制，気管支喘息発作中，重篤な肝障害，出血性大腸炎の患者
(b) 中枢性非麻薬性鎮咳薬				
チペピジンヒベンズ酸塩（アスベリン®）	延髄の咳中枢を抑制	麻薬性鎮痛薬と比較して鎮咳作用は弱いが，依存性や耐性が少なく，便秘も起こりにくい.	咳，腹痛，嘔吐，発疹	本剤過敏症の患者

表 4・28　去 痰 薬

薬 剤 名 (括弧内は商品名)	作用機序	特 徴	副作用	禁 忌
(a) 気道粘液の産生を促進させる薬物				
ブロムヘキシン塩酸塩 (ビソルボン®)	気道粘液の漿液性分泌を促進	錠剤, 細粒, 吸入液, 注射薬などさまざまな剤形が市販されている.	アナフィラキシー, 悪心, 下痢	本剤過敏症の患者
(b) 喀痰の粘弾性を低下させる (粘液修復) 薬物				
L-カルボシステイン (ムコダイン®)	喀痰中のスルフォムチンやフコムチンの濃度を低下させ, 構成成分を正常化	錠剤, シロップ剤, ドライシロップ剤があり, シロップ剤は幼小児にのみ適応あり.	スティーブンス・ジョンソン症候群, 中毒性表皮壊死症, 肝機能障害	本剤過敏症の患者
(c) 気道を潤滑にする薬物				
アンブロキソール (ムコソルバン®)	肺胞 II 型細胞からの肺サーファクタントなどの分泌を促進	粘液修復薬との併用により, 強い去痰効果が得られる.	アナフィラキシー, スティーブンス・ジョンソン症候群, 悪心, 下痢	本剤過敏症の患者

として排出される.

　去痰薬は, 気道粘液の産生を促進させたり, 喀痰の粘弾性を低下させたり (粘液修復), あるいは気道を潤滑にしたりして, 喀痰の排出を容易にさせる薬物である (表 4・28).

　c. 呼吸促進薬　呼吸促進薬は, 新生児仮死, 薬物中毒, ショックなどにより呼吸抑制が生じたときに, 延髄の呼吸中枢を興奮させ, 呼吸を回復させる目的で使用される. 呼吸促進薬には, 延髄の呼吸中枢を直接刺激する**中枢性呼吸促進薬**と, 末梢 (頸動脈小体, 大動脈小体) に存在する化学受容器を介して, 間接的に延髄の呼

表 4・29　呼 吸 促 進 薬

薬 剤 名 (括弧内は商品名)	作用機序	適 応	副作用	禁 忌
(a) 中枢性呼吸促進薬				
ジモルホラミン (テラプチク®)	呼吸中枢の刺激	新生児仮死, ショック, 催眠薬中毒	咳嗽, めまい, しびれ, 血圧上昇	
(b) 末梢性呼吸促進薬				
ドキサプラム塩酸塩水和物 (ドプラム®)	末梢化学受容器の刺激による呼吸中枢の刺激	急性ハイパーカプニアを伴う慢性肺疾病, 麻酔時・中枢神経系抑制薬による呼吸抑制, 早産・低出生体重児における原発性無呼吸	けいれん, 振戦などの中枢神経症状, 胃腸障害, 血圧上昇	てんかん, 重度の高血圧症・脳血管障害, 冠動脈疾病の患者

吸中枢を刺激する**末梢性呼吸促進薬**がある（表4・29）.

◆ 服薬にあたっての留意点 ◆

① 気管支喘息治療薬として副腎皮質ステロイド吸入薬を使用した場合には，口腔，咽頭カンジダ症の予防のために，使用後は，必ずうがいをする.

② 副腎皮質ステロイドやβ_2受容体アゴニストなどの吸入薬では，特殊なデバイスを用いるので，患者が正しく使用できるように吸入方法を指導する.

③ テオフィリンは過剰投与により重篤な有害作用が出現しやすいので，TDM〔治療薬物モニタリング，§2・3・6（p.52）参照〕を実施することが望ましい.

④ 鎮咳薬・去痰薬としてのコデインリン酸塩には，便秘・悪心などのオピオイド特有の副作用があるので注意を要する.

⑤ 人工呼吸管理を行っている患者では，喀痰の貯留が窒息の原因となりうるためブロムヘキシン塩酸塩などの吸入（ネブライザー）が望ましい.

4・4　消化器系疾病に対する治療薬

　消化器系は，摂取した食物中の栄養素を加水分解など
の化学反応によって吸収可能な低分子に分解し，吸収
し，その残滓を体外に排出する器官系である．これに関
わる器官として消化管（口腔，咽頭，食道，胃，小腸，
大腸，直腸，肛門）と消化腺（唾液腺，肝臓，胆嚢，膵
臓の分泌腺など）がある．消化器系の障害は，消化管の
機能である運動と分泌が促進または抑制されているか，
粘膜組織などが損傷を受けている状態である．これらを
正常に戻すための薬物として，消化性潰瘍治療薬，健
胃・消化薬，消化管運動機能改善薬，炎症性腸疾病薬，
鎮痙薬，催吐・制吐薬，瀉下薬・止瀉薬がある．

4・4・1　消化性潰瘍の治療薬

　a. 胃酸分泌の末梢性調節機構　　胃酸（HCl）の分
泌に対し，交感神経系は抑制的に，副交感神経系（迷走
神経）は促進的に作用している．迷走神経が活性化する
と，胃内の節後神経終末からアセチルコリンが放出さ
れ，壁細胞のムスカリン M_3 受容体を刺激し，胃酸分泌
を促す．

　また，食物が胃に入ると胃酸が分泌されるが，これは
幽門腺にあるガストリン産生細胞（G 細胞）が食物の
アミノ酸などにより活性化され，血中にガストリンを分
泌するためである．このガストリンが血流にのって，胃
に到達するとエンテロクロマフィン様細胞（ECL 細胞）
を刺激してヒスタミンを遊離させ，あるいは壁細胞を直
接刺激して胃酸分泌を亢進させる．

　b. 症　状　　胃内に過剰に分泌された胃酸が，胃粘
膜や十二指腸粘膜を傷害すると**胃・十二指腸潰瘍**に，食
道へ逆流して粘膜を傷害すると**胃食道逆流症（逆流性食
道炎）**になる（図4・3）．

　粘膜筋板を破る深い損傷（胃壁の欠損）を潰瘍とい
い，粘膜の損傷（浅い損傷）をびらんという．消化管の
潰瘍のなかで，胃潰瘍および十二指腸潰瘍は胃酸や消化
酵素による自己消化により生じるため，**消化性潰瘍**とよ
ばれる．

　消化性潰瘍の形成は，**攻撃因子**（粘膜を傷害する要
因）と**防御因子**（胃粘膜を保護する要因）のバランスが
崩れ，防御因子≪攻撃因子となった場合に生じるという

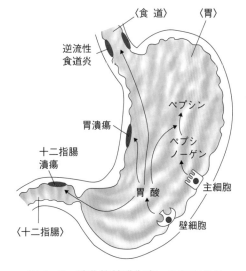

図4・3　消化管粘膜傷害　主細胞から
　ペプシノーゲン，壁細胞から胃酸（塩
　酸）が分泌され，胃酸の作用でペプ
　シノーゲンはペプシンになり胃酸と
　同じように消化作用を示す．胃に過
　剰な胃酸が分泌され，粘膜が傷害を
　受けると胃・十二指腸潰瘍や逆流性
　食道炎の原因になる．

バランス説（図4・4）で説明される.

　一般に，胃潰瘍は防御因子の減弱がおもな原因で起こり，十二指腸潰瘍は攻撃因子の増強によって発症することが多いとされている.

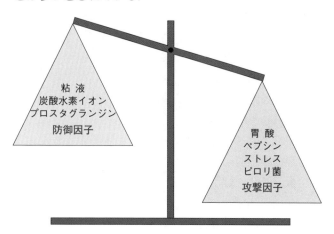

図4・4　バランス説　消化性潰瘍が生じるときの因子バランスは，防御因子≪攻撃因子となっている.

c. 治 療 薬

　1）**攻撃因子制御薬**：バランス説に従うと，攻撃因子を抑制する**制酸薬，胃酸分泌抑制薬**（抗コリン作用，ムスカリン受容体拮抗作用，抗ガストリン作用，ヒスタミン H_2 受容体拮抗作用およびプロトンポンプ阻害作用），**ピロリ菌除菌薬**（⇨ コラム**6**）などが治療に用いられる（図4・5，表4・30）.

［ピロリ菌除菌療法］

　胃潰瘍患者の60〜80％，十二指腸潰瘍患者の90〜95％がピロリ菌陽性であり，ピロリ菌の除菌が消化性潰瘍の標準的な治療になっている.ピロリ菌には一次と二次の除菌療法があり，いずれも1種類の胃酸分泌抑制薬と2種類の抗菌薬の3剤を同時に服用する.

コラム**6**　ヘリコバクター・ピロリ

　ヘリコバクター・ピロリ（ピロリ菌）はらせん状のグラム陰性桿菌である.ピロリ菌はウレアーゼを産生し，胃粘液中の尿素からアンモニアをつくり，胃酸を中和し胃内の強酸性下でも生存できる.

　また，ピロリ菌は毒性タンパク質を産生し，細胞傷害を生じさせ，萎縮性胃炎，胃・十二指腸潰瘍，胃がんなどの病態とも深く関わっている（図）.

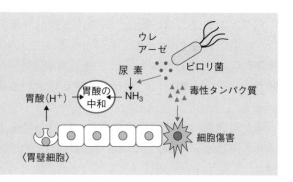

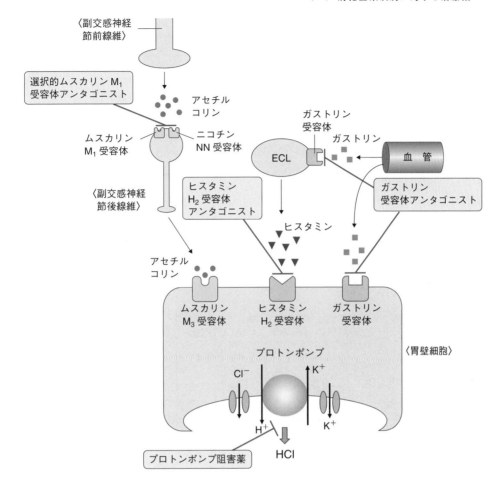

図4・5　胃酸分泌亢進機構と薬の作用　—|: 阻害，ECL: エンテロクロマフィン様細胞

表4・30　攻撃因子制御薬

薬 剤 名 （括弧内は商品名）	作用機序	適応，特徴	副作用	禁　忌
（a）制 酸 薬				
吸収性制酸薬 ・炭酸水素ナトリウム 　（重曹）	・胃酸を化学的に中和 ・ペプシノーゲンからペプシンへの変換抑制	胸やけ，食べ過ぎ，消化性潰瘍	代謝性アルカローシス（大量に用いた場合）	Na 摂取制限者，ヘキサミン投与中の患者
非吸収性制酸薬 ・水酸化アルミニウムゲル 　（アルミゲル） ・水酸化マグネシウム 　（ミルマグ®） ・酸化マグネシウム 　（酸化マグネシウム）	・胃酸を化学的に中和 ・ペプシノーゲンからペプシンへの変換抑制	胸やけ，食べ過ぎ，消化性潰瘍	［塩化アルミニウム］便秘 ［水酸化マグネシウム，酸化マグネシウム］下痢	［水酸化アルミニウムゲル］透析患者

（つづく）

表4・30　（つづき）

薬剤名 （括弧内は商品名）	作用機序	適応，特徴	副作用	禁忌
(b) 胃酸分泌抑制薬				
プロトンポンプ阻害薬 （PPI[†]） ・オメプラゾール 　（オメプラゾン®） ・ランソプラゾール 　（タケプロン®） ・ボノプラザンフマル酸塩 　（タケキャブ®）	プロトンポンプ（H^+/K^+-ATPアーゼ）阻害（強い胃酸分泌抑制）	ヘリコバクター・ピロリの除菌補助，逆流性食道炎	悪心，便秘，下痢	リルピビリン，アタザナビル（抗ウイルス薬）投与中の患者
ヒスタミンH₂受容体アンタゴニスト（H₂ブロッカー） ・ファモチジン 　（ガスター®） ・ラニチジン塩酸塩 　（ザンタック®）	胃壁細胞のH₂受容体拮抗作用により胃酸分泌を抑制	胃酸およびペプシン分泌抑制作用	女性化乳房，造血機能障害	本剤過敏症の患者
選択的ムスカリンM₁受容体アンタゴニスト ・ピレンゼピン塩酸塩水和物 　（ガストロゼピン®）	・胃壁細胞に伸びる迷走神経節の M₁受容体を選択的に遮断し，胃酸分泌を抑制すると考えられている． ・抗ガストリン作用	胃酸分泌を選択的に抑制し，抗ガストリン作用，防御因子増強作用を示す．	口渇，排尿困難，便秘，頻脈	本剤過敏症の患者
選択的ムスカリンM₃受容体アンタゴニスト ・ブチルスコポラミン臭化物 　（ブスコパン®） ・ブトロピウム臭化物 　（コリオパン®）	胃壁細胞のムスカリンM₃受容体に作用して，胃酸分泌を抑制すると考えられている．	血液脳関門を通過しない第四級アンモニウム塩としてブチルスコポラミンなどが抗コリン性鎮痙薬として用いられている．	口渇，排尿困難，便秘，頻脈	緑内障，前立腺肥大による排尿障害，重篤な心疾患，麻酔性イレウス，出血性大腸炎の患者
ガストリン受容体アンタゴニスト ・プログルミド（プロミド®）	胃壁細胞およびECL[†]細胞のガストリン受容体を遮断し，胃酸分泌を抑制	苦味があるためにかまずに服用するように指導する．	発疹，便秘	
(c) ヘリコバクター・ピロリ除菌薬				
・クラリスロマイシン 　（クラリシッド） ・アモキシシリン水和物 　（サワシリン®） ・ランソプラゾール 　（タケプロン®：PPI） ・テトラサイクリン塩酸塩 　（アクロマイシン®） ・抗原虫薬のメトロニダゾール（フラジール®：二次除菌）		一次除菌では，クラリスロマイシン，アモキシシリン水和物およびランソプラゾールを1週間投与する3剤併用療法が標準である． 二次除菌では，プロトンポンプ阻害薬（PPI）＋アモキシシリン水和物＋メトロニダゾールの3剤が用いられる．		［テトラサイクリン塩酸塩］ペニシリンアレルギーの患者

†　PPI: proton pump inhibitor（プロトンポンプ阻害薬）
　　ECL: enterochromaffin-like cell（エンテロクロマフィン様細胞）

表4・31 粘膜防御因子増強薬

薬剤名 （括弧内は商品名）	作用機序	適応，特徴	副作用	禁忌
病巣保護薬 ・スクラルファート水和物（アルサルミン®）	・胃粘膜の保護 ・抗ペプシン・制酸作用	・胃・十二指腸潰瘍 ・ニューキノロン系抗菌薬との同時併用によりアルミニウムイオンとキレートを形成	便秘	透析患者
粘液産生・分泌促進薬 ・テプレノン（セルベックス®） ・ミソプロストール（サイトテック®） ・レパミピド（ムコスタ®）	胃粘膜でPGE$_2$，PGI$_2$の産生を促進し，胃粘膜分泌と胃粘膜血流を増加	［ミソプロストール］ NSAIDsにより発症した消化性潰瘍に適応	［テプレノン］ 肝障害，黄疸 ［ミソプロストール］ 下痢，腹痛 ［レパミピド］ アナフィラキシー	［ミソプロストール］妊婦
胃粘膜循環改善薬 ・セトラキサート塩酸塩（ノイエル®）	胃粘膜微小循環改善がおもな作用	・防御・攻撃両面に作用 ・血栓のある患者や消費性凝固障害のある患者には慎重投与	便秘，悪心・嘔吐，発疹	
ドパミンD$_2$受容体アンタゴニスト ・スルピリド（ドグマチール®）	ドパミンD$_2$受容体を遮断し，胃運動を亢進	・低用量: 抗潰瘍作用 ・中用量: 抗うつ作用 ・高用量: 抗精神病作用 ・プロラクチン値上昇注意	乳汁分泌	褐色細胞腫の疑い，プロラクチン分泌性下垂体腫瘍の患者
局所麻酔薬 ・オキセサゼイン（ストロカイン®）	胃の知覚神経に作用して，求心性刺激を遮断し，特に局所の痛覚を消失させる.	・胃粘膜局所麻酔薬（内用）として使用 ・食道炎，胃炎に有効	便秘，悪心，下痢	本剤過敏症の患者

　2）**粘膜防御因子増強薬**: 粘膜を保護する方法としては病巣部位の保護，肉芽形成の促進，粘液分泌の促進，粘膜微小循環の改善，プロスタグランジンの増強の5つがある. 治療薬として，**病巣保護薬，粘液産生・分泌促進薬，胃粘膜循環改善薬，ドパミンD$_2$受容体アンタゴニスト，局所麻酔薬**が用いられる（表4・31）.

4・4・2 健胃薬，消化薬

　健胃薬は，味覚や嗅覚を刺激することで胃腸管の運動・分泌機能を促進する薬物であり，食欲不振や消化器機能の低下に対して用いる. **消化薬**（消化酵素薬）は，食物の消化を助け，食欲を促進させる薬物で，食欲不振や消化器機能の低下に対して，消化力を強化する目的で用いる.

　① **健胃薬**
　　・苦味健胃薬: オウバクなど
　　・芳香健胃薬: ケイヒなど
　　・辛味健胃薬: サンショウなど
　② **消化薬**: ジアスターゼなど

4・4・3 消化管運動機能改善薬

慢性胃炎患者や明らかな器質的疾病のない場合にみられる胃の上部の不定愁訴を伴う疾病を**機能性胃腸症**とよぶ. 消化管運動の低下により胃内容物が停滞し, 胸やけ, 悪心, 食欲不振, 腹部膨満感などの消化器症状が発現する. このような症状を軽減するために消化管運動を刺激する薬が用いられる (図4・6, 表4・32).

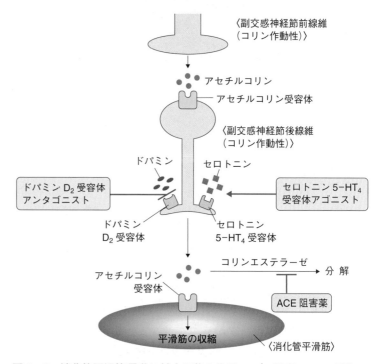

図4・6 消化管平滑筋運動に対する薬の作用　⊣: 阻害, →: 刺激

表4・32 消化管運動機能改善薬

薬剤名 (括弧内は商品名)	作用機序	特徴	副作用	禁忌
ドパミン D$_2$受容体アンタゴニスト ・メトクロプラミド 　(プリンペラン®) ・ドンペリドン (ナウゼリン®)	ドパミン D$_2$受容体を遮断し, アセチルコリン遊離を促進する.	・消化管運動の調節 ・中枢性・末梢性嘔吐のいずれにも制吐作用をもつ.	高プロラクチン血症 (乳汁分泌促進)	褐色細胞腫, 消化管出血, 消化管穿孔, 器質的閉塞の患者
セロトニン 5-HT$_4$受容体アゴニスト ・モサプリドクエン酸塩水和物 　(ガスモチン®)	5-HT$_4$受容体刺激によりアセチルコリン遊離を促進し, 上部および下部の消化管運動を活性化させる.	上部および下部の消化管運動を促進	劇症肝炎, 好酸球増加, 下痢	
アセチルコリンエステラーゼ阻害薬 **(ACE 阻害薬)** ・アコチアミド塩酸塩水和物 　(アコファイド®)	コリンエステラーゼ阻害によりアセチルコリン分解を抑制し, 作用を増強させる.	機能性胃腸症治療薬	下痢, 便秘	本剤過敏症の患者

4・4・4 下剤, 止瀉薬

下剤, 止瀉薬については, §5・4 便秘 (p.224) おおよび §5・5 下痢 (p.227) に記載する.

4・4・5 炎症性腸疾病の治療薬

炎症性腸疾病には, **潰瘍性大腸炎**と**クローン病**がある. 潰瘍性大腸炎の炎症・潰瘍病変は大腸に局限し, 深さも粘膜から粘膜下層までに留まることが多い. 一方, クローン病の炎症・潰瘍病変は大腸・小腸に及び, 特に回腸・盲腸部に好発し, 潰瘍病変は筋層に達するほど深い. 炎症性疾患治療薬を表4・33に示す.

4・4・6 過敏性腸症候群の治療薬

過敏性腸症候群とは, 主として大腸の運動や分泌機能の異常によって起こる病態の総称であり, 消化管には器質的病変は認められないが, **便通異常** (下痢や便秘), **腹痛**および**腹部不快感**が慢性的あるいは間欠的に生じる

表4・33 炎症性腸疾病の治療薬

薬剤名 (括弧内は商品名)	作用機序	適応, 特徴	副作用	禁忌
(a) 潰瘍性大腸炎治療薬				
アミノサリチル酸製剤 ・メサラジン (アサコール®, ペンタサ®) ・サラゾスルファピリジン (サラゾピリン®)	炎症細胞から放出される活性酸素を除去	サラゾスルファピリジンはメサラジンとスルファピリジンが結合したもので, 大腸の腸内細菌によってメサラジンとスルファピリジンに分解される.	間質性肺疾病, 発疹, 下痢, 腹痛, 嘔吐, 肝機能異常	重篤な腎・肝障害, 本剤過敏症の患者
副腎皮質ステロイド ・プレドニゾロン (プレドニン®)	抗炎症・抗リウマチ作用	炎症を抑える目的で使用する.	感染症, 骨粗しょう症, 動脈硬化病変	生ワクチン投与不可
免疫抑制薬 ・タクロリムス水和物 (プログラフ®)	IL-2などのサイトカイン産生抑制	TDM対象 〔§2・3・6 (p.52) 参照〕	急性腎障害, 心不全, 不整脈, 高カリウム血症	生ワクチン投与不可
抗体製剤 ・インフリキシマブ (レミケード®) ・アダリムマブ (ヒュミラ®)	抗TNF-αモノクローナル抗体製剤	既存薬の効果が不十分なときの中程度以上の場合に用いる.	重篤な感染症, 活動性結核, うっ血性心不全	感染症, 結核の患者, 重篤なインフュージョン・リアクション発生時
(b) クローン病治療薬				

・アミノサリチル酸製剤: メサラジン (アサコール®, ペンタサ®)
・副腎皮質ステロイド: プレドニゾロン (プレドニン®)
・抗体製剤: インフリキシマブ (レミケード®), アダリムマブ (ヒュミラ®)

作用機序, 特徴, 副作用, 禁忌などは, 上記 (a) を参照.

表4・34 過敏性腸症候群の治療薬

薬 剤 名 （括弧内は商品名）	作用機序	適応，特徴	副作用	禁　忌
オピオイド受容体アゴニスト （⇨ コラム **7**） ・トリメブチンマレイン酸塩 （セレキノン®）	ノルアドレナリンの遊離促進とアセチルコリン遊離を抑制し，蠕動運動を正常化	胃・腸運動調律作用（胃腸両方に作用）	下痢，便秘，口渇	重篤な腎・肝障害，サリチル酸類過敏症の患者
合成高分子化合物 ・ポリカルボフィルカルシウム（コロネル®）	・中性条件下で水分を吸収し，膨潤，ゲル化，便の水分バランスを調節 ・腸管内で作用	便通異常（下痢，便秘）	発疹，痒み，悪心，嘔吐，口渇	急性腹部疾病，術後イレウス，高カルシウム血症，腎結石，腎不全の患者
抗コリン薬 ・メペンゾラート臭化物（トランコロン®）	・アセチルコリンのムスカリン受容体への結合を阻害（腸の動きを抑制） ・鎮痙・唾液分泌抑制	過敏大腸症	口渇	緑内障や前立腺肥大症による排尿障害がある患者
セロトニン（5-HT₃）受容体アンタゴニスト ・ラモセトロン塩酸塩（イリボー®）	$5-HT_3$ 受容体遮断（消化管運動を抑制）	女性の用量は男性の半量とされている．	便秘，硬便，腹部膨満	本剤過敏症の患者
グアニル酸シクラーゼC（GC-C）受容体アゴニスト ・リナクロチド（リンゼス®）	グアニル酸シクラーゼC受容体を遮断（腸管分泌促進作用などを促進）	便秘型過敏性腸症候群	下痢，腹痛	便秘型過敏性腸症候群，慢性便秘症の患者（器質的疾患による便秘は除く．）

CTZ: chemoreceptor trigger zone（化学受容器引金帯）

機能性消化管疾病である．過敏性腸症候群は症状によって，**便秘型，下痢型，混合型**および**分類不能型**に分けられる．

　過敏性腸症候群の治療薬としては，便通異常を改善する薬とストレスを緩和する薬が対症療法的に用いられる．抗不安薬なども用いられる（表4・34）．

4・4・7 催 吐 薬

　胃内容物が食道に逆流し，口腔を経て体外へ排泄されることを**嘔吐**という．嘔吐は生理的防御反応のひとつである．有害物質が摂取された場合や，乗り物酔いなどの異常な刺激（動揺病）や抗がん剤，放射線療法による刺激によっても誘発される．

　催吐薬は嘔吐を起こさせる薬で，胃内の有害物質を吐出させる目的で用いる．**中枢性催吐薬**と**末梢性催吐薬**に分類される．〔嘔吐を抑制する薬である制吐薬については，§5・3 悪心・嘔吐（p.222）参照．〕

① **中枢性催吐薬**：アポモルヒネ塩酸塩（アポカイン®）など．化学受容器引金帯（CTZ）のドパミンD_2受容体を活性化することで強い嘔吐を起こす

（⇨ コラム **8**）.

② **末梢性催吐薬**: **トコン**（吉見トコン®M）など. 胃粘膜を刺激して反射的に嘔吐中枢を興奮させる.

4・4・8 肝臓の疾病の治療薬

肝臓の疾病には, ウイルス性肝炎（急性, 慢性）, 肝硬変, 肝臓がん, 脂肪肝, アルコール性肝障害などがある. ウイルス性肝炎, アルコール性肝障害が慢性化し長期化することで, 肝硬変や肝臓がんに移行する. わが国の肝臓の疾病の原因は, おもに**ウイルス性の肝障害**が占めている.

A 型肝炎ウイルス（HAV）, B 型肝炎ウイルス（HBV）に対するワクチンはあるが, C 型肝炎ウイルス（HCV, ⇨ コラム **9**）に対するワクチンはない. B 型および C 型慢性肝炎の治療には, 各種**インターフェロン製剤**や**核酸アナログ**の抗ウイルス薬が用いられる（表 4・35）.

4・4・9 胆嚢・胆道系疾病の治療薬

胆道炎, 胆石, 胆道ジスキネシーなどが重要である.

胆道炎は胆道への細菌感染による炎症性疾病であり, 炎症の発症する場所により胆嚢炎, 胆管炎とよばれる.

胆嚢, 胆嚢管, 肝管, 総胆管などの胆道内にできる胆石には, コレステロール結石とビリルビン結石があるが, 前者が大半を占める. 胆石患者では, 疝痛, 発熱, 黄疸がみられる.

胆道ジスキネシーは, 胆嚢および胆管の平滑筋や Oddi 括約筋の機能障害で緊張亢進性, 運動亢進性, 緊張低下性のものがある.

治療薬として, **利胆薬**（催胆薬, 排胆薬）などが用いられる.

① **催胆薬**: 肝臓からの胆汁分泌を促進する. **ウルソデオキシコール酸**（ウルソ®）など.

② **排胆薬**: 胆嚢収縮あるいは Oddi 括約筋弛緩により胆汁の排胆を促す. **フロプロピオン**（コスパノン®）など.

4・4・10 膵炎の治療薬

a. 急性膵炎　アルコールの過剰摂取や胆石などの胆道系疾病を背景として, プロテアーゼなどの消化酵

コラム 8　化学受容器引金帯（CTZ）

第四脳室底の延髄最後野に存在する. CTZ には血液脳関門が発達していないので, 血中および脳脊髄液中の催吐物質を CTZ が感知して嘔吐中枢に興奮を伝達する. CTZ には, 5-HT$_3$ 受容体, ドパミン受容体, オピオイド受容体, ムスカリン受容体が発現しており, 嘔吐の発現に関与している.

HAV: hepatitis A virus（A 型肝炎ウイルス）

コラム 9　ジェノタイプとセロタイプ

C 型肝炎ウイルス（HCV）を遺伝子の塩基配列の類似性から分類したものを**ジェノタイプ**という. 一方, HCV の塩基配列の違いによりつくられるタンパク質も異なるが, それに対する抗体の違いから分類したものが**セロタイプ**である.

セロタイプは 2 つのグループに分けられ, セログループ 1 にはジェノタイプ 1a, 1b, 1c が, セログループ 2 にはジェノタイプ 2a, 2b, 2c のサブタイプが含まれる.

ジェノタイプ検査は遺伝子検査で保険未収載のため, 通常は HCV セロタイプ検査が利用される.

表 4・35 ウイルス性肝炎の治療薬

薬剤名 （括弧内は商品名）	作用機序	適応，特徴	副作用	禁 忌
(a) インターフェロン（IFN）製剤				
・天然型 INFα，INFβ ・遺伝子組換え型 INFα-2a，INFα-2b（トリラホン®）	抗ウイルス作用	HBe 抗原陽性でかつ DNA ポリメラーゼ陽性	間質性肺炎，インフルエンザ様症状，悪心	小柴胡湯を投与中の患者
(b) B 型肝炎ウイルス薬				
・エンテカビル水和物（バラクルード®） ・テノホビルアラフェナミドフマル酸塩（ベムリディ®）	・逆転写酵素阻害作用 ・DNA 合成阻害作用	B 型慢性肝炎，肝硬変に有効	頭痛，腹痛	本剤過敏症，抗菌薬のリファンピシン投与中，セントジョーンズワート含有食品摂取中の患者
(c) C 型肝炎ウイルス薬[†]				
・リバビリン（レベトール®）	RNA ポリメラーゼ阻害	・プリンヌクレオシド類似物質 ・C 型慢性肝炎に有効	貧血，発熱，頭痛	催奇形性があるので妊婦（パートナー），重篤な肝障害，自己免疫性肝炎の患者
・アスナプレビル（スンベプラ®） ・グラゾプレビル水和物（グラジナ®）	非構造タンパク質 3・4A（NS3・4A）プロテアーゼ阻害	セログループ 1（ジェノタイプ 1a または 1b）の C 型慢性肝炎でのウイルス血症改善（⇨ コラム ⑨）	便秘，血中ビリルビン増加	抗菌薬のリファンピシン，リファブチン，抗 HIV 薬のエファビレンツ投与中，中程度以上の肝障害または非代償性肝疾病の患者
・ダクラタスビル塩酸塩（ダクルインザ®） ・エルバスビル（エレルザ®）	NS5A プロテアーゼ阻害	セログループ 1（ジェノタイプ 1a または 1b）の C 型慢性肝炎でのウイルス血症改善	肝障害，発疹，頭痛	妊婦
・ソホスブビル（ソバルディ®）	NS5B ポリメラーゼ阻害	・セログループ 2 の C 型慢性肝炎 ・セログループ 1，2 のいずれにも該当しない C 型慢性肝炎	貧血，高血圧，頭痛	重度腎障害の患者
(d) 肝庇護薬				
・グリチルリチン製剤（グリチロン®）	肝機能改善作用	慢性肝疾病における肝機能異常の改善	血清カリウム低下，血圧上昇，腹痛，頭痛	アルドステロン症，ミオパチー，低カリウム血症の患者
(e) 肝不全治療薬				
・ラクツロース（モニラック®）	・腸管内アンモニア産生・吸収を抑制 ・分岐鎖アミノ酸製剤（芳香族アミノ酸の脳への移行を抑制）	生理的腸管機能改善作用，腸管アンモニア産生・吸収を抑制	下痢	ガラクトース血症の患者

† 作用機序が異なる薬を合わせた合剤もある．例: レジパスビルアセトン付加物・ソホスブビル配合（ハーボニー®），オムビタスビル水和物・パリタプレビル水和物・リトナビル配合（ヴィキラックス®）など．

素が膵臓に過剰に貯留し活性化することで，膵臓の自己消化・炎症が起こる疾病である．激しい上腹部痛と発熱があり，重症時には全身ショック状態に陥ることもある．

　治療薬として，**胃酸分泌抑制薬**，**プロテアーゼ阻害薬**，疼痛の対症療法としての**鎮痛薬**が用いられる（表4・36）．

　b. 慢性膵炎　　炎症症状が持続し，膵実質が不可逆性の線維化・硬化をきたし，上腹部痛が長期にわたって持続する状態をいう．急性膵炎と同様に胃酸分泌抑制薬，**プロテアーゼ阻害薬**，**鎮痛薬**などが治療薬として用いられる（表4・36）．また，Oddi 括約筋を弛緩させて膵管内圧を低下させる**フロプロピオン**（コスパノン®）などの **COMT 阻害薬**が用いられる．

COMT: catechol-O-methyl trans-ferase（カテコール-O-メチルトランスフェラーゼ）

表4・36　急性膵炎の治療薬

薬 剤 名 （括弧内は商品名）	作用機序	特 徴	副作用	禁 忌
(a) 胃酸分泌抑制薬				
ヒスタミン H₂ 受容体アンタゴニスト ・ファモチジン（ガスター®） **プロトンポンプ阻害薬** ・オメプラゾール（オメプラゾール） **ムスカリン M₁ 受容体アンタゴニスト** ・ピレンゼピン塩酸塩水和物 　（ガストロゼピン®）	胃酸分泌抑制作用（胃酸分泌が亢進されると膵外分泌も促進されるため）		表4・30 （p.151）参照.	表4・30 参照.
(b) プロテアーゼ阻害薬				
・ナファモスタットメシル酸塩 　（フサン®） ・カモスタットメシル酸塩 　（フオイパン®）	トリプシン，カリクレインなどの膵プロテアーゼを阻害	消化酵素による膵組織自己消化を抑制する.	発疹，血圧降下，悪心	急性腹部疾病，術後イレウス，高カルシウム血症，腎結石，腎不全の患者
(c) 鎮痛薬				
・インドメタシン（インデパン®） ・ペンタゾシン（ソセゴン®） ・モルヒネ塩酸塩水和物 　（モルヒネ塩酸塩）	COX-1 阻害作用	胃腸傷害がない NSAIDs である.	胃腸出血，発疹	消化性潰瘍，サリチル酸系薬過敏症，トリアムテレン投与中の患者

◆ 服薬にあたっての留意点 ◆

　① ピロリ菌の除菌療法では副作用が 40 % 程度発生するため，下痢・味覚障害などに注意が必要である．

　② 胆石症患者の再発予防には，バランスのとれた規則正しい食事が有効であり，食事と運動で肥満にならないように指導する．

4・5　腎・泌尿器系疾病に対する治療薬

泌尿器の疾病としては，腎臓そのものの機能低下や障害による腎不全，慢性腎臓病およびネフローゼ症候群，尿の貯留（蓄尿）や排出（排尿）に関係する疾病，生殖器系（子宮内膜症，前立腺肥大）に関連した疾病，結石などがある．

4・5・1　利 尿 薬（表4・37）

腎機能の障害により，Na^+や水の排泄が減少し，浮腫や高血圧状態になる．**利尿薬**は尿生成を促進させ尿量

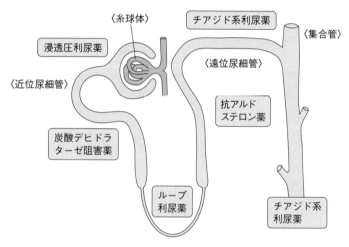

図4・7　ネフロンと利尿薬の作用部位

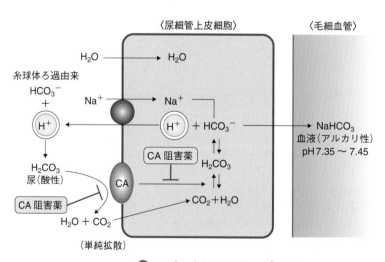

●: Na^+-H^+交換輸送体　—|: 阻害

図4・8　炭酸デヒドラターゼ(CA)の作用機序　炭酸デヒドラターゼ阻害薬によりH^+の産生を抑制し，Na^+-H^+の交換が低下する．これに伴って水の再吸収も減少し，尿生成が促進される．

を増やして循環血液量を調整して浮腫を取除く．高血圧
や心不全の治療にも用いられる．尿細管での水・Na^+
の再吸収を抑制する利尿薬が多く用いられている（図
4・7）．

　利尿薬には，浸透圧利尿薬，炭酸デヒドラターゼ阻害
薬（図4・8），ループ利尿薬（図4・9），チアジド系
利尿薬，抗アルドステロン薬（カリウム保持性利尿薬，
図4・10）などがある．

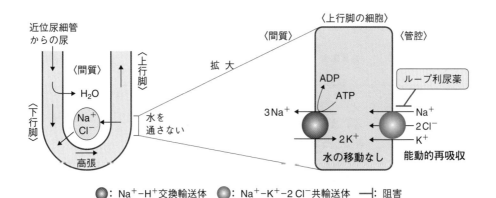

図4・9　ループ利尿薬の作用機序　ヘンレ係蹄の上行脚の管腔側から Na^+-K^+-$2Cl^-$ 共輸送体を阻害することで間質への Na^+ と Cl^- の再吸収が抑制され，間質の浸透圧が低下し，尿の濃縮能（水の再吸収）も低下する．

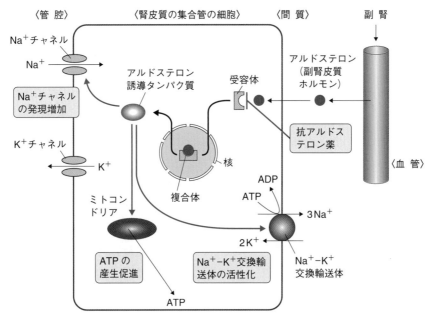

図4・10　抗アルドステロン薬（カリウム保持性利尿薬）の作用機序　アルドステロン受容体において，アルドステロンに対して競合的に拮抗することで，① Na^+-K^+ 交換輸送体活性の抑制，② Na^+ チャネルの発現抑制，③ ATP 産生の抑制をもたらす（⊢: 阻害）．

表4・37　利　尿　薬

薬剤名 （括弧内は商品名）	作用機序	適　応	副作用	禁　忌
(a) 浸透圧利尿薬				
・D−マンニトール （マンニットール®）	浸透圧による利尿作用	脳浮腫などの脳圧亢進時	電解質異常，急性腎障害	急性頭蓋内血腫の患者
(b) 炭酸デヒドラターゼ阻害薬				
・アセタゾラミド （ダイアモックス®）	炭酸デヒドラターゼ阻害	心性浮腫，肝性浮腫，てんかん，メニエール病，緑内障	代謝性アシドーシス，低K血症	無尿，Na-K減少，スルホンアミド系薬過敏症，急性腎障害の患者
(c) ループ利尿薬				
・フロセミド（ラシックス®） ・アゾセミド（ダイアード®）	$Na^+-K^+-2Cl^-$共輸送系を阻害	［フロセミド］浮腫や高血圧症 ［アゾセミド］浮腫のみ	低K血症，低Cl性アルカローシス，難聴	無尿，肝性昏睡，Na-K減少，スルホンアミド系薬過敏症の患者
(d) チアジド系利尿薬				
・ヒドロクロロチアジド （ヒドロクロロチアジド） ・トリクロルメチアジド （フルイトラン®） **チアジド系類似利尿薬** ・インダパミド（デナキシル®） ・メフルシド（バイカロン®）	ループ利尿薬よりも遠位部の遠位尿細管でのNa^+-Cl^-共輸送系を阻害	腎性尿崩壊症，浮腫，高血圧症（メフルシドは高血圧症のみ適応）	低Na血症，低K血症，低Cl性アルカローシス	無尿，急性腎障害，Na-K減少，スルホンアミド系薬過敏症の患者
(e) カリウム保持性利尿薬				
抗アルドステロン薬 ・スピロノラクトン （アルダクトンA®） ・エプレレノン（セララ®）	遠位部ネフロンに作用	［スピロノラクトン］肝硬変による腹水治療左室収縮能不全によるうっ血性心不全	［スピロノラクトン］高K血症，男性の女性化乳房 ［エプレレノン］女性化乳房作用はない．	無尿または腎不全，腎機能進行性悪化状態，高K血症，アジソン病の患者
Na^+チャネル遮断薬 ・トリアムテレン （トリテレン®）	Na^+チャネル遮断	心性浮腫 腎性・肝性浮腫	高K血症	無尿，急性腎障害，高K血症，腎結石，ジクロフェナク投与中の患者
(f) バソプレシンV_2受容体アンタゴニスト				
・トルバプタン（サムスカ®）	選択的V_2受容体拮抗作用	他の利尿薬で効果不十分・低Na血症合併の心不全・肝硬変の浮腫	腎不全，血栓塞栓症，高Na血症	高Na血症の患者，妊婦

4・5・2　血清電解質異常の治療薬

a. 高カリウム血症　　血清カリウム（K^+）値の正常値は3.6〜5.0 mEq/Lであり，血清K^+濃度が5.4 mEq/L以上の状態を**高カリウム血症**という．おもな原因として，① カリウム過負荷，② 細胞内から細胞外へのカリウムシフト，③ 排泄障害がある．症状としては，

心機能異常（徐脈，伝導障害，収縮不全），呼吸異常，筋力低下，知覚異常，意識障害が現れる．

治療薬としては，軽症ならポリスチレンスルホン酸カルシウム（カリメート®），不整脈など重症ならば，グルコン酸カルシウム静注（カルチコール®）がある．

b. 低カリウム血症　　血清 K^+ 濃度が 3.5 mEq/L 以下の状態を**低カリウム血症**という．おもな原因として，① カリウム欠乏，② 細胞外から細胞内へのカリウムシフト，③ 排泄過剰がある．症状としては，心臓，神経，筋を中心に全身に及び，心不全，心電図の変化，心筋の膨張と横紋の消失，呼吸障害などが生じる．

治療薬として塩化カリウム（スローケー®）が経口投与される．

4・5・3　排尿障害の治療薬（図4・11）

排尿障害は，**蓄尿障害**（頻尿，尿失禁など）と**排出障害**（排尿困難，残尿感，尿閉など）に大きく分けられる．

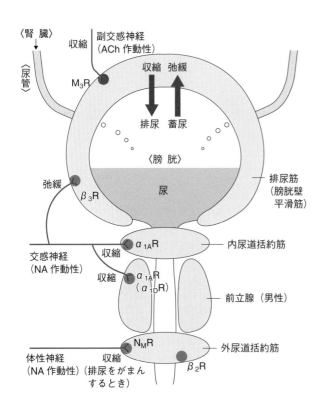

ACh: アセチルコリン，NA: ノルアドレナリン

図4・11　排尿にかかわる筋と支配神経
尿道括約筋は2種類ある．膀胱頸部の平滑筋からなる内尿道括約筋と横紋筋成分を含む外尿道括約筋である．排尿筋（膀胱本体）では，ムスカリン M_3 受容体とアドレナリン β 受容体が重要であり，ムスカリン M_3 受容体は収縮，アドレナリン β 受容体は弛緩に関与している．膀胱頸部から尿道にかけては，アドレナリン α 受容体が分布しており，膀胱頸部と尿道の収縮に関与している．外尿道括約筋は体性神経である陰部神経に支配されている．

　排尿に関してのトラブルは，男性の場合は尿の切れが悪くなる尿路閉塞（前立腺肥大症，膀胱出口部閉塞）や，下着の中に漏らしたり，トイレに間に合わない切迫性尿失禁（過活動膀胱）が多い．また，女性の場合はくしゃみや歩行などの運動により，尿意に関係なく漏れる腹圧性尿失禁や切迫性尿失禁が多い．〔前立腺肥大症に伴う排尿障害は，§4・10・2（p.209）参照．〕

　蓄尿障害には膀胱を広げる薬（**抗コリン薬，平滑筋弛緩薬**）と排出経路を閉める薬（**β_2受容体アゴニスト**）が有効である．排出障害には膀胱を収縮させる薬（**ムスカリン受容体アゴニスト，コリンエステラーゼ阻害薬，α_1受容体アンタゴニスト**）が有効である（表 4・38）．

表 4・38　排尿障害に対する治療薬

薬 剤 名 （括弧内は商品名）	作用機序	副作用	禁　忌
(a)　蓄尿障害の治療薬			
抗コリン薬 ・プロピベリン塩酸塩 　（バップフォー®） ・コハク酸ソリフェナシン 　（ベシケア®）	抗コリン作用と Ca 拮抗作用により排尿筋の異常収縮を抑制し，膀胱を広げる．	口渇，便秘，腹痛	幽門・十二指腸・腸管閉塞，尿閉，閉塞隅角緑内障の患者
β_2受容体アゴニスト ・クレンブテロール塩酸塩 　（スピロペント®）	・排出経路を閉める． ・膀胱内圧低下作用	振戦，動悸，頭痛	下部尿路閉塞の患者
平滑筋弛緩薬 ・フラボキサート塩酸塩 　（ブラダロン®）	排尿筋を弛緩し，膀胱を広げ，膀胱容量を増大させる．	胃腸障害，発疹	幽門・十二指腸・腸管閉塞の患者
(b)　排出障害の治療薬			
ムスカリン受容体アゴニスト ・ベタネコール塩化物 　（ベサコリン®）	・ムスカリン受容体を刺激し膀胱を収縮させる． ・消化管運動亢進	心悸亢進，胸やけ，悪心，腹痛	甲状腺機能亢進症，気管支喘息の患者，妊婦
コリンエステラーゼ阻害薬 ・ネオスチグミン臭化物 　（ワゴスチグミン®） ・ジスチグミン臭化物 　（ウブレチド®）	コリンエステラーゼを阻害し膀胱を収縮させる．	消化管・尿路の器質的閉塞，迷走神経緊張症	過敏症状，血圧降下，気管支けいれんの患者
α_1受容体アンタゴニスト ・プラゾシン塩酸塩（ミニプレス®） ・シロドシン（ユリーフ®）	アドレナリンα_1受容体を遮断し膀胱を収縮させる．	［共通］失神，意識消失 ［ユリーフのみ］ 　射精障害	本剤過敏症の患者

4・5・4　過活動膀胱の治療薬

　過活動膀胱は，膀胱内に尿がそれほど溜まっていないのに尿意を催す疾病である．膀胱の収縮には神経伝達物質のアセチルコリンが関与する．アセチルコリンがムスカリン受容体に作用すると膀胱が収縮する．ムスカリン受容体におけるアセチルコリンの作用を阻害（抗コリン作用）することにより膀胱の収縮を抑える．治療薬を表4・39に示す．

4・5・5　尿路結石の治療薬

　タンパク質，無機質結晶などが凝集し，析出した結石が尿路を閉塞する疾病を**尿路結石**という．結石の直径が

表 4・39　過活動膀胱の治療薬

薬剤名 （括弧内は商品名）	作用機序	適 応	副作用	禁 忌
選択的ムスカリン受容体アンタゴニスト ・イミダフェナシン（ウリトス®） ・コハク酸ソリフェナシン（ベシケア®）	コリン作用を阻害し，鎮痙・消化管運動抑制	過活動膀胱における尿意切迫感．頻尿および切迫性尿失禁	排尿障害，頭痛，心悸亢進	出血性大腸炎，緑内障，前立腺肥大による排尿障害の患者
尿失禁・頻尿治療薬 ・プロピベリン塩酸塩（バップフォー®）	抗コリン作用とカルシウム拮抗作用で膀胱平滑筋の異常収縮を抑制	神経因性膀胱，神経性頻尿	口渇，便秘，腹痛	幽門・十二指腸・腸管閉塞の患者
β_3 受容体アゴニスト ・ミラベグロン（ベタニス®）	β_3 受容体を刺激し膀胱を弛緩	過活動膀胱における尿意切迫感．頻尿および切迫性尿失禁	便秘，口内乾燥	重篤な心疾病の患者，妊婦，授乳婦

表 4・40　尿路結石の治療薬

薬剤名 （括弧内は商品名）	作用機序	特 徴	副作用	禁 忌
鎮痙薬 ・ブチルスコポラミン臭化物（ブスコパン®）	抗コリン作用で鎮痙・消化管運動抑制	膀胱内圧上昇抑制作用をもつ．	排尿障害，頭痛，心悸亢進	出血性大腸炎，緑内障，前立腺肥大による排尿障害の患者
鎮痛薬				
・インドメタシン（インテバン®）	COX-1 阻害作用	NSAIDs である．	消化性潰瘍	発疹，頭痛，めまいの患者
・ペンタゾシン（ソセゴン®）	おもに κ 受容体を介した鎮痛作用	非麻薬性鎮痛薬である．	呼吸抑制	頭蓋内圧上昇，重篤な呼吸抑制の患者
尿アルカリ化薬 ・クエン酸 K・クエン酸 Na 水和物配合（ウラリット®）	制酸作用	尿酸結石はアルカリ性で溶解性が高まるために用いられる．	下痢，軟便	ヘキサミン（尿路消毒薬）投与中の患者
結石排出促進薬 ・ウラジロガシエキス（ウロカルン®）	結石排出促進作用	結石発育抑制・溶解作用および利尿作用をもつ．	胃不快感	

小さい場合は運動や飲水によって自然排泄される場合もある．治療薬として，**鎮痙薬**，**鎮痛薬**，**尿アルカリ化薬**，**結石排出促進薬**などが用いられる（表 4・40）．

4・5・6　腎不全の治療薬

a. 腎不全　さまざまな原因により腎機能が低下し，生体の恒常性の維持が不能となった状態が**腎不全**である．腎臓がもつ生理機能（水・電解質調節，酸塩基平衡，ホルモン産生調節など）が破綻した状態である．腎不全は，その発症や臨床経過から**急性腎不全**（急性腎障害）と**慢性腎不全**（慢性腎臓病）に分類される．

b. 腎不全の症状

1）**急性腎不全**（**急性腎障害**）: 正常な腎機能が短時間（数時間から数日）のうちに障害され，生体の恒常性の維持障害（水・電解質，酸塩基平衡異常など）を呈するが，対症療法により腎機能の回復が可能である．発症機序から**腎前性**，**腎性**，**腎後性**に分類される（表 4・41）．

2）**慢性腎不全**（**慢性腎臓病**）: 数カ月から数十年に

表 4・41　急性腎不全の分類

分　類	原因と病態	治　療　法
腎前性	ショックや熱中症などによる脱水，大出血など腎臓の手前の問題による腎血流量の急激な低下によって糸球体ろ過量が低下することに起因する．	脱水に対する輸液，血圧低下に対する昇圧薬の投与
腎（実質）性	腎臓自体の障害により糸球体ろ過量が低下することに起因する．薬物による急性尿細管壊死による．	薬剤などの腎毒性物質の中止
腎後性	ろ過が行われても，尿路閉塞があって，尿がうっ帯し排泄されない状態（前立腺肥大症に伴う尿閉など）	尿管カテーテルの挿入などによる閉塞部位の改善

表 4・42　慢性腎不全の病期分類

病　期	特　徴
第 I 期 （腎予備力低下）	・GFR: 50 mL/ 分 /1.73 m^2 以上 （⇨ コラム10） ・代償機能により機能維持，無症状
第 II 期 （機能代償期）	・GFR: 30〜50 mL/ 分 /1.73 m^2 ・夜間多尿，代償機能は不完全
第 III 期 （機能非代償期）	・GFR: 10〜30 mL/ 分 /1.73 m^2 ・血清電解質異常，体液の恒常性は破綻
第 IV 期 （尿毒症期）	・GFR: 10 mL/ 分 /1.73 m^2 以下 ・尿毒症，透析が必要

コラム10　糸球体ろ過量（GFR）

糸球体で 1 分間にろ過される原尿の量を**糸球体ろ過量**（GFR: glomerular filtration rate）といい，老廃物を尿へ排泄する能力を示しており，値が低いほど腎臓の働きが悪いことを示す．成人男子の基準値は，体表面積 1.73 m^2 当たり 125 ± 25 mL/ 分である．

わたって腎臓の働きが徐々に悪くなり，腎不全の状態になったものである．治りにくく長引くことを慢性といい，腎臓の働きが徐々に低下するのが**慢性腎不全**である．病期によりさまざまな症状が現れる（表4・42）．

慢性腎臓病（CKD）は，心筋梗塞などの心血管疾病との合併の頻度が高く，また無症状のうちに腎機能低下が進行し，透析や腎移植を必要とすることも少なくないので注意が必要である．CKD は慢性腎不全の予備軍と考えられ，そのため，適切な健康管理や治療を行う必要がある．

CKD は，

① 糸球体ろ過量（GFR）で表される腎機能の低下
  （GFR < 60 mL/分/1.73 m^2）

② 腎臓の障害を示唆する所見

の①，② のいずれか，または両方が慢性的に（3カ月以上）持続するものをすべて含む病態である．CKD 重症度は原疾患（cause: C），腎機能（GFR: G），タンパク尿・アルブミン尿（albumin: A）の CGA 分類で評価する．

腎不全の治療薬を表4・43に示す．

CKD: chronic kidney disease（慢性腎臓病）

コラム11 腎性骨異栄養症
　腎性骨異栄養症は，慢性腎臓病に関連して起こる骨に障害が発生する疾病である．腎不全に伴って，カルシウムやリンなど電解質の障害や，ビタミン D の活性化の障害が起こる．骨や関節に痛みが生じたり，骨折しやすく，皮膚の痒みや筋力の低下が起こる．体内にリンが蓄積されないように，低タンパク質食による食事療法が必要である．

表4・43　腎不全の治療薬

薬 剤 名 （括弧内は商品名）	作用機序	適応，特徴	副作用	禁　忌
ループ利尿薬 ・フロセミド（ラシックス®）	$Na^+-K^+-2Cl^-$ 共輸送系を阻害	［フロセミド］浮腫や高血圧症 ［アゾセミド］浮腫のみ	低 K 血症，低 Cl 性アルカローシス，難聴	無尿，肝性昏睡，Na-K 減少，スルホンアミド系薬過敏症の患者
陽イオン交換樹脂 ・ポリスチレンスルホン酸カルシウム（カリメート®）	消化管内で K^+ と交換し，K^+ を体外に排出	高カリウム血症	浮腫，下痢，悪心・嘔吐，便秘	腸閉塞の患者
代謝性アシドーシス治療薬 ・炭酸水素ナトリウム（重曹）	制酸作用	代謝性アシドーシス	アルカローシス	Na 摂取制限者
高リン血症治療薬 ・セベラマー塩酸塩（レナジェル®）	リン酸の吸収を抑制	高リン酸血症	消化不良，下痢，貧血	腸閉塞の患者
尿酸生合成阻害薬 ・アロプリノール（ザイロリック®）	キサンチンオキシダーゼを阻害し，尿酸合成を抑制	高尿酸血症	胃腸障害，脱毛	本剤過敏症の患者
活性型ビタミン D₃ 製剤 ・アルファカルシドール（ワンアルファ®）	腸管からの Ca^{2+} 吸収を促進	腎性骨異栄養症（⇨ コラム11）の改善	悪心・嘔吐，頭痛，不眠，血圧上昇	

（つづく）

表4・43　(つづき)

薬剤名 (括弧内は商品名)	作用機序	適応，特徴	副作用	禁忌
遺伝子組換えヒトエリスロポエチン ・エポエチンアルファ （エスポー®）	造血因子製剤	腎性貧血	血圧上昇，肝機能異常，瘙痒感	本剤過敏症の患者
カルシウム受容体アゴニスト ・シナカルセト（レグパラ®）	カルシウム受容体を刺激し，過剰なパラトルモン分泌を抑制	維持透析下の二次性副甲状腺機能亢進症	低 Ca 血症，QT 延長，不整脈	本剤過敏症の患者
球体吸着炭 ・炭素（クレメジン®）	消化管内で毒素を吸着し除去する．	腎機能低下の防止，透析導入の遅延に寄与	便秘，食欲不振，悪心・嘔吐	消化管通過障害の患者
Ca^{2+} チャネル遮断薬 ・ニフェジピン（アダラート®）	Ca^{2+} チャネル遮断	腎不全による高血圧	熱感，頭痛，胃腸障害	妊婦（妊娠 20 週未満），心原性ショック，急性心筋梗塞の患者
アンギオテンシン変換酵素（ACE）阻害薬 ・エナラプリルマレイン酸塩（レニベース®）	アンギオテンシン変換酵素阻害	降圧作用のほか糸球体の輸出細動脈の拡張による腎保護作用を示し，タンパク尿抑制作用がある．	味覚異常，頭痛，肝障害	血管浮腫の既往歴の患者，妊婦
アンギオテンシンⅡ受容体アンタゴニスト（ARB） ・カンデサルタン シレキセチル（ブロプレス®）	アンギオテンシンⅡ受容体拮抗作用	降圧作用のほか，糸球体の輸出細動脈の拡張による腎保護作用を示し，タンパク尿抑制作用がある．	頭痛，めまい，低血圧	妊婦
HMG-CoA レダクターゼ阻害薬 ・プラバスタチンナトリウム（メバロチン®）	HMG-CoA レダクターゼ阻害	高コレステロール血症	発疹	妊婦，授乳婦

4・5・7　ネフローゼ症候群の治療薬

ネフローゼ症候群とは，尿中へのタンパク質の大量排泄による血中タンパク質の著明な低下（低アルブミン血症）とそれに伴う浮腫や二次的な高コレステロール血症を呈する一連の病態をいう．ネフローゼ症候群が進行すると，多量のタンパク尿と低タンパク血症，浮腫，血液凝固能亢進，欠尿などの症状が発現する．ネフローゼ症候群は，腎臓に原因がある**原発性（一次性）ネフローゼ症候群**（指定難病）の微小変化型，巣状分節性糸球体硬化症，膜性腎症などと，自己免疫疾病や代謝性疾病の症状としての**続発性（二次性）ネフローゼ症候群**に大別される．

治療薬として，副腎皮質ステロイドや免疫抑制薬などが用いられる（表4・44）．

表 4・44　ネフローゼ症候群の治療薬

薬剤名 （括弧内は商品名）	作用機序	適応，特徴	副作用	禁忌
ステロイド性抗炎症薬 ・プレドニゾロン （プレドニン®）	抗炎症作用	・微小変化型に著効を示す． ・腎炎改善やタンパク尿減少作用	感染症，骨粗しょう症，糖尿病の誘発	本剤過敏症，デスモプレシン酢酸塩水和物投与中の患者
免疫抑制薬 ・シクロスポリン （サンディミュン®）	免疫抑制作用	ステロイド抵抗例でステロイド性抗炎症薬と併用する．	腎障害・肝障害，感染症，歯肉肥厚	妊婦，授乳婦，コルヒチン投与時の肝・腎障害の患者
利尿薬 ・フロセミド （ラシックス®）	$Na^+-K^+-2Cl^-$ 共輸送系を阻害	浮腫が著しい場合に用いられる．	低 K 血症，低 Cl 性アルカローシス，難聴	無尿，肝性昏睡，Na-K 減少，スルホンアミド系薬過敏症の患者
HMG-CoA レダクターゼ阻害薬 ・プラバスタチンナトリウム （メバロチン®）	HMG-CoA レダクターゼ阻害	高コレステロール血症に用いる．	発疹	妊婦，授乳婦
小腸コレステロールトランスポーター阻害薬 ・エゼチミブ（ゼチーア®）	小腸コレステロールトランスポーター阻害	HMG-CoA レダクターゼ阻害薬で効果が不十分な場合に併用される．	便秘，下痢，腹痛	スタチンと併用する場合，重篤な肝障害患者
抗血小板薬 ・ジピリダモール （ペルサンチン®）	抗血小板作用	ステロイド抵抗性の血尿，タンパク尿が持続するネフローゼ症候群に用いる場合がある．	頭痛，倦怠感，心悸亢進	本剤過敏症の患者

◆ 服薬にあたっての留意点 ◆

① 利尿薬を投与中の患者の尿量，水分摂取量，体重，血圧，脈拍数を毎日チェックし，浮腫，脱水，口渇などの症状に注意する．

② ACE 阻害薬や ARB の服用中は，脱水（夏季の発汗，下痢，嘔吐など）や過度の食塩制限で極端に血圧が下がる場合があることに注意が必要である．

③ 慢性腎臓病（CKD）の患者の場合，血圧の急激な低下により腎機能が急激に低下することがある．

4・6　筋・骨格系疾病に対する治療薬

4・6・1　筋弛緩薬

a. 骨格筋の収縮　　骨格筋は，運動神経によって支配されている．運動神経の興奮は，神経筋接合部において，アセチルコリン（ACh）によって骨格筋へ伝達される．運動神経終末から遊離した ACh は，骨格筋に存在するニコチン受容体に結合する．その後，骨格筋細胞膜の Na^+ チャネルを介して Na^+ が細胞内に流入し，脱分極が生じる．その結果，骨格筋細胞質の筋小胞体からのカルシウムイオンの遊離が生じ，筋収縮が起こる（図4・12）．

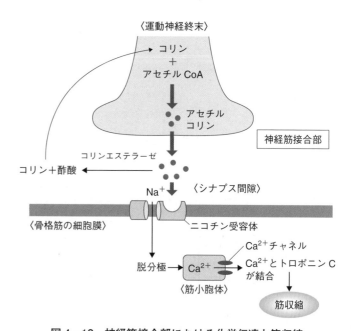

図4・12　神経筋接合部における化学伝達と筋収縮

b. 筋弛緩薬　　筋弛緩薬は，終板（運動神経終末と骨格筋の接着部）において，運動神経から骨格筋への興奮伝達機序を遮断することにより，骨格筋を弛緩させる．筋弛緩薬には，**非脱分極性筋弛緩薬，脱分極性筋弛緩薬，中枢性筋弛緩薬**などがある（表4・45）．

4・6・2　骨粗しょう症の治療薬（表4・46）

古くなった骨や骨折などで傷んだ骨は，破骨細胞によって溶かされた後（骨吸収），骨芽細胞によって新しい骨へとつくり変えられる（骨形成）．このサイクルを，

表 4・45　筋 弛 緩 薬

薬 剤 名 （括弧内は商品名）	作 用 機 序	適　　応	副 作 用	禁　　忌
非脱分極性筋弛緩薬 ・ロクロニウム臭化物 （エスラックス®）	ACh のニコチン受容体への結合を競合的に遮断	麻酔時，気管挿管時の筋弛緩	呼吸麻痺，ヒスタミン遊離作用による気管支けいれん，血圧低下	本剤過敏症，重度の筋無力症の患者
脱分極性筋弛緩薬 ・スキサメトニウム塩化物 （スキサメトニウム）	ニコチン受容体に結合し，持続的脱分極を起こす．	麻酔時，気管挿管時，骨折・脱臼の整復時，咽頭けいれん時の筋弛緩	ショック，悪性高熱症，呼吸麻痺，心停止，横紋筋融解症	本剤過敏症，緑内障の患者
筋小胞体からのカルシウム遊離を抑制する薬物 ・ダントロレンナトリウム水和物（ダントリウム®）	筋小胞体からの Ca^{2+} イオンの遊離を抑制	脳血管障害後遺症・脳性麻痺・外傷後遺症などに伴う痙性麻痺，全身こむら返り病，悪性症候群	黄疸，肝障害，イレウス	筋無力症状，肝疾病，本剤過敏症，過敏症の既往歴の患者
中枢性筋弛緩薬 ・チザニジン （テルネリン®）	脊髄におけるシナプス反射を抑制	頸肩腕症候群，腰痛症の筋緊張の改善，脳血管障害や痙性脊髄麻痺などの痙性麻痺	ショック，血圧低下，心不全，呼吸障害	本剤過敏症，フルボキサミン（抗うつ薬）またはシプロフロキサシン（抗菌薬）投与中，重篤な肝障害の患者
末梢性筋弛緩薬 A 型ボツリヌス毒素 （ボトックス®）	運動神経終末からの ACh 遊離を抑制する．	眼瞼けいれん，片側顔面けいれん，痙性斜頸，斜視	ショック，アナフィラキシー，眼障害，嚥下障害，呼吸障害	全身性の神経筋接合部の障害，痙性斜頸での高度呼吸機能障害，本剤過敏症の患者，妊婦

骨リモデリングという．**骨粗しょう症**は，加齢などで骨リモデリングのバランスが崩れ，骨吸収が骨形成を上回ることで骨密度が低下した病態をいう．骨折の頻度が増加する．特に女性では，閉経によって骨吸収抑制作用をもつエストロゲンの分泌が低下すると，骨粗しょう症の有病率が高くなる．

　骨粗しょう症治療薬には，**ホルモン関連薬，ビスホスホネート製剤，イプリフラボン製剤，ビタミン製剤，分子標的薬**などがあり，破骨細胞の働きを抑制する作用や骨芽細胞の働きを促進する作用をもつ．

　1）**ホルモン関連薬**：選択的エストロゲン受容体調節薬（SERM），カルシトニン製剤，パラトルモン製剤に分類される．

　① **SERM**：骨のエストロゲン受容体を刺激することで，骨吸収抑制作用を示す．

　② **カルシトニン製剤**：カルシトニンは甲状腺傍濾胞細胞から分泌されるホルモンで，破骨細胞のカルシトニン受容体を刺激することで，骨吸収を抑制する．

SERM: selective estrogen receptor modulator（選択的エストロゲン受容体調節薬）

表4・46　骨粗しょう症の治療薬

薬剤名 （括弧内は商品名）	作用機序	適応，特徴	副作用	禁　忌
（a）ホルモン関連薬				
SERM ・ラロキシフェン塩酸塩 （エビスタ®）	骨吸収抑制	・閉経後骨粗しょう症 ・乳腺や子宮ではエストロゲン受容体遮断作用を示すため，乳がんや子宮体がんのリスクが低い.	静脈血栓塞栓症，肝障害	静脈血栓塞栓症の患者，妊婦，授乳婦
カルシトニン製剤 ・エルカトニン （エルシトニン®）	骨吸収抑制	・骨粗しょう症における疼痛 ・侵害受容器を遮断する作用もあり，鎮痛作用を示す.	アレルギー，肝障害	妊娠末期
パラトルモン製剤 ・テリパラチド酢酸塩 （テリボン®）	骨形成促進	骨折の危険性の高い骨粗しょう症	アレルギー，意識消失，悪心・嘔吐	骨肉腫発生リスクが高い患者，高Ca血症，本剤過敏症の患者
（b）ビスホスホネート製剤				
・リセドロン酸ナトリウム水和物 （ダイドロネル®）	骨吸収抑制	・骨粗しょう症，異所性骨化 ・強い骨吸収抑制作用あり ・食道局所での障害を防止するため，服用後30分は横にならない.	上部消化管障害，顎骨壊死，腹部不快感	食道通過遅延障害，本剤過敏症，服用時に立位または座位を30分以上保てない患者
（c）イプリフラボン製剤				
・イプリフラボン （オステン®）	骨吸収抑制	骨粗しょう症	肝障害，血液障害，味覚障害	妊婦，肝障害，高度腎障害の患者
（d）ビタミン製剤				
活性型ビタミンD₃製剤 ・アルファカルシドール （ワンアルファ®）	血中Ca^{2+}濃度上昇	・骨粗しょう症，くる病・骨軟化症 ・プロドラッグであり，肝臓でヒドロキシ化されて活性型ビタミンD_3に変わる.	腎障害，肝障害，悪心，嘔吐	
ビタミンK₂製剤 ・メナテトレノン （エルシトニン®）	・骨形成促進 ・骨吸収抑制（肝での血液凝固因子の合成を促進）	骨粗しょう症での骨量・疼痛の改善	胃不快感，悪心，嘔吐，下痢	
（e）分子標的薬				
抗RANKLモノクローナル抗体 ・デノスマブ （ランマーク®）	骨吸収抑制	・骨粗しょう症，多発性骨髄腫による骨病変 ・6カ月に1回皮下投与する.	肝障害，血液障害，味覚障害	消化性潰瘍，血液異常，肝・腎障害の患者
抗スクレロスチン抗体 ・ロモソズマブ （イベニティ®）	・骨形成促進 ・骨吸収抑制	・骨折の危険性の高い骨粗しょう症 ・重篤な心血管系事象の発現による死亡例の報告あり	低Ca血症，顎骨壊死，鼻咽頭炎	低Ca血症の患者

③ **パラトルモン製剤**: パラトルモンは，副甲状腺から分泌されるホルモンで，破骨細胞を活性化する作用（骨吸収促進）をもつ．骨粗しょう症治療薬として用いる製剤は，一定期間をおいて間欠的に投与することで骨形成を促進することができる（⇨ コラム⓬）．

2）**ビスホスホネート製剤**: 骨の構成成分ヒドロキシアパタイトと結合し，破骨細胞内に取込まれて骨吸収を抑制する．

3）**イプリフラボン製剤**: 破骨細胞に作用して骨吸収を抑制するとともに骨芽細胞にも作用して骨形成を促進する．エストロゲンの骨吸収抑制作用を増強する．

4）**ビタミン製剤**: 活性型ビタミン D_3 製剤とビタミン K_2 製剤に分類される．

5）**分子標的薬**: 破骨細胞や骨芽細胞の分化・増殖に関わる分子を抑制する薬物で，抗 RANKL モノクローナル抗体と抗スクレロスチン抗体に分類される（⇨ コラム⓭）．

4・6・3　関節リウマチの治療薬
a. 関節リウマチ（RA）　　関節リウマチは，自己免

> **コラム⓬　テリパラチド酢酸塩の投与方法**
> パラトルモン製剤であるテリパラチド酢酸塩（テリボン®）は，1週間に1回間欠的に投与することで，骨芽細胞前駆細胞から骨芽細胞への分化・増殖を促進するとともに骨芽細胞のアポトーシスを抑制することができる．骨吸収抑制に主眼を置いた薬物と異なり，骨量と骨質を同時に改善することができる．

> **コラム⓭　RANKL とスクレロスチン**
> RANKL（receptor activator of nuclear factor-κB ligand）は，破骨細胞や破骨細胞前駆細胞に存在する受容体と結合し，破骨細胞の分化・増殖と活性化に必須のタンパク質である．スクレロスチンは，骨細胞から分泌されるサイトカインで，骨芽細胞の活性化を抑制する作用をもつ．

> **RA**: rheumatoid arthritis（関節リウマチ）

表 4・47　関節リウマチの治療薬

薬剤名（括弧内は商品名）	作用機序	適応	副作用	禁忌
(a) DMARDs（疾患修飾性抗リウマチ薬）				
免疫調整薬・ブシラミン（リマチル®）	正常な免疫機能には影響を与えずに免疫能を調整	関節リウマチの寛解導入に使用	再生不良性貧血，汎血球減少症，間質性肺炎	血液障害および骨髄機能低下，腎障害の患者
免疫抑制薬・メトトレキサート（リウマトレックス®）	免疫機能を広く抑制	疾患活動性の高い関節リウマチに使用	アナフィラキシー，骨髄抑制，劇症肝炎	妊婦，骨髄抑制，慢性肝疾病の患者
TNF-α阻害薬・インフリキシマブ（レミケード®）	炎症性サイトカインを阻害	・治療抵抗性の関節リウマチに使用・皮下注射で用いる．	感染症，結核，肝機能障害	感染症，結核，うっ血性心不全の患者
(b) その他				
NSAIDs・ロキソプロフェンナトリウム水和物（ロキソニン®）	炎症と疼痛を抑制	関節リウマチなどにおける消炎・鎮痛	アナフィラキシー，無顆粒球症，急性腎障害	消化性潰瘍，肝障害，腎障害の患者
ステロイド薬・プレドニゾロン（プレドニン®）	炎症と疼痛を抑制	関節リウマチなどにおける消炎	感染症，消化性潰瘍，糖尿病	デスモプレシンを投与中，消化性潰瘍，緑内障の患者

疫的機序によって生じる疾病であり，慢性的な関節炎を主病変とする．関節内部の滑膜の炎症が進行すると，軟骨や骨の破壊が起こり，最終的に関節の破壊・変形をきたすこともある．男性に比べて女性に好発する．

b. 関節リウマチの治療方針と治療薬　関節リウマチの治療は薬物療法が中心であり，薬物療法の効果が不十分な場合，手術療法の適応が考慮される．おもな治療薬としては，**疾患修飾性抗リウマチ薬（DMARDs），非ステロイド性抗炎症薬（NSAIDs），副腎皮質ステロイド**がある（表4・47）．DMARDsには，骨・軟骨破壊に伴う疼痛などの自覚症状を直接的に抑制する効果はない．また，DMARDsは遅効性であり，効果発現までに1〜2カ月を要する．DMARDsの効果が発揮されるまでの期間や，疼痛や激しい炎症などに対しては，NSAIDsやステロイドを用いて，適宜，症状をコントロールしていく．

DMARDs: disease-modifying antirheumatic drugs（疾患修飾性抗リウマチ薬）

4・6・4 変形性関節症の治療薬

OA: osteoarthritis（変形性関節症）

a. 変形性関節症（OA）　変形性関節症は，関節軟骨の変性・摩耗，および骨の増殖性変化（骨棘など）により，疼痛や可動域制限，関節変化などをきたす疾患である．高齢者に多くみられ，年齢が高くなるにつれて，有病率が上昇する．

b. 変形性関節症の治療方針　基本的には保存療法（日常生活改善，装具療法，薬物療法）により治療が進められるが，軽快せずに日常生活に支障をきたす場合に

表4・48　変形性関節症の治療薬

薬剤名 （括弧内は商品名）	作用機序	特徴	副作用	禁忌
NSAIDs ・ジクロフェナクナトリウム（ボルタレン®）	炎症と疼痛を抑制	錠剤，カプセル剤，坐薬などのさまざまな剤形がある．	アナフィラキシー，再生不良性貧血，消化性潰瘍	消化性潰瘍，肝障害，腎障害の患者
ヒアルロン酸製剤 ・精製ヒアルロン酸ナトリウム（アルツ®）	関節軟骨を保護	関節注として使用	ショック，過敏症	本剤過敏症の患者
副腎皮質ステロイド ・プレドニゾロン（プレドニン®）	炎症と疼痛を抑制	関節注として使用	感染症，消化性潰瘍，糖尿病	本剤過敏症，感染症のある関節腔内，消化性潰瘍，緑内障の患者

は手術療法が検討される．薬物療法では，**NSAIDs，ヒ
アルロン酸製剤，副腎皮質ステロイド**などが用いられる
（表 4・48）.

◆ 服薬にあたっての留意点 ◆

① 筋弛緩薬の使用による脱力に伴う転倒などに注意する.

② 骨粗しょう症治療薬のビスホスホネート製剤は，消化管からの吸収率が低いため，服用後 30 分以内は，水以外の飲食物を摂取しない．また，服用後すぐに横になると，食道に薬が残存して傷害をひき起こす可能性があるので 30 分間は横にならないように注意する.

③ NSAIDs や副腎皮質ステロイドの投薬に際しては副作用である胃腸障害の対策として，内用薬は食後に服用させる.

④ 副腎皮質ステロイドは，長期連用した後，急に投与を中止すると，ショックや発熱，関節痛などの禁断症状が現れることがある．自己判断で服用を中止したり，用量を変更しないように説明する.

4・7　中枢神経系に作用する薬

4・7・1　中枢神経系に作用する薬

中枢神経に作用する薬は，以下の9種類に分けられる.

① 全身麻酔薬
② 局所麻酔薬
③ 催眠薬
④ 抗不安薬
⑤ 鎮痛薬
⑥ 抗てんかん薬
⑦ パーキンソン病治療薬
⑧ 認知症治療薬
⑨ 精神疾患治療薬

各薬物の種類と特徴を以下に示す.

4・7・2　全身麻酔薬

全身麻酔薬とは，意識の消失のもとで，鎮痛，鎮静，筋弛緩をもたらし，外科的手術を容易にする薬物である（表4・49）. 呼吸中枢などが存在する延髄の麻痺は起こらずに脊髄を麻痺させることができる. 作用は，大脳皮質 → 間脳 → 中脳 → 脊髄 → 延髄と進む（不規則的下降性麻痺，⇨ コラム**14**）.

投与経路により，**吸入麻酔薬**と**静脈麻酔薬**の2種類がある.

4・7・3　局所麻酔薬

局所麻酔薬とは，末梢神経の痛みの伝導路を遮断することにより，意識の消失を起こすことなく，目的部分の

コラム14　不規則的下行性麻痺

作用部位が大脳皮質から始まり，次々に下位の中枢にいく過程において，延髄が麻痺する前に脊髄の麻痺が起こる様式のことである（図）.

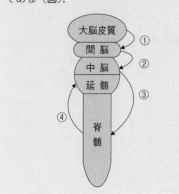

コラム15　GABA_A 受容体

GABA_A 受容体は，イオンチャネル型受容体で Cl^- チャネルを内蔵しており，GABA の結合により細胞内に Cl^- が流入する. その結果，過分極が促進され，神経活動を抑える. 一方 GABA_B 受容体はタンパク質結合型受容体である.

GABA_A 受容体には，GABA 結合部位のほか，ベンゾジアゼピン（BDZ）結合部位，バルビツール酸結合部位がある.（図，BDZ 結合部位をベンゾジアゼピン受容体ともよぶ.）

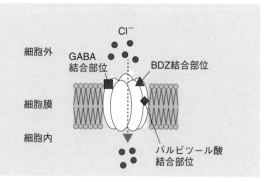

表4・49 全身麻酔薬

薬剤名 （括弧内は商品名）	作用機序	適応，特徴	副作用	禁 忌
(a) 吸入麻酔薬				
・セボフルラン （セボフレン®）	詳細な機序は不明	・全身麻酔に使用する． ・麻酔作用が強力である． ・気管支平滑筋弛緩作用がある． ・気道刺激性が弱い．	血圧下降，肝機能異常，不整脈	以前にハロゲン化麻酔薬を使用して黄疸や原因不明の発熱の既往のある者，本剤過敏症の患者
・デスフルラン （スープレン®）	詳細な機序は不明	・全身麻酔に使用する． ・麻酔作用が強力である． ・気管支平滑筋弛緩作用がある． ・気道刺激性が強い．	悪心，嘔吐，ビリルビン増加	本剤またはハロゲン化麻酔薬に対する過敏症の患者，悪性高熱症の既往歴または血族に悪性高熱症の既往歴のある患者
・亜酸化窒素（液化亜酸化窒素）	詳細な機序は不明	・全身麻酔，鎮痛に使用する． ・鎮痛作用が強力である． ・酸素欠乏に陥りやすいため，呼気中の酸素濃度を 20 % 以上に保つ必要がある． ・笑気（ガス）ともよばれる．	造血機能障害，悪心，嘔吐	
(b) 静脈麻酔薬				
・チオペンタールナトリウム （ラボナール®）	GABA$_A$†受容体（⇨ コラム 15）に結合しCl⁻チャネルを開口	・全身麻酔，全身麻酔の導入，精神神経科における電撃療法の際の麻酔などに使用する． ・ヒスタミン遊離抑制作用ももつ．	ショック，アナフィラキシー，呼吸停止	急性間欠性ポルフィリン症，アジソン病，重症気管支喘息の患者
・プロポフォール （ディプリバン®）	GABA$_A$受容体に結合	・全身麻酔の導入および維持，集中治療における人工呼吸中の鎮静などに使用する． ・作用持続時間が短く，全身麻酔の導入・覚醒が速やかである． ・肝臓で速やかに代謝される．	注射時疼痛，低血圧，徐脈	本剤過敏症の患者，小児
・ミダゾラム （ドルミカム®）	GABA$_A$受容体に結合	麻酔前投与，全身麻酔の導入および維持，集中治療における人工呼吸中の鎮静などに使用する．	依存性，呼吸抑制，アナフィラキシーショック	本剤過敏症，急性閉塞隅角緑内障，重症筋無力症，HIV プロテアーゼ阻害薬などを投与中の患者
・ケタミン塩酸塩 （ケタラール®）	グルタミン酸NMDA†受容体遮断	・手術・検査および処置時の全身麻酔および吸入麻酔の導入に使用する． ・麻薬に指定されている． ・強い鎮痛作用をもつ．	けいれん，頭痛，悪心，嘔吐	本剤過敏症，脳血管障害，けいれん発作の既往歴の患者
・ドロペリドール （ドロレプタン®）	ドパミンD$_2$受容体遮断	フェンタニルクエン酸塩（麻薬性オピオイド鎮痛薬）との併用による手術・検査および処置時の全身麻酔ならびに局所麻酔の補助，ドロペリドールの単独投与による麻酔前投薬などに使用	呼吸抑制，悪心，嘔吐	本剤過敏症，けいれん発作の既往歴，QT 延長症候群の患者，新生児，乳児および 2 歳以下の幼児

† GABA: γ-アミノ酪酸，NMDA: N-メチル-D-アスパラギン酸

知覚を鈍麻させる薬である（表4・50）．作用機序は，Na⁺チャネルを細胞質側から遮断し，知覚神経の脱分極を抑制することで興奮の伝導を遮断する（図4・13）．

表 4・50 局所麻酔薬

薬剤名 （括弧内は商品名）	作用機序	適応	副作用	禁忌
リドカイン塩酸塩 （キシロカイン®）	Na⁺チャネル遮断	硬膜外麻酔，伝達麻酔，浸潤麻酔，表面麻酔	ショック，意識障害，振戦	大量出血，ショック，注射部位または周辺の炎症，敗血症，本剤過敏症の患者
プロカイン塩酸塩 （塩酸プロカイン）	Na⁺チャネル遮断	浸潤麻酔，伝達麻酔，硬膜外麻酔，脊椎麻酔	ショック，振戦，眠気	重篤な出血，ショック，注射部位または周辺の炎症，敗血症，メトヘモグロビン血症の患者
ブピバカイン塩酸塩 （マーカイン®）	Na⁺チャネル遮断	伝達麻酔，硬膜外麻酔，脊椎麻酔	ショック，意識障害，振戦・けいれん	大量出血，ショック，注射部位または周辺の炎症，敗血症，本剤過敏症の患者
メピバカイン塩酸塩 （カルボカイン®）	Na⁺チャネル遮断	硬膜外麻酔，伝達麻酔，浸潤麻酔	ショック，意識障害，振戦，けいれん	大量出血，ショック，注射部位または周辺の炎症，敗血症，本剤過敏症の患者
テトラカイン塩酸塩 （テトラカイン）	Na⁺チャネル遮断	脊椎麻酔，硬膜外麻酔，伝達麻酔，浸潤麻酔，表面麻酔	ショック，振戦，けいれん	大量出血，ショック，注射部位または周辺の炎症，敗血症，本剤過敏症の患者

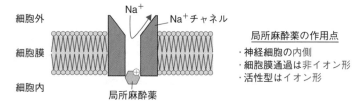

図 4・13 局所麻酔薬の作用機序　投与された局所麻酔薬は，生体内で細胞膜を通過し，神経細胞の内側から Na⁺チャネルを遮断し，興奮の伝導を遮断する．

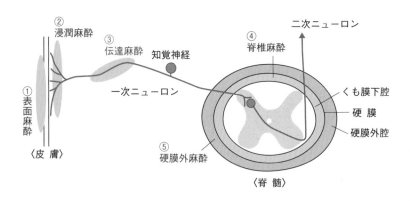

図 4・14 局所麻酔薬の種類

局所麻酔薬は，

① **表面麻酔**: 皮膚・粘膜表面に塗布または噴霧

② **浸潤麻酔**: 目的部位周辺の皮下や筋肉などに注射

③ **伝達麻酔**: 神経幹周囲に注射

④ **脊髄くも膜下麻酔（脊椎麻酔）**: くも膜下腔に投与．おもに下半身の手術に使用．

⑤ **硬膜外麻酔**: 硬膜外腔に注入

の方法で使用される（図4・14）．

　多くの局所麻酔薬は血管拡張作用をもつため，血管内へ移行しやすく作用時間が短くなるために，血管収縮薬（アドレナリン，フェニレフリン）を併用する．手術時に出血が少なくなる利点もある．

4・7・4　催眠薬

　正常な睡眠では，浅いレム（REM，⇨ コラム**16**）睡眠と深いノンレム（non-REM）睡眠が交互に繰返し起きている（90分から120分周期）．不眠の原因を取除くことが基本であるが，原因が不明の場合は，**催眠薬**を使用する．中枢神経系の機能を低下させることにより不眠を改善する薬物を催眠薬という．

　不眠には，なかなか寝つけないタイプの**入眠障害**，睡眠の途中で起きる**中途覚醒**，眠りが浅いため，何回も目が覚めてしまう**熟眠障害**などのタイプがあり，そのタイプに合わせた薬物を選択する．

　催眠薬は，おもに化学構造に基づいて分類される．バルビツール酸系催眠薬，ベンゾジアゼピン系催眠薬，非ベンゾジアゼピン系催眠薬の特徴について説明する（表4・51）．

① **バルビツール酸系催眠薬**: REM睡眠の抑制作用があり，投与された患者が目を覚ますと，宿酔感（体のだるさや頭の重さ）が起こる．

② **ベンゾジアゼピン系催眠薬**: GABA$_A$受容体のベンゾジアゼピン結合部位（⇨ コラム**17**）に結合し，抑制性神経伝達物質GABAの作用を高めて，過剰な興奮を抑制する．

③ **非ベンゾジアゼピン系催眠薬**: ベンゾジアゼピン系催眠薬と化学構造は異なるが，GABA$_A$受容体のベンゾジアゼピン結合部位に結合する．

コラム16　レム（REM）睡眠

　REMはrapid eye movement（眼球が盛んに運動している状態）の略．人はレム睡眠のときに夢を見ていることが多い．レム睡眠のときに目覚めるとすっきりと起きられる．

コラム17　ω1，ω2受容体

　GABA$_A$受容体のベンゾジアゼピン結合部位には，ω1およびω2のサブタイプが存在する．多くのベンゾジアゼピン系催眠薬は，選択性が低いため両方の結合部位に作用する．

コラム18　メラトニン

　メラトニンは，トリプトファンから合成されるホルモンで，概日リズム（睡眠覚醒サイクル）調節に重要な働きを果たす．

コラム19　オレキシン

　オレキシンは，ノルアドレナリンやドパミン作動性神経系を活性化させ，覚醒の維持に関与する．

表4・51　催　眠　薬

薬剤名 （括弧内は商品名）	作用機序	適応，特徴	副作用	禁忌
(a) バルビツール酸系催眠薬				
・ペントバルビタール カルシウム （ラボナ®）	GABA_A 受容体に 結合	・不眠症，麻酔前投薬，不 安緊張状態の鎮静に使用 する． ・レム睡眠を抑制すること で，自然の睡眠とは異な る睡眠が誘発される． ・催眠作用のほか，鎮静作 用，抗けいれん作用，麻 酔作用なども現れる．	めまい，悪心， 頭痛	本剤過敏症，急性間欠 性ポルフィリン症の患 者
(b) ベンゾジアゼピン系催眠薬				
長時間作用型 （24 時間以上） ・フルラゼパム塩酸塩 （ダルメート®）	ベンゾジアゼピン 受容体刺激により Cl⁻ チャネルが開 口し神経細胞の興 奮を抑制	・不眠症，麻酔前投薬に使 用する． ・REM 睡眠には比較的影響 を与えない．	昼間の眠気， ふらつき，倦 怠感	本剤過敏症，急性閉塞 隅角緑内障，重症筋無 力症の患者
中時間作用型 （12～24 時間） ・フルニトラゼパム （ロヒプノール®）			ふらつき，眠 気，倦怠感	本剤過敏症，急性狭隅 角緑内障，重症筋無力 症の患者
短時間作用型 （6～12 時間） ・ブロチゾラム （レンドルミン®）			残眠感，眠気， ふらつき	急性閉塞隅角緑内障， 重症筋無力症の患者
超短時間作用型 （2～4 時間） ・トリアゾラム （ハルシオン®）			めまい，ふら つき，眠気	急性閉塞隅角緑内障， 重症筋無力症，イトラ コナゾール，フルコナ ゾール（抗真菌薬）， HIV プロテアーゼ阻害 薬などを投与中の患者
(c) 非ベンゾジアゼピン系催眠薬				
・ゾルピデム酒石酸塩 （マイスリー®）	選択的にω1 受容 体に作用	・不眠症，入眠困難の不眠 症に使用する． ・化学構造がベンゾジアゼ ピン系睡眠薬と異なる．	ふらつき，眠 気，頭痛	本剤過敏症，肝障害， 重症筋無力症，急性閉 塞隅角緑内障の患者
(d) その他の催眠薬				
・ラメルテオン （ロゼレム®）	メラトニンMT₁， MT₂ 受容体刺激 （⇨ コラム⓲）	・不眠症における入眠困難 の改善に使用する． ・依存，筋弛緩作用などの 副作用がほとんどみられ ない．	傾眠，頭痛， 倦怠感，浮動 性めまい	本剤過敏症，高度な肝 機能障害，フルボキサ ミンマレイン酸（抗う つ薬）投与中の患者
・スボレキサント （ベルソムラ®）	オレキシン受容体 遮断（⇨ コラム ⓳）	不眠症	傾眠，頭痛， 疲労	本剤過敏症，CYP3A （代謝酵素）を強く阻害 する薬剤を投与中の患者
・ブロモバレリル尿素 （ブロバリン®）	大脳皮質の機能を 抑制	・不眠症，不安緊張状態の 鎮静に使用する． ・作用の発現が速く，持続 時間が短い． ・連用により薬物依存を生 じる．	依存性，頭痛， めまい，悪心， 嘔吐	本剤過敏症の患者

表4・52 抗不安薬

薬剤名 (括弧内は商品名)	作用機序	適応, 特徴	副作用	禁忌
(a) ベンゾジアゼピン系抗不安薬				
短時間作用型 (6時間以内) ・エチゾラム (デパス®)	ベンゾジアゼピン受容体刺激	・神経症における不安・緊張・抑うつ・神経衰弱症状・睡眠障害 ・うつ病における不安・緊張・睡眠障害	依存性, 呼吸抑制, 悪性症候群	急性狭隅角緑内障, 重症筋無力症の患者
中時間作用型 (12〜24時間) ・ロラゼパム (ワイパックス®)	ベンゾジアゼピン受容体刺激	・神経症における不安・緊張・抑うつ ・心身症における身体症候ならびに不安・緊張・抑うつ	依存性, 呼吸抑制, 眠気	急性狭隅角緑内障, 重症筋無力症の患者
長時間作用型 (24時間以上) ・ジアゼパム (ホリゾン®)	ベンゾジアゼピン受容体刺激	・神経症における不安・緊張・抑うつ ・うつ病における不安・緊張 ・心身症における身体症候ならびに不安・緊張・抑うつ	依存性, 呼吸抑制, 眠気	急性狭隅角緑内障, 重症筋無力症, リトナビル (抗HIV治療薬) 投与中の患者
(b) セロトニン作動性抗不安薬				
・タンドスピロンクエン酸塩 (セディール®)	脳内セロトニン5-HT₁ₐ受容体刺激	・心身症における身体症候ならびに不安・抑うつ・焦燥・睡眠障害 ・神経症における抑うつ	肝機能障害, セロトニン症候群, 悪性症候群	
(c) 抗ヒスタミン薬				
・ヒドロキシジン (アタラックス®)	ヒスタミンH₁受容体遮断	・神経症における不安・緊張・抑うつ, じん麻疹, 皮膚疾患に伴う掻痒に使用する. ・抗アレルギー作用, 精神安定作用をもつ.	眠気, 倦怠感, ショック	本剤過敏症, セチリジン (抗アレルギー薬) 過敏症, ポルフィリン症の患者, 妊婦

4・7・5 抗不安薬

神経症性障害とは, 心理的要因による精神的および身体的な症状を呈する病態をいう (**全般性不安障害, 強迫性障害, パニック障害**など). 不安には, GABA受容体やセロトニン (5-HT) 受容体などが関与するため, 神経症性障害の薬物療法としては, **ベンゾジアゼピン系抗不安薬, セロトニン作動性抗不安薬**などの薬物が有効である.

ベンゾジアゼピン系抗不安薬の作用機序は前述した催眠薬と同様である. セロトニン作動性抗不安薬は, 脳の5-HT₁ₐ受容体の刺激により抗不安作用を示す薬である (表4・52).

4・7・6 鎮痛薬

鎮痛薬とは, 意識の消失を伴わずに痛みを取除く薬物

コラム⑳ オピオイド受容体と鎮痛効果

オピオイドは, オピオイド受容体に結合する物質 (リガンド) の総称で, オピオイド受容体は, 3種類が知られている (μ受容体, δ受容体, κ受容体). これらの受容体に薬が結合すると鎮痛効果が現れる. どの受容体に結合するかはそれぞれの薬によって違うが, 鎮痛効果が最も高いのはμ受容体である.

（知覚を消失させる麻酔薬とは区別される）である．**オピオイド**（麻薬性鎮痛薬，非麻薬性鎮痛薬）と**非オピオイド鎮痛薬**に大別される．中枢神経系，末梢神経系に対してさまざまな機序で作用し，効果を示す（表 4・53）．

表 4・53　鎮　痛　薬

薬 剤 名 （括弧内は商品名）	作用機序	適応，特徴	副作用	禁　忌
(a) 麻薬性オピオイド鎮痛薬（天然，半合成）				
・モルヒネ塩酸塩水和物 （オプソ®）	オピオイドμ受容体刺激（⇨ コラム⑳）	激しい疼痛を伴う各種がんにおける鎮痛に使用する．	便秘，呼吸抑制，依存	重篤な呼吸抑制，気管支喘息発作中，重篤な肝障害，慢性肺疾病に続発する心不全の患者
・コデインリン酸塩 （コデインリン酸塩）	オピオイドμ受容体刺激	・各種呼吸器疾病における鎮咳，鎮静，疼痛時における鎮痛，激しい下痢症状の改善に使用する． ・鎮痛，鎮咳，呼吸抑制，依存性がモルヒネ塩酸塩水和物より弱い． ・主として鎮咳薬として使用	依存性，呼吸抑制，錯乱，せん妄	重篤な呼吸抑制，気管支喘息発作時，急性アルコール中毒の患者，12 歳未満の小児，扁桃摘除術後またはアデノイド切除術後の鎮痛目的で使用する 18 歳未満の患者
・オキシコドン塩酸塩水和物 （オキシコンチン®）	オピオイドμ受容体刺激	・中等度から高度の疼痛を伴う各種がんにおける鎮痛に使用する． ・経口投与の場合，モルヒネ塩酸塩水和物より鎮痛作用が強い．	眠気，便秘，悪心	重篤な呼吸抑制，気管支喘息発作時，急性アルコール中毒の患者
(b) 麻薬性オピオイド鎮痛薬（合成）				
・ペチジン塩酸塩 （オピスタン®）	オピオイドμ受容体刺激	・激しい疼痛時における鎮痛・鎮静・鎮痙，麻酔前投薬，麻酔の補助，無痛分娩に使用する． ・モルヒネ塩酸塩水和物より鎮痛作用が弱い． ・アトロピン様の抗コリン作用，パパベリン様の鎮痙作用がある．	薬 物 依 存，ショック，呼吸抑制	重篤な呼吸抑制，重篤な肝障害，慢性肺疾病に続発する心不全，けいれん状態の患者
・メサドン塩酸塩 （メサペイン®）	・オピオイドμ受容体刺激 ・NMDA 受容体拮抗作用	他の強オピオイド鎮痛薬（モルヒネ塩酸塩水和物，オキシコドン）で治療困難な中程度から高度の疼痛を伴う各種がんの鎮痛に使用する．	傾眠，悪心，嘔吐	重篤な呼吸抑制あるいは重篤な慢性閉塞性肺疾患，気管支喘息，麻痺性イレウスの患者
・フェンタニルクエン酸塩 （フェンタニル®）	オピオイドμ受容体刺激	・非オピオイド鎮痛薬および弱オピオイド鎮痛薬（コデインリン酸塩，トラマドール塩酸塩）で治療困難な鎮痛に使用する． ・モルヒネ塩酸塩水和物より強力な鎮痛作用をもつ．	悪心，嘔吐	本剤過敏症の患者

（つづく）

表 4・53　（つづき）

薬剤名 （括弧内は商品名）	作用機序	適応，特徴	副作用	禁忌
・レミフェンタニル塩酸塩 （アルチバ®）	オピオイドμ受容体刺激	・全身麻酔の導入および維持における鎮痛（成人），全身麻酔の維持における鎮痛（小児）に使用する． ・モルヒネ塩酸塩水和物より強力な鎮痛作用をもつ．	悪心，嘔吐	本剤過敏症の患者
・タペンタドール塩酸塩（タペンタ®）	・オピオイドμ受容体刺激 ・ノルアドレナリン再取込み阻害作用	中等度から高度の疼痛を伴う各種がんにおける鎮痛に使用する．	便秘，悪心，傾眠	重篤な呼吸抑制，気管支喘息発作時，麻痺性イレウスの患者

(c) 非麻薬性オピオイド鎮痛薬

薬剤名 （括弧内は商品名）	作用機序	適応，特徴	副作用	禁忌
・塩酸ペンタゾシン（ソセゴン®）	・オピオイドκ受容体に対しては刺激作用 ・オピオイドμ受容体に対しては拮抗作用もしくは部分刺激作用	・各種がんにおける鎮痛に使用する． ・麻薬拮抗性鎮痛薬	悪心，嘔吐，呼吸抑制	ペンタゾシンまたはナロキソン（麻薬拮抗薬）に対する過敏症，頭部傷害あるいは頭蓋内圧が上昇している患者
・ブプレノルフィン塩酸塩（レペタン®）	・オピオイドμ受容体刺激作用 ・オピオイドκ受容体拮抗作用	・術後，各種がん，心筋梗塞における鎮痛，麻酔補助に使用する． ・麻薬拮抗性鎮痛薬	呼吸抑制，嘔気，嘔吐	本剤過敏症，重篤な呼吸抑制状態および肺機能障害，重篤な肝機能障害のある患者
・トラマドール塩酸塩（トラマール®）	・オピオイドμ受容体刺激 ・ノルアドレナリンとセロトニンの再取込み阻害作用	・非オピオイド鎮痛薬で治療困難な慢性疼痛および疼痛を伴う各種がんにおける鎮痛に使用する． ・鎮痛作用はモルヒネより弱い．	便秘，傾眠，浮動性めまい	本剤過敏症，アルコール，睡眠薬などによる急性中毒患者，MAO阻害薬投与中および投与中止後14日以内の患者，12歳未満の小児

(d) 非オピオイド鎮痛薬

薬剤名 （括弧内は商品名）	作用機序	適応，特徴	副作用	禁忌
・アセトアミノフェン（カロナール®，アセリオ®）	視床および大脳皮質の痛覚閾値を上昇	・頭痛などの鎮痛，急性上気道炎の解熱鎮痛に使用する． ・中枢に働き，解熱作用と鎮痛作用を示す． ・NSAIDsに比べて，胃腸障害などの副作用が少ない．	ショック，喘息発作の誘発，劇症肝炎	消化性潰瘍，重篤な血液異常，重篤な肝障害などの患者
・プレガバリン（リリカ®）	Ca^{2+}チャネルに結合し，興奮性神経伝達物質の放出を抑制	神経障害性疼痛，線維筋痛症に伴う疼痛に使用する．	浮動性めまい，傾眠，浮腫	本剤過敏症の患者

(e) 麻薬拮抗薬

薬剤名 （括弧内は商品名）	作用機序	適応，特徴	副作用	禁忌
・ナロキソン塩酸塩（ナロキソン®）	オピオイドμ受容体拮抗作用	・麻薬による呼吸抑制ならびに覚醒遅延の改善に使用する． ・鎮痛作用は現れない．	血圧上昇，悪心，嘔吐，頻脈	本剤過敏症，バルビツール酸系薬などの非麻薬性中枢神経抑制薬または病的原因による呼吸抑制のある患者

4・7・7　中枢神経系関連疾病の治療薬

a. 抗てんかん薬（表 4・54）　　てんかんは，神経細胞の過剰興奮によってひき起こされる．そのため，神経興奮を抑制する薬が用いられる．過剰興奮が起こる部位などにより，**部分発作**と**全般発作**に大別される．全般

表 4・54　抗てんかん薬

薬 剤 名 （括弧内は商品名）	作用機序	適　応	副作用	禁　忌
フェノバルビタール （フェノバール®）	GABA_A 受容体のバルビツール酸結合部位に作用後，抑制性伝達物質 GABA の作用亢進	不眠症，不安緊張状態の鎮静，てんかんのけいれん発作	依存性，肝機能障害，呼吸抑制	本剤過敏症，急性間欠性ポルフィリン症，ボリコナゾール（抗真菌薬）を投与中の患者
フェニトイン （アレビアチン®）	Na+ チャネルを遮断し，過剰興奮を抑制	てんかんのけいれん発作（強直間代発作，焦点発作）	歯肉増殖，視覚障害，肝機能障害	本剤過敏症，ヒダントイン系化合物に過敏症，アスナプレビル（C 型肝炎治療薬）を投与中の患者
カルバマゼピン （テグレトール®）	Na+ チャネルを遮断し，過剰興奮を抑制	・精神運動発作，てんかん性格およびてんかんに伴う精神障害，てんかんのけいれん発作 ・躁病，躁うつ病の躁状態 ・三叉神経痛	眠気，めまい，ふらつき	本剤過敏症または三環系抗うつ薬過敏症，重篤な血液障害，房室ブロック（Ⅱ度以上），高度の徐脈の患者
クロナゼパム （リボトリール®）	ベンゾジアゼピン受容体を活性化させ抑制性伝達物質 GABA の作用亢進	・小型運動発作，精神運動発作，自律神経発作 ・ミオクローヌス発作	眠気，ふらつき，喘鳴	本剤過敏症，急性閉塞隅角緑内障，重症筋無力症の患者
バルプロ酸ナトリウム （デパケン®）	・T 型 Ca^{2+} チャネルと Na+ チャネルの抑制 ・GABA アミノトランスフェラーゼ（GABA 分解酵素）阻害	すべての全般発作に有効	劇症肝炎，眠気，高アンモニア血症	重篤な肝障害，尿素サイクル異常，カルバペネム系抗菌薬を併用中の患者
ラモトリギン （ラミクタール®）	Na+ チャネルを遮断し，過剰興奮を抑制	・部分発作・強直間代発作・定型欠神発作に対する単剤療法 ・部分発作，強直・間代発作，欠神発作に他剤との併用で有効	発疹，傾眠，めまい	本剤過敏症の患者
レベチラセタム （イーケプラ®）	グルタミン酸（興奮性伝達物質）の遊離を抑制	・てんかん患者の部分発作，他のてんかん薬で十分な効果が認められないてんかん患者の強直間代発作に対する抗てんかん薬との併用療法 ・部分発作，ミオクローヌス発作，強直・間代発作に他剤との併用で有効	傾眠，ALT 値上昇，γ-GTP 値上昇	本剤過敏症の患者
トピラマート （トピナ®）	・Ca^{2+} チャネル抑制と Na+ チャネル抑制作用 ・炭酸デヒドラターゼ阻害作用 ・GABA_A 受容体機能増強作用	他の抗てんかん薬で十分な効果が認められないてんかん患者の部分発作に対する抗てんかん薬との併用療法	傾眠，摂食異常，しびれ感	本剤過敏症の患者

発作は，欠神発作（小発作）と強直間代発作（大発作）
およびミオクローヌス発作に分けられる．

　b. パーキンソン病治療薬（表 4・55）　　パーキン
ソン病は，黒質-線条体のドパミン作動性神経の変性に
よるドパミンの不足により発症すると考えられている
（難病に指定されている）．治療の基本は薬物治療であ
る．パーキンソン病の症状のひとつであるすくみ足は，
ドパミンやノルアドレナリンの減少が原因と考えられて
いる．生体内でのドパミンおよびノルアドレナリンの合
成経路を図 4・15 に示す〔パーキンソン病の詳細は，
本シリーズ 3 巻，§5・29（p.278）参照〕．

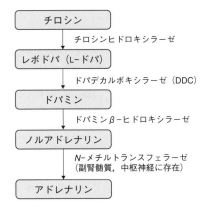

図 4・15　ドパミンおよびノルアドレナリンの生合成経路

コラム21　錐体外路症状
　おもに脳の大脳基底核が障害を受けるこ
とによって起こる症状である．**錐体外路症
状**を呈する代表的な疾患がパーキンソン病
であり，以下の 4 大症状があげられる．
　① 安静時振戦: 手足が震える．
　② 無動: 動作が遅く，動けなくなる場
　　合もある．
　③ 筋強剛: 固縮ともよばれ，筋肉のこ
　　わばりのこと．
　④ 姿勢反射障害: 前傾になりやすく，
　　押すと倒れやすい．
　上記の症状を**パーキンソニズム**という．
抗精神病薬の服用によって，問題となる副
作用に錐体外路症状があり，パーキンソニ
ズムのほか，アカシジアやジスキネジアな
どの症状が出現する．
　・アカシジア: そわそわと落ち着きのな
　　い状態
　・ジスキネジア: 自分の意志とは関係な
　　く体が動く状態（口をすぼめる，首を
　　振るなど）

コラム22　wearing off 現象
　wearing off 現象とは，レボドパを長期間
投与することにより，しだいに有効時間が
短縮し，効果が切れる現象のことである．

表 4・55　パーキンソン病の治療薬

薬 剤 名 （括弧内は商品名）	作 用 機 序	適 応	副作用	禁 忌
・レボドパ（L-ドーパ） 　（ドパストン®） ・レボドパ・カルビド 　パ水和物 　（ネオドパストン®） ・レボドパ・ベンセラ 　ジド塩酸塩 　（マドパー®）	・ドパミンは血液脳関門を 　通過できないためレボド 　パを投与する． ・経口投与されたレボドパ 　の多くは末梢の DDC に 　よりドパミンに変換され 　るため DDC 阻害薬（カ 　ルビドパ，ベンセラジ 　ド）を用いる．	パーキンソン病，パーキン ソン症候群	食欲不振，ジ スキネジア （⇨ コラム 21），wear- ing off 現象 （⇨ コラム22）	閉塞隅角緑内障， 本剤過敏症の患 者
COMT 阻害薬 ・エンタカポン 　（コムタン®）	末梢における COMT の働 きを阻害〔レボドパは末梢 で COMT により分解され る．コラム23（p.191）参 照〕	・レボドパ・カルビドパまた 　はレボドパ・ベンセラジド 　塩酸塩との併用による 　パーキンソン病における 　症状の日内変動（wearing 　off 現象）の改善 ・レボドパ＋ドパデカルボ 　キシラーゼ阻害薬との併 　用で，wearing off 現象 　が認められる場合	ジスキネジ ア，便秘，着 色尿	本剤過敏症，悪 性症候群，横紋 筋融解症または 既往歴の患者

（つづく）

表4・55　（つづき）

薬剤名 （括弧内は商品名）	作用機序	適応	副作用	禁忌
ドパミンD_2受容体アゴニスト ・ブロモクリプチンメシル酸塩 （パーロデル®）	線条体のドパミンD_2受容体を刺激	・末端肥大症，下垂体性巨人症，乳汁漏出症，パーキンソン症候群 ・麦角アルカロイド（分子構造上の分類）	悪心，めまい	本剤過敏症または麦角アルカロイドに過敏症，妊娠高血圧症候群，産褥期高血圧の患者
MAO-B阻害薬				
・セレギリン塩酸塩 （エフピー®：覚せい剤原料）	MAO-B（ドパミン分解酵素）の阻害	パーキンソン病（レボドパ含有製剤を併用する場合はYear重症度ステージⅠ〜Ⅳ，レボドパ含有製剤を併用しない場合はYear重症度ステージⅠ〜Ⅲ）	悪心，嘔吐，ジスキネジア	本剤過敏症，ペチジン塩酸塩（鎮痛薬）投与中，覚せい剤，コカインなどの中枢興奮薬の依存のある患者
・アマンタジン塩酸塩 （シンメトレル®）	詳細不明（ドパミン遊離促進作用をもつと考えられている）	パーキンソン症候群，脳梗塞後遺症に伴う意欲・自発性低下の改善，A型インフルエンザウイルス感染症	便秘，下痢，食欲不振	透析を必要とするような重篤な腎障害，本剤過敏症の患者，妊婦
抗コリン薬				
・トリヘキシフェニジル塩酸塩（アーテン®）	ドパミンとアセチルコリンのバランスを整える（線条体ドパミン量の減少により相対的にアセチルコリンの作用が強くなる）	・向精神薬投与によるパーキンソニズム・ジスキネジア・アカシジア ・特発性パーキンソニズムおよびその他のパーキンソニズム	興奮，悪性症候群，閉塞隅角緑内障	閉塞隅角緑内障，本剤過敏症，重症筋無力症の患者
・ゾニサミド （トレリーフ®）	詳細不明（MAO-B阻害やドパミン放出促進作用があると考えられている）	・パーキンソン病（レボドパ含有製剤に他の抗パーキンソン病薬を使用しても十分に効果が得られなかった場合） ・レビー小体型認知症に伴うパーキンソニズム（レボドパ含有製剤を使用してもパーキンソニズムが残存する場合）	食欲不振，ジスキネジア，体重減少	妊婦，本剤過敏症の患者
・ドロキシドパ （ドプス®：ノルアドレナリンの前駆物質）	中枢内でノルアドレナリンに変換	パーキンソン病（Yahr重症度ステージⅢ）におけるすくみ足，たちくらみの改善	悪心，血圧上昇，頭痛	本剤過敏症，閉塞隅角緑内障，ハロタンなどのハロゲン含有吸入麻酔薬，重篤な末梢血管病変の患者
アデノシンA_{2A}受容体阻害薬 ・イストラデフィリン （ノウリアスト®）	アデノシンA_{2A}受容体を阻害	レボドパ含有製剤で治療中のパーキンソン病におけるwearing off現象の改善	ジスキネジア，幻視，傾眠	妊婦，重度の肝障害，本剤過敏症の患者

表 4・56 アルツハイマー型認知症の治療薬

薬剤名 （括弧内は商品名）	作用機序	適応	副作用	禁忌
コリンエステラーゼ 阻害薬 ・ドネペジル塩酸塩 （アリセプト®）	コリンエステラーゼ を阻害	アルツハイマー型認知症お よびレビー小体型認知症に おける認知症症状の進行抑 制	食欲不振，悪心，下 痢	本剤過敏症，ピペリ ジン誘導体に過敏症 の患者
NMDA 受容体アン タゴニスト ・メマンチン塩酸塩 （メマリー®）	NMDA 受容体を阻 害	中程度および高度アルツハ イマー型認知症における認 知症症状の進行抑制	めまい，便秘，体重 減少	本剤過敏症の患者

表 4・57 統合失調症の治療薬

薬剤名 （括弧内は商品名）	作用機序	適応，特徴	副作用	禁忌
クロルプロマジン塩 酸塩（コントミン®）	・ドパミン D_2 受容体遮 断による抗精神病作 用，制吐作用 ・ヒスタミン H_1 受容体 遮断作用による鎮静 作用	統合失調症，躁病，神経症 における不安・緊張・抑う つに使用する．	血圧降下，食 欲亢進，錐体 外路症状	バルビツール酸系誘導 体，アドレナリンを投 与中の患者
ハロペリドール （セレネース®）	D_2 受容体遮断による抗 精神病作用	・統合失調症，躁病に使用 する． ・鎮静作用が弱い．	錐体外路症 状，不眠，焦 燥感	パーキンソン病，バル ビツール酸系誘導体の 強い影響下にある患者
スルピリド （ドグマチール®）	D_2 受容体遮断	用量によって，統合失調 症，うつ病，消化性潰瘍に 用いられる．	月経異常，錐 体外路症状	本剤過敏症，プロラク チン分泌性の下垂体腫 瘍の患者
セロトニン・ドパミ ン受容体アンタゴニ スト（SDA） ・リスペリドン （リスパダール®）	・D_2 受容体遮断 ・セロトニン 5-HT_{2A} 受容体遮断	・統合失調症，小児期の自 閉スペクトラム症に伴う 易刺激性に使用する． ・陽性症状だけでなく陰性 症状も改善する．	食欲不振，錐 体外路症状， 不眠症	アドレナリン投与中， バルビツール酸系誘導 体の強い影響下にある 患者，本剤過敏症，パ リペリドン過敏症の患 者
多元受容体作用抗精 神病薬（MARTA） ・オランザピン （ジプレキサ®） ・クエチアピンフマ ル酸塩 （セロクエル®）	さまざまな受容体に作 用（D_2 受容体遮断，5- HT_{2A} 受容体遮断のほか H_1 受容体遮断および α_1 受容体遮断）	［共通］陽性症状および陰 性症状も改善する． ［オランザピン］統合失調 症，双極性障害における 躁症状およびうつ症状の 改善，抗悪性腫瘍薬投与 に伴う消化器症状 ［クエチアピン］統合失調 症	［オランザピ ン］体重増 加，傾眠， 不眠 ［クエチアピ ン］不眠， 易刺激性， 傾眠	アドレナリン投与中， バルビツール酸系誘導 体の強い影響下にある 患者，本剤過敏症，糖 尿病または既往歴の患 者
ドパミン受容体部分 アゴニスト ・アリピプラゾール （エビリファイ®）	・ドパミン神経の過剰 活性化時：D_2 受容体 遮断 ・低下時：D_2 受容体刺 激 ・5-HT_{2A} 受容体遮断 作用，5-HT_{1A} 受容 体部分アゴニスト作 用ももつ．	統合失調症，双極性障害に おける躁症状の改善，うつ 病・うつ状態，小児期の自 閉症スペクトラム症に伴う 易刺激性	アカシジア， 振戦，傾眠	アドレナリン投与中， 本剤過敏症，バルビ ツール酸系誘導体の強 い影響下にある患者

c. 認知症治療薬（表4・56）　　**アルツハイマー型
認知症**ではアセチルコリンの減少がみられる．そのため，
脳内のアセチルコリンの量を増やすことが治療薬の基本
である〔本シリーズ3巻，§5・30（p.280）参照〕．

d. 精神疾患治療薬

1) **統合失調症**（表4・57）：病因は不明で，ドパミ
ン仮説が最も有力であるが，ドパミンのほか，セロ
トニンやグルタミン酸も関与すると考えられている
（ドパミン仮説：ドパミンの過剰伝達により統合失
調症が発症する）．

2) **気分障害**：躁状態と抑うつ状態に分けられるため，
治療薬も**抗躁薬**（表4・58），**抗うつ薬**（表4・
59）とに分けられる．うつの病因は不明だが，脳
内のセロトニン，ノルアドレナリンの不足により起
こると考えられている〔本シリーズ3巻，§5・31
（p.284）参照〕．

表4・58　抗　躁　薬

薬剤名 （括弧内は商品名）	作用機序	適応，特徴	副作用	禁忌
炭酸リチウム （リーマス®）	詳細不明	・躁病および躁うつ病の躁状態に使用する． ・効果発現までに時間がかかる（約2週間程度）．	振戦，口渇，リチウム中毒	妊婦，てんかんなどの脳波異常，重篤な心疾病，リチウムの体内貯留を起こしやすい状態の患者

表4・59　抗　う　つ　薬

薬剤名 （括弧内は商品名）	作用機序	適応，特徴	副作用	禁忌
(a) 三環系抗うつ薬				
・イミプラミン塩酸塩 （トフラニール®；第一世代抗うつ薬）	セロトニン，ノルアドレナリンの再取込み阻害	・精神科領域におけるうつ病・うつ状態，遺尿症（昼・夜）に使用する． ・効果発現に時間がかかる． ・抗コリン作用が副作用の原因 ・眠気や鎮静作用がある． ・起立性低血圧が起こる（α_1遮断作用）．	口渇，めまい，ふらつき	閉塞隅角緑内障，本剤過敏症の患者
・アモキサピン （アモキサン®；第二世代抗うつ薬）	セロトニン，ノルアドレナリンの再取込み阻害	・うつ病，うつ状態に使用する． ・第一世代抗うつ薬と同様の作用で抗うつ作用を発現する ・効果発現は第一世代抗うつ薬と比較して速い． ・抗コリン作用は第一世代抗うつ薬と比較して弱い．	口渇，便秘，めまい	閉塞隅角緑内障，本剤過敏症の患者

（つづく）

表 4・59 （つづき）

薬 剤 名 （括弧内は商品名）	作用機序	適応，特徴	副作用	禁 忌
(b) 四環系抗うつ薬				
・マプロチリン塩酸塩（ルジオミール®；第二世代抗うつ薬）	ノルアドレナリンの再取込み阻害	・うつ病・うつ状態に使用する. ・第二世代抗うつ薬のため，抗コリン作用は第一世代抗うつ薬と比べて弱い.	口内乾燥，便秘，傾眠	閉塞隅角緑内障，本剤過敏症，尿閉，てんかんなどのけいれん性の疾病または既往歴の患者
・ミアンセリン塩酸塩（テトラミド®）	シナプス前膜のα₂受容体を遮断	・うつ病・うつ状態に使用する. ・H₁受容体遮断作用があるため眠気が出る.	ねむけ，口渇，めまい，立ちくらみ，ふらつき，脱力感	本剤過敏症の患者
・トラゾドン塩酸塩（レスリン®）	セロトニンの再取込み阻害	・うつ病・うつ状態に使用する. ・抗コリン作用はほとんどみられない.	眠気，QT延長，口渇	サキナビル（HIV治療薬）投与中，本剤過敏症の患者
(c) 選択的セロトニン再取込み阻害薬（SSRI）[†]				
・フルボキサミンマレイン酸塩（ルボックス®） ・パロキセチン塩酸塩水和物（パキシル®）	選択的にセロトニンの再取込みを阻害	うつ病・うつ状態，強迫性障害，社会不安障害に使用する.	錯乱，幻覚，眠気	本剤過敏症，ピモジド（統合失調症治療薬）などを投与中の患者
(d) セロトニン・ノルアドレナリン再取込み阻害薬（SNRI）[†]				
・デュロキセチン塩酸塩（サインバルタ®）	セロトニン，ノルアドレナリン再取込み阻害	うつ病・うつ状態，糖尿病性神経障害，線維筋痛症に使用する.	倦怠感，傾眠，頭痛	本剤過敏症，高度の肝障害，高度の腎障害の患者
(e) ノルアドレナリン作動性・特異的セロトニン作動性抗うつ薬（NaSSA）[†]				
・ミルタザピン（リフレックス®）	シナプス前膜のα₂受容体を遮断することで，セロトニンおよびノルアドレナリンの遊離促進	うつ病・うつ状態に使用する.	体重増加，倦怠感，傾眠	本剤過敏症の患者

[†] SSRI: selective serotonin reuptake inhibitor（選択的セロトニン再取込み阻害薬）
　SNRI: serotonin noradrenaline reuptake inhibitor（セロトニン・ノルアドレナリン再取込み阻害薬）
　NaSSA: noradrenergic and specific serotonergic antidepressant（ノルアドレナリン作動性・特異的セロトニン作動性抗うつ薬）

◆ 服薬にあたっての留意点 ◆

① 睡眠薬は，各薬物の作用持続時間を確認し，適切に使用されているか確認することが大切である.

② 抗不安薬は，眠気などの副作用が発現する頻度が高いため，服用後の行動に注意が必要である.

表4・60　各臓器・組織に対する自律神経（交感神経および副交感神経）の作用の例

支配臓器	交感神経	副交感神経
	反応（受容体）	反応（受容体）
心臓（心筋）	収縮力上昇（β_1）	収縮力低下（M_2）
心臓（洞房結節）	心拍数増加（β_1）	心拍数減少（M_2）
気管支平滑筋	気管支拡張（β_2）	気管支収縮（M_3）
瞳孔散大筋	収縮（散瞳）（α_1）	
瞳孔括約筋		収縮（縮瞳）（M_3）
膀胱排尿筋	弛緩（蓄尿）（β_3）	収縮（排尿）（M_3）
血管平滑筋（皮膚や粘膜）	血管収縮（α_1）	
血管平滑筋（冠動脈や骨格筋）	血管拡張（β_2）	

4・8　自律神経系に作用する薬

4・8・1　自律神経

　神経系は，中枢神経系と末梢神経系に分けられる〔本シリーズ2巻，§9・1（p.165）参照〕．末梢神経系のひとつである**自律神経系**は，自分の意思で変化させることができない臓器（心臓，気管支，血管など）を支配している神経系で，**交感神経**と**副交感神経**の2つがある．大部分の臓器には2つの神経が分布しており，これら両神経は互いに拮抗的に作用し，一方がその臓器に対して促進的に，他方は抑制的に働き，**拮抗的二重支配**をしている．

　神経系の分類を図4・16，各臓器・組織における自律神経の作用を表4・60に示す．

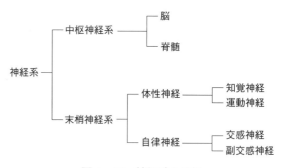

図4・16　神経系の分類

4・8・2　自律神経の構造と伝達物質

　自律神経が臓器に至る途中には，情報伝達のための神経細胞どうしの結合構造である**シナプス**が存在する．このシナプス接合部を**神経節**という．中枢を出てから自律神経節までの線維を**節前線維**，自律神経節から臓器までの線維を**節後線維**という．

　シナプス部分での情報伝達は，神経末端から放出される化学伝達物質（**神経伝達物質**）によって行われる．自律神経に関わる神経伝達物質は，**アセチルコリン**（ACh），**ノルアドレナリン**（NAd）および**アドレナリン**（Ad）である．

　アセチルコリンの受容体は，**ニコチン受容体（N受容体）**と**ムスカリン受容体（M受容体）**である．N受容体は，N_N（神経節や副腎髄質に分布）とN_M（骨格筋に分布）に，M受容体はM_1（胃に分布），M_2（心臓に分

布）および M₃（瞳孔括約筋や気管支平滑筋に分布）に分類される.

　一方，アドレナリンとノルアドレナリンの受容体は，**α受容体**と**β受容体**である. α受容体は，α_1（瞳孔散大筋や血管平滑筋に分布），α_2（神経終末分布）に，β受容体は，β_1（心臓に分布），β_2（血管平滑筋や気管支平滑筋に分布），β_3（排尿筋に分布）に分類される.

表 4・61　交感神経と副交感神経の特徴

	交感神経	副交感神経
神経節の位置	中枢に近い	効果器に近い
シナプス比 （節前線維：節後線維）	大きい （1：20〜30）	小さい （1：1）
節前線維の種類 （伝導速度）	有髄神経 （伝導速度が速い）	有髄神経 （伝導速度が速い）
節後線維の種類 （伝導速度）	無髄神経 （伝導速度が遅い）	無髄神経 （伝導速度が遅い）

　交感神経と副交感神経の作用の特徴を表 4・61，神経節および臓器側における受容体と神経伝達物質について図 4・17 に示す.

4・8・3　自律神経系に作用する薬

　自律神経系の働きに変調が起こり，自律機能が異常になると病的な状態となる. **自律神経系作用薬**は，直接的または間接的に神経伝達物質の働きを促進あるいは遮断して病的状態を改善する.

コラム㉓　COMT

　アドレナリン，ノルアドレナリン，ドパミンのように，カテコール環とアミンからなる化合物を総称して**カテコールアミン**とよぶ. この分解酵素で重要なものに，モノアミンオキシダーゼ（MAO）とカテコール-O-メチルトランスフェラーゼ（COMT）がある. これらの作用を受けにくい薬ほど作用持続時間が長くなる.

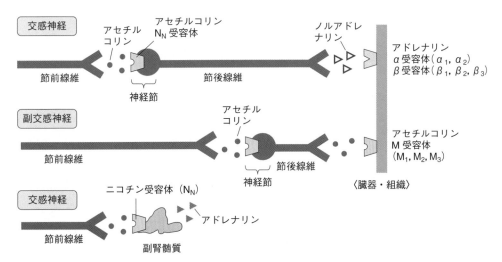

図 4・17　自律神経の化学伝達　例外として副腎髄質を支配する交感神経は，節前線維だけで構成される.

表4・62　アドレナリン作動薬

薬剤名 （括弧内は商品名）	作用機序	適応，特徴	副作用	禁忌
(a) αβ受容体アゴニスト				
・アドレナリン （エピペン®）	α, β受容体刺激 ・心機能亢進作用 　（β1） ・血管収縮作用（α1） ・気管支拡張作用 　（β2）	気管支喘息，百日咳に伴う気管支けいれんの緩解，各種疾患もしくは状態に伴う急性低血圧またはショック時の補助治療，心停止の補助治療などに使用する．	肺水腫，呼吸困難，心停止	・ブチロフェノン系などの抗精神病薬，α受容体アンタゴニスト，イソプレナリン塩酸塩などのカテコールアミン製剤，アドレナリン受容体アゴニスト投与中の患者 ・狭隅角や前眼房が浅いなどの眼圧上昇の素因のある患者
・ノルアドレナリン （ノルアドレナリン）	α, β受容体刺激 ・血管収縮作用（α1） ・β1作用による心機能亢進は弱い． ・β2作用はほとんどなく，気管支拡張作用はない．	各種疾病もしくは状態に伴う急性低血圧またはショック時の補助治療に使用する．	徐脈，心悸亢進，血圧異常上昇	ハロゲン含有吸入麻酔薬投与中の患者，ほかのカテコールアミン製剤投与中の患者
・エチレフリン塩酸塩（エチホール®）	α, β受容体刺激	・COMTによる代謝を受けにくいため，経口投与が可能である（⇨ コラム㉓）． ・作用が持続性である．	心悸亢進，口渇，悪心	甲状腺機能亢進症の患者，高血圧の患者
(b) α1受容体アゴニスト				
・ナファゾリン硝酸塩（プリビナ®）	α1受容体刺激	表在性充血，散瞳に使用する．	過敏症，眼圧変動	閉塞性隅角緑内障，MAO†阻害薬投与中の患者
(c) β受容体アゴニスト				
β1,2受容体アゴニスト ・イソプレナリン塩酸塩 （プロタノール®）	β1,2受容体刺激 ・血管拡張作用（β2） ・心機能亢進作用 　（β1） ・気管支拡張作用 　（β2）	・各種の高度の徐脈，特にアダムス・ストークス症候群における発作防止に使用する． ・カテコールアミン（鎮咳薬）などとの併用は避ける．	重篤な血清カリウム値低下，頭痛	特発性肥大性大動脈弁下狭窄症，ジギタリス中毒の患者
β1,2受容体アゴニスト ・イソクスプリン塩酸塩 （ズファジラン®）	β1,2受容体刺激 ・血管拡張作用（β2） ・子宮弛緩作用（β2）	頭部外傷後遺症に伴う随伴症状，ビュルガー病・閉塞性動脈硬化症などに伴う末梢循環障害，子宮収縮の抑制などに使用する．	悪心・嘔吐，心悸亢進	脳出血，分娩直後，胎盤早期剝離の患者
β1受容体アゴニスト ・ドブタミン塩酸塩 （ドブトレックス®）	β1受容体刺激	急性循環不全における心収縮力増強に使用する．	頻脈，不整脈，動悸	肥大型閉塞性心筋症，本剤過敏症の患者

†　MAO: monoamine oxidase（モノアミンオキシダーゼ）

（つづく）

表 4・62 （つづき）

薬剤名 （括弧内は商品名）	作用機序	適応，特徴	副作用	禁忌
β_2 受容体アゴニスト （⇨ コラム㉔） 第一世代: トリメトキノール塩酸塩 （イノリン®） 第二世代: サルブタモール硫酸塩 （サルタノール®） 第三世代: ツロブテロール塩酸塩 （ホクナリン®）	β_2 受容体刺激	気道閉塞性障害に基づく諸症状の緩和	低カリウム血症，心悸亢進，頭痛	本剤過敏症の患者
β_3 受容体アゴニスト ・ミラベグロン （ベタニス®）	排尿筋の β_3 受容体刺激（蓄尿機能亢進）	過活動膀胱における尿意切迫感，頻尿および切迫性尿失禁	尿閉，高血圧，便秘	本剤過敏症の患者，重篤な心疾患の患者，妊婦

(d) 間接型アドレナリン作動薬

・メタンフェタミン塩酸塩（ヒロポン®: 覚せい剤）	ノルアドレナリン分泌の促進による交感神経興奮作用	・ナルコレプシー，インスリンショック，うつ病・うつ状態，統合失調症の遅鈍症の改善 ・タキフィラキシー（短時間での反復投与により，薬物の効果が低下する現象）を起こす.	依存性，興奮，不眠	MAO 阻害薬投与中または投与後 2 週間以内，重篤な高血圧症・動脈硬化症・心疾病，甲状腺機能亢進，薬物乱用の既往歴の患者
・アメジニウムメチル硫酸塩（リズミック®）	ノルアドレナリン再取込み阻害およびノルアドレナリンの分解阻害	本態性低血圧，起立性低血圧，透析施工時の血圧低下の改善	動悸，悪心，嘔吐	高血圧症，甲状腺機能亢進症，褐色細胞腫，閉塞隅角緑内障，残尿を伴う前立腺肥大症の患者
・エフェドリン塩酸塩（エフェドリン）	ノルアドレナリン分泌促進	気管支喘息，喘息様気管支炎	重篤な血清カリウム値の低下，心悸亢進	カテコールアミン製剤投与中の患者
・ドパミン塩酸塩（イノバン®: ノルアドレナリンの前駆物質）	用量増加に伴い，D_1，β_1，α_1 の順で作用発現する	急性循環不全	不整脈，四肢冷感，麻痺性イレウス	褐色細胞腫の患者
・ドカルパミン（タナドーパ®: ドパミンのプロドラッグ）	ドパミン類似作用	・ドパミン注射液の少量静脈内持続点滴療法からの離脱が困難な循環不全で，少量静脈内持続点滴療法から内用薬への早期離脱を必要とする場合 ・経口投与で用いられる.	動悸，心室性期外収縮，食欲不振	褐色細胞腫の患者

コラム㉔ アドレナリンβ_2受容体アゴニスト

　β_2受容体アゴニストは，開発当初，β_1刺激作用による心機能亢進が問題となっていた. そこで，β_1作用の弱い薬物が開発された.

　第一世代（トリメトキノール塩酸塩）は，β_2の選択性はやや低い.

　第二世代（サルブタモール硫酸塩，テルブタリン硫酸塩）は，β_2の選択性がやや高い.

　第三世代（ツロブテロール塩酸塩，フェノテロール臭化水素酸塩など）は，β_2の選択性が高く，MAOやCOMTの酵素分解を受けにくい.

表4・63　抗アドレナリン薬

薬剤名 (括弧内は商品名)	作用機序	適応	副作用	禁忌
(a) 非選択的α受容体アンタゴニスト				
・フェントラミン （レギチーン®）	・α₁受容体遮断（血圧低下作用） ・交感神経終末のα₂受容体遮断（心機能亢進作用）	褐色細胞腫の手術前・手術中の血圧調整，褐色細胞腫の診断	起立性低血圧，不整脈，急激な血圧低下によるショック様症状	本剤過敏症，心筋梗塞・狭心症の冠動脈疾病の患者
(b) 選択的α₁受容体アンタゴニスト				
・ドキサゾシン （カルデナリン®）	血管α₁受容体を選択的に遮断（血圧低下作用）	高血圧症	不整脈	本剤過敏症の患者
・シロドシン （ユリーフ®）	α₁受容体を選択的に遮断（前立腺に多く存在するα₁ₐ受容体への選択性が高い）	前立腺肥大症に伴う排尿障害	失神・意識消失，肝機能障害，黄疸	本剤過敏症の患者
(c) 非選択的β受容体アンタゴニスト				
・プロプラノロール塩酸塩 （インデラル®）	非選択的β受容体遮断〔心収縮力抑制（β₁），気管支平滑筋収縮（β₂）〕	本態性高血圧症，片頭痛発作の発症抑制	うっ血性心不全，徐脈，末梢性虚血，房室ブロック	気管支喘息・気管支けいれんのおそれのある患者，糖尿病性ケトアシドーシス・代謝性アシドーシスの患者，高度または症状を呈する徐脈
・ビソプロロールフマル酸塩 （メインテート®）	選択的β₁受容体遮断（心収縮力抑制）	本態性高血圧症，狭心症，心室性期外収縮，虚血性心疾患または拡張型心筋症に基づく慢性心不全で，ACE阻害薬，ARB，利尿薬，ジギタリス製剤の基礎治療を受けている患者，頻脈性心房細動	心不全，完全房室ブロック，高度徐脈，洞不全症候群（気管支収縮の副作用は少ない。）	本剤過敏症の患者，糖尿病性ケトアシドーシス・代謝性アシドーシスの患者，高度または症状を呈する徐脈・房室ブロック・洞房ブロック，洞不全症候群・心原性ショックの患者
・カルベジロール （アーチスト®）	α₁，β受容体遮断	本態性高血圧症，腎実質性高血圧症，狭心症	めまい，全身倦怠感，眠気	気管支喘息・気管支けいれんのおそれのある患者，高度の徐脈，糖尿病性ケトアシドーシスの患者
(d) ノルアドレナリン枯渇薬				
・レセルピン （アポプロン®）	ノルアドレナリンの枯渇（シナプス小胞のモノアミントランスポーターの阻害によるノルアドレナリンのシナプス小胞内への貯蔵を阻害）	本態性高血圧症，フェノチアジン系薬物の使用困難な統合失調症	悪夢，眠気，発疹	うつ病，うつ状態，消化性潰瘍，潰瘍性大腸炎，電気ショック療法を受けている患者
(e) 中枢性交感神経抑制薬				
・メチルドパ （アルドメット®）	延髄血管運動中枢のα₂受容体刺激（交感神経活動抑制）	高血圧症（本態性，腎性），悪性高血圧	めまい，起立性低血圧，脱力感	急性肝炎，慢性肝炎，肝硬変の活動期，非選択的MAO阻害薬投与中，本剤過敏症の患者

自律神経系作用薬は，

① アドレナリン作動薬

② 抗アドレナリン薬

③ コリン作動薬

④ 抗コリン薬

の4種類に分けられる.

a. アドレナリン作動薬（表4・62）　アドレナリン作動薬とは，交感神経節後線維が支配する臓器，器官のアドレナリンα，β受容体に作用し，交感神経系の作用を促進する薬物のことである.

作用様式により，直接型（アドレナリン受容体を直接刺激する）と間接型（交感神経終末に作用し，アミン顆粒からのノルアドレナリン放出を介して作用する）に分類される.

b. 抗アドレナリン薬（表4・63）　抗アドレナリ

> **コラム㉕　コリンエステラーゼ（ChE）**
>
> アセチルコリン（ACh）の分解酵素である. アセチルコリンはコリンエステラーゼによって，コリンと酢酸に分解される〔§4・6（p.170）参照〕.

表4・64　コリン作動薬

薬剤名 （括弧内は商品名）	作用機序	適応，特徴	副作用	禁忌
(a) 直接型コリン作動薬				
・ベタネコール （ベサコリン®）	アセチルコリン受容体刺激（ニコチン様作用はない）	消化器機能低下のみられる，慢性胃炎，迷走神経切断後，手術および分娩後の腸管麻痺，麻痺性イレウス	コリン作動性クリーゼ（アセチルコリンの過剰状態により呼吸困難を伴う危険な状態），心悸亢進	甲状腺機能亢進症，気管支喘息，消化管および膀胱頸部閉塞の患者
(b) コリン作動性アルカロイド				
・ピロカルピン （サンピロ®）	アセチルコリン受容体刺激（毛様体筋収縮による眼内圧下降）	緑内障，診断または治療を目的とする縮瞳	結膜充血，角膜上皮障害，乾性角結膜炎	虹彩炎の患者
・セビメリン （エボザック®）	アセチルコリン受容体刺激（唾液腺のM_3受容体を刺激し，唾液分泌を促進）	シェーグレン症候群患者の口腔乾燥症状の改善	悪心，下痢，多汗	重篤な虚血性心疾患，気管支喘息および慢性閉塞性肺疾患の患者，消化管および膀胱頸部閉塞の患者
(c) 可逆的コリンエステラーゼ阻害薬				
・ジスチグミン臭化物 （ウブレチド®）	コリンエステラーゼを可逆的に阻害（⇨ コラム㉕）	手術後および神経因性膀胱などの低緊張性膀胱による排尿困難，重症筋無力症	発汗，尿失禁，コリン作動性クリーゼ	消化管または尿路の器質的閉塞のある患者，迷走神経緊張症のある患者，脱分極性筋弛緩薬投与中，本剤過敏症の患者
(d) 非可逆的コリンエステラーゼ阻害薬				
・パラチオン（農薬） （パラチオンは薬物ではないことに注意）	コリンエステラーゼ阻害（過剰なACh作用を発現させる.）	解毒薬はプラリドキシム（PAM）である.		

ン薬とは，交感神経節後線維が支配する臓器・組織への
ノルアドレナリンによる刺激を遮断する薬物のことである．

c. コリン作動薬（表4・64）　　**コリン作動薬**とは，
副交感神経節後線維が支配するムスカリン受容体および
自律神経節，神経筋接合部のニコチン受容体に結合して
作用を示す薬物のことである．

d. 抗コリン薬（表4・65）　　**抗コリン薬**とは，副
交感神経節後線維が支配するムスカリン受容体および自
律神経節，神経筋接合部のニコチン受容体に対して，ア
セチルコリンによる刺激を遮断する薬物のことである．

　アトロピン硫酸塩水和物は，ムスカリン受容体を強力
に遮断する代表的な薬物であり，ナス科のベラドンナと
いう植物に含まれる．副交感神経系のムスカリン受容体
を遮断し，さまざまな作用を発現するが，作用持続時間
が長いこと，非選択的に受容体を遮断するため広範囲に
作用を示すことが欠点としてあげられる．アトロピン硫

表4・65　抗コリン薬

薬剤名 （括弧内は商品名）	作用機序	適応	副作用	禁忌
アトロピン硫酸塩水和物 （硫酸アトロピン：ベラ ドンナアルカロイド）	ムスカリン受容体遮断 ・瞳孔括約筋弛緩 ・消化管蠕動運動抑制 ・胃酸分泌抑制 ・膀胱排尿筋弛緩 ・気管支平滑筋弛緩 ・中枢興奮作用	胃・十二指腸における分泌 ならびに運動亢進，胆管・ 尿管の疝痛，けいれん性便 秘，迷走神経性徐脈および 迷走神経性房室伝導障害， 有機リン系殺虫剤・副交感 神経興奮薬の中毒，麻酔前 投薬，頻脈	口渇，便秘， 排尿障害	閉塞隅角緑内障，前 立腺肥大による排尿 障害，麻痺性イレウ ス，本剤過敏症の患 者

表4・66　アトロピン代用薬

散瞳薬 ・トロピカミド（ミドリンM®） ・シクロペントラート（サイプレジン®）	**気管支拡張薬** ・チオトロピウム（スピリーバ®） ・イプラトロピウム臭化物水和物（アトロベント®） ・グリコピロニウム（シーブリ®）
鎮痙薬 ・ブチルスコポラミン臭化物（ブスコパン®） ・メペンゾラート臭化物（トランコロン®）	**頻尿治療薬** ・プロピベリン塩酸塩（バップフォー®） ・オキシブチニン（ポラキス®）
パーキンソン病治療薬 ・トリヘキシフェニジル塩酸塩（アーテン®） ・ビペリデン（アキネトン®）	**消化性潰瘍薬** ・ピレンゼピン塩酸塩水和物（ガストロゼピン®）

酸塩水和物の欠点を改善し，治療目的にあった比較的選択性のある薬物が**アトロピン代用薬**である（表4・66）.

◆ 服薬にあたっての留意点 ◆

　自律神経作用薬は，多様な疾病に用いられるため，各薬の特性をしっかりと理解し，副作用を見逃さないよう診療することが大切である.

4・9 皮膚，眼，耳鼻の疾病に対する治療薬

4・9・1 皮膚の疾病に対する治療薬

a. 皮膚の構造　皮膚は，全身を覆う皮膜で，外側から順に表皮，真皮，皮下組織からなる〔本シリーズ2巻，§2・1（p.23）参照〕．表皮は，4つの層（外側から角質層，顆粒層，有棘層，基底層）で構成されており，特に，最も外側の角質層は，体内の水分が外界へ失われていくのを防ぐとともに，外部からの異物が侵入しないように皮膚を守るバリアの役割を果たしている．また，真皮には，神経，血管，汗腺，皮脂腺などの器官が存在し，皮膚感覚，発汗，皮脂膜の形成などをそれぞれ担っている．最も内側に位置する皮下組織は，多量の脂肪を含んでおり，外部からの刺激（衝撃）を和らげるクッションの役割や，保温機能も果たしている．

b. 皮膚からの薬物の吸収経路　皮膚から薬物が吸収されることを**経皮吸収**という．薬物が経皮吸収される経路には，角質層を通る場合と，汗孔あるいは毛孔を通る場合の2つがある（図4・18）．汗孔・毛孔の面積は，角質の面積と比較してきわめて小さいため，薬物の経皮吸収には，角質を通る経路が大きく寄与している．

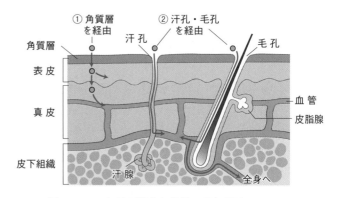

図4・18 皮膚の構造と薬物の吸収経路　●: 薬剤

c. 皮膚疾病治療薬の剤形　皮膚に塗るタイプや貼るタイプの外用薬による治療が中心となる．皮膚で使用される外用薬の剤形には，軟膏剤，クリーム剤，ローション剤，テープ剤などさまざまなものがあり，剤形の違いにより使用感や特徴が異なる（表4・67）．

表4・67　皮膚疾病治療薬の剤形の特徴

剤　形	長　所	短　所
軟膏剤	・水をはじき，皮膚にとどまりやすい. ・皮膚保護作用がある.	・べたつき感がある. ・洗い流しにくい.
クリーム剤	・皮膚への浸透性が高い. ・水で洗い落としやすい.	・皮膚刺激性が高い. ・滲出液を伴う病変には適さない.
ローション剤	・使用感がよく，よく伸びる. ・頭髪部に使用しやすい.	・皮膚刺激性が高い. ・滲出液を伴う病変には適さない.
ゲル剤	・水で洗い落としやすい.	・皮膚への浸透性が弱い. ・クリーム剤より皮膚刺激性が高い. ・少しべたつき感がある. ・滲出液を伴う病変には適さない.
パップ剤，テープ剤 （貼付薬）	・パップ剤: メントールが含まれていて冷感作用をもつものと，トウガラシエキスが含まれていて温感作用を示すものがある. ・テープ剤: パップ剤よりもはがれにくい.	・滲出液を伴う病変には適さない.

d. 治療薬の塗布方法　　代表的な塗布方法には，① 単純塗布法，② 重層法，③ 密封法があり，用途によって使い分けられている.

　① **単純塗布法**: 最も一般的な塗布方法であり，外用薬を患部に直接，塗る方法である. 手指の腹で外用薬をとり，患部に薄く広げるようにして塗る〔§1・2・2b（p.12）参照〕.

　② **重層法**: 単純塗布法に比べて，主薬の吸収を高める効果がある. 単純塗布した上に，別の外用薬を塗布したガーゼなどをのせる方法と，2種類の皮膚外用薬を重ねて塗る方法の2つがある.

　③ **密封法（ODT法）**: 外用薬を塗布した上からポリスチレンフィルムやラップで被い，周囲を密封する方法である. 重層法以上に経皮吸収率が高まる.

ODT: occlusive dressing technique（密封法）

e. 治療薬の種類

1）皮膚感染症の治療薬

　皮膚の細菌やウイルスによる感染症などを治療する目的で用いられる（表4・68）.

2）褥瘡の治療薬

　褥瘡とは，一般的に床ずれともいわれ，寝たきりの状態で体位変換できない場合に，圧迫された皮膚の血行障害が起こることで生じる皮膚病変を指す〔本シリーズ3巻，§4・22（p.175）参照〕. 褥瘡の好発部位は，皮下脂肪組織が少なく，生理的に骨が突出している後頭部，肩甲部，肘頭部，仙骨部，踵骨部などである. 創面

表4・68　皮膚感染症の治療薬

薬剤名 （括弧内は商品名）	作用機序	適応	副作用	禁忌
抗菌薬 ・ゲンタマイシン硫酸塩 （ゲンタシン®軟膏・クリーム）	細菌のタンパク質合成を阻害	表在性皮膚感染症，慢性膿皮症，びらん・潰瘍の二次感染	過敏症（発疹など）	本剤過敏症の患者
抗真菌薬 ・テルビナフィン塩酸塩 （ラミシール®クリーム）	真菌の細胞膜を構成する脂質（エルゴステロール）を阻害	白癬，皮膚カンジダ症，癜風	瘙痒感，発疹，発赤	本剤過敏症の患者
抗ウイルス薬 ・アシクロビル （ゾビラックス®軟膏・クリーム）	ウイルスのDNAの複製を阻害	単純疱疹	接触性皮膚炎，瘙痒感	本剤過敏症，バラシクロビル過敏症の患者

表4・69　褥瘡の治療薬

薬剤名 （括弧内は商品名）	特徴
（a）創傷環境の調整（感染と滲出液のコントロール，壊死組織の除去）	
・ポピドンヨード精製白糖 （ユーパスタ®軟膏）	・白糖で滲出液を吸収．ヨードによる殺菌作用 ・乾燥面には不適
・スルファジアジン銀 （ゲーベン®クリーム）	・銀による抗菌作用，創面の湿潤化作用，壊死組織の軟化作用
（b）湿潤環境の調整（湿潤環境を保ち，肉芽形成，表皮形成を促進）	
・ブクラデシンナトリウム （アクトシン®軟膏）	・血流改善作用
・アルプロスタジルアルファデクス （プロスタンディン®軟膏）	・血流改善作用 ・出血傾向のある患者には不適
・トラフェルミン遺伝子組換え （フィブラスト®スプレー）	・肉芽形成，血管新生促進作用 ・使用前に創面の洗浄が必要

の性状（感染の有無，壊死組織の有無，肉芽組織の有無），滲出液の量などによって，治療薬を使い分ける（表4・69）．

3）炎症性皮膚疾病の治療薬

接触性皮膚炎，アトピー性皮膚炎などに伴う痒みや炎症を抑制する目的で使用される．治療には，おもに抗炎症作用をもつ薬が用いられる．

① **副腎皮質ステロイド**（**ステロイド外用薬**）：ステロイド外用薬は抗炎症作用に優れ，作用の強い順に，最も強力（strongest），かなり強力（very strong），強力（strong），中等度（medium），弱

表4・70 おもなステロイド外用薬

作用の強さ	薬剤名 （括弧内は商品名）	剤 形
最も強力 (strongest)	・クロベタゾールプロピオン酸エステル （デルモベート®）	軟膏剤，クリーム剤，スカルプローション剤
	・ジフロラゾン酢酸エステル（ダイアコート®）	軟膏剤，クリーム剤
かなり強力 (very strong)	・モメタゾンフランカルボン酸エステル （フルメタ®）	軟膏剤，クリーム剤，ローション剤
	・ベタメタゾン酪酸エステルプロピオン酸エステル（アンテベート®）	軟膏剤，クリーム剤，ローション剤
	・ジフルコルトロン吉草酸エステル （ネリゾナ®）	軟膏剤，クリーム剤，ユニバーサルクリーム剤†
	・フルオシノニド（トプシム®）	軟膏剤，スプレー剤，ローション剤など
強 い (strong)	・ベタメタゾン吉草酸エステル （リンデロン®-V）	軟膏剤，クリーム剤，ローション剤
	・デキサメタゾンプロピオン酸エステル （メサデルム®）	軟膏剤，クリーム剤，ローション剤
中等度 (medium)	・アルクロメタゾンプロピオン酸エステル （アルメタ®）	軟膏剤
	・クロベタゾン酪酸エステル（キンダベート®）	軟膏剤
	・ヒドロコルチゾン酪酸エステル（ロコイド®）	軟膏剤，クリーム剤
弱 い (weak)	プレドニゾロン（プレドニン®）	軟膏剤，クリーム剤

† ユニバーサルクリーム: クリーム剤に比べて水分含量が少なく，べとつき感はあるが，被覆効果に優れる．

い（weak）の5段階に分けられており（表4・70），症状や使用部位に応じて使い分けられる．

乳幼児に使用する場合や，顔面に使用する場合は，皮膚からの薬物吸収が通常よりも高いことを考慮して，作用の弱いステロイド外用薬を選択する．

ステロイド外用薬は，皮膚から吸収された主薬が全身循環系に到達するため，長期間の使用で副腎機能低下などの全身性の副作用を起こすことがある．また，皮膚の萎縮，紫斑，酒さ様皮膚炎などの局所性副作用にも注意が必要である．

② 非ステロイド性抗炎症薬（NSAIDs）: ステロイド外用薬と比較して抗炎症作用は弱いが，副作用は軽微である．ジクロフェナクナトリウムゲル（ボルタレン® ゲル・ローション），インドメタシン（インテバン® 軟膏・クリーム）などがある．

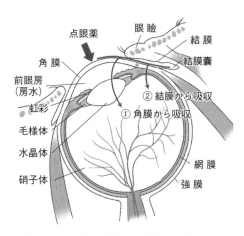

図４・19　眼の構造と点眼薬の吸収経路

４・９・２　眼の疾病に対する治療薬

a. 眼の構造　　眼の最前部には透明な角膜があり，常に涙で潤されている〔図４・19，本シリーズ２巻，§10・1（p.195）参照〕．角膜の奥には虹彩が存在し，虹彩の筋肉（瞳孔括約筋と散大筋）が収縮・弛緩することによって瞳孔の大きさを調節し，光の取込み量を調節している．角膜と虹彩の間の空間を前眼房といい，内部は房水で満たされている．虹彩の奥には毛様体と結合した水晶体があり，毛様体が伸び縮みすることによって水晶体の厚さが変化し，遠近調節が行われている．

b. 眼からの薬物の吸収経路　　点眼薬は，溶液（点眼液），または軟膏剤（眼軟膏）の剤形で眼に投与される．点眼された薬剤は，まず眼瞼と眼球の間の結膜囊にたまり，角膜あるいは結膜から徐々に吸収され，虹彩，強膜，毛様体などに作用して効果を発揮する（図４・19，⇨ コラム26）．また，点眼された薬剤は，最終的には脈管系より全身循環系に入るため，全身性の副作用にも注意が必要である．

c. 治療薬の種類

1）抗感染症薬・抗炎症薬・抗アレルギー薬

細菌や真菌感染により，麦粒腫（ものもらい），結膜炎，角膜炎などが起こる．原因菌に対して，各種の抗感染症薬が使用される．また，アレルギー性・炎症性の眼疾患に対しては，抗炎症薬や抗アレルギー薬が用いられる（表４・71）．

2）緑内障の治療薬

角膜と虹彩の間の前眼房は，房水で満たされている．**緑内障**では，何らかの原因で房水の排出障害が生じ，それによって眼圧の異常な上昇が起こっている．眼圧の上昇により，視神経が圧迫されて障害を受け，視野が欠損する疾病が緑内障である．緑内障の治療では，眼圧を下げることを目標に，① 房水の産生を抑制する薬，② 房水の排出を促進する薬，あるいは ① と ② 両方の作用をもつ薬が用いられる（表４・72）．

3）白内障の治療薬

白内障は，水晶体のタンパク質が酸化ストレス（加齢，薬剤，紫外線など）を受けて変質し，水晶体が混濁して視力が低下する疾病である．水晶体混濁の進行を遅らせるために，**ピレノキシン**（カリーユニ®点眼液）などが用いられる．

表 4・71 眼の抗感染症薬，抗炎症薬

薬 剤 名 （括弧内は商品名）	作用機序	適 応	副作用	禁 忌
(a) 抗感染症薬				
抗菌薬 ・レボフロキサシン水和物 （クラビット® 点眼液）	細菌の DNA 複製を阻害	眼瞼炎，涙嚢炎，麦粒腫，結膜炎，角膜炎	アナフィラキシー	本剤過敏症の患者
抗真菌薬 ・ピマリシン（ピマリシン 点眼液・眼軟膏）	真菌の細胞膜に存在するエルゴステロールと結合	角膜真菌症	結膜充血，刺激感	本剤過敏症の患者
抗ウイルス薬 ・アシクロビル （ゾビラックス® 眼軟膏）	ウイルス DNA の複製を阻害	単純ヘルペスウイルスに起因する角膜炎	結膜炎，眼瞼炎	本剤過敏症の患者
(b) 抗炎症薬				
副腎皮質ステロイド ・フルオロメトロン （フルメトロン® 点眼液）	プロスタグランジンやロイコトリエンなどの炎症関連物質の産生を抑制	眼瞼炎，結膜炎，角膜炎，強膜炎	緑内障，眼の感染症（角膜ヘルペス，角膜真菌症など），穿孔	角膜上皮剥離，角膜潰瘍，ウイルス性結膜・角膜疾病の患者
非ステロイド性抗炎症薬 ・プラノプロフェン （ニフラン® 点眼液）	炎症関連物質のプロスタグランジンの産生を抑制	眼瞼炎，結膜炎，角膜炎，強膜炎	過敏症（発疹，じん麻疹），結膜充血	本剤過敏症の患者
(c) 抗アレルギー薬				
・レボカバスチン塩酸塩 （リボスチン® 点眼液）	ヒスタミン H_1 受容体を遮断	アレルギー性結膜炎	アナフィラキシー，眼瞼炎	本剤過敏症の患者

表 4・72 緑内障の治療薬

薬 剤 名 （括弧内は商品名）	作用機序	適 応	副作用	禁 忌
(a) 房水の産生を抑制する薬				
β受容体アゴニスト ・チモロールマレイン酸塩 （チモプトール®）	β受容体を刺激	緑内障，高眼圧症	眼類天疱瘡，気管支けいれん，呼吸困難	気管支喘息，心不全，房室ブロックの患者
炭酸デヒドラターゼ阻害薬 ・ドルゾラミド塩酸塩 （トルソプト®）	炭酸デヒドラターゼを阻害	緑内障，高眼圧症	スティーブンス・ジョンソン症候群，中毒性表皮壊死症	本剤過敏症，腎障害の患者
(b) 房水の排出を促進する薬				
プロスタグランジン製剤 ・ラタノプロスト （キサラタン®）	ぶどう膜強膜流出経路からの房水流出を促進	緑内障，高眼圧症	虹彩色素沈着，結膜充血	本剤過敏症の患者
α_1受容体アンタゴニスト ・ブナゾシン塩酸塩 （デタントール®）	ぶどう膜強膜流出経路からの房水流出を促進	緑内障，高眼圧症	過敏症（眼瞼炎，眼瞼皮膚炎），結膜充血	本剤過敏症の患者
(c) 房水産生の抑制および房水排出促進作用をもつ薬				
α_2受容体アゴニスト ・ブリモニジン酒石酸塩 （アイファガン®）	α_2受容体を刺激	緑内障，高眼圧症	過敏症（発疹，紅斑など），角膜炎，角膜びらん	本剤過敏症の患者，低出生体重児，新生児，乳児または 2 歳未満の幼児

4・9・3　耳鼻の疾病に対する治療薬

a. 耳と鼻の構造　　耳は外耳，中耳，内耳の3つで構成され，聴覚と平衡感覚を担う器官である．音波は外耳道を通って鼓膜を振動させる．鼓膜の振動は中耳の耳小骨で増幅され，リンパ液（内リンパ液と外リンパ液）を含む蝸牛に伝えられ，蝸牛神経によって中枢に伝わる．また，平衡感覚に関する情報は，内耳における半規管と前庭から前庭神経により中枢へ伝えられる〔図4・20，本シリーズ2巻，§10・2（p.202）参照〕.

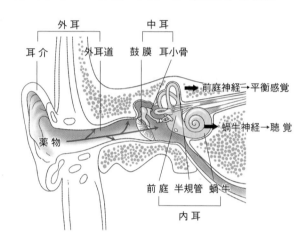

図4・20　耳の構造と薬物の投与経路

　鼻には左右1対の外鼻孔があり，その奥には鼻中隔で左右に分けられた鼻腔が存在する．鼻腔の周囲には副鼻腔（前頭洞，篩骨洞，蝶形骨洞，上顎洞の4対からなる一連の空間）がある．鼻腔の最上部の粘膜は嗅上皮とよばれ，そこには，においを感じる嗅細胞がある〔図4・21，本シリーズ2巻，§5・1（p.69）参照〕.

　嗅細胞は，神経線維を介して大脳底面にある嗅球とつながっており，嗅球で処理されたにおいの情報は，大脳辺縁系や前頭葉へ伝達される．

b. 治療薬の種類

1）外耳炎・中耳炎治療薬

外耳炎や**中耳炎**は，外耳や中耳における細菌感染による炎症性の疾患であり，**抗菌薬**や**副腎皮質ステロイド**の点耳液が治療薬として用いられる（表4・73）.

2）メニエール病治療薬

メニエール病は，反復性の回転性めまい，耳鳴り，難聴を主徴とする内耳性の疾患である．ストレスや疲労などが原因となり，内耳の内リンパ液が増加し（内リンパ

水腫），前庭や蝸牛が圧迫され，前庭や蝸牛の障害が起
こる．

　メニエール病のめまいなどの症状に対しては，浸透圧
性利尿薬，H_1 受容体アンタゴニスト，循環改善薬など
が用いられる（表4・74）．

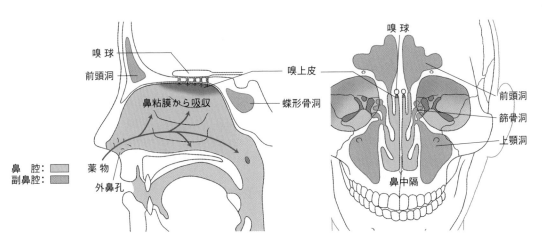

図4・21　鼻の構造と薬物の吸収経路

表4・73　外耳炎・中耳炎の治療薬

薬 剤 名 （括弧内は商品名）	作用機序	適 応	副作用	禁 忌
抗菌薬 ・セフメノキシム塩酸塩 　（ベストロン®）	細菌の細胞壁の合成を阻害	外耳炎，中耳炎	ショック，アナフィラキシー，喘息発作，呼吸困難	本剤過敏症の患者
副腎皮質ステロイド ・デキサメタゾンリン酸エステルナトリウム（オルガドロン®）	プロスタグランジンやロイコトリエンなどの炎症関連物質の産生を抑制	外耳炎，中耳炎	感染症の誘発	本剤過敏症の患者

表4・74　メニエール病の治療薬

薬 剤 名 （括弧内は商品名）	作用機序	特 徴	副作用	禁 忌
浸透圧性利尿薬 ・イソソルビド 　（イソバイド®：シロップ）	利尿作用により内リンパ水腫を軽減	めまい，耳鳴り，難聴などの症状に有効	アナフィラキシー，ショック，悪心，下痢	本剤過敏症，急性頭蓋内血腫の患者
H_1 受容体アンタゴニスト ・ジフェンヒドラミンサリチル酸塩・ジプロフィリン配合（トラベルミン®：内用）	前庭に対する刺激を軽減	めまいのほかに，悪心・嘔吐の症状に有効	過敏症（発疹），動悸	緑内障，前立腺肥大症の患者
循環改善薬 ・ベタヒスチンメシル酸塩 　（メリスロン®：内用）	内リンパ水腫の除去	めまい症状に有効	悪心，嘔吐	

コラム**27**　点鼻薬の特徴は？

［メリット］

・経口薬と比べて，効果発現が速い（初回通過効果を受けない）．

・局所作用が強く，全身性の副作用が少ない．

・悪心・嘔吐があっても，投与しやすい．

［デメリット］

・長期間の使用によって効果が落ちることがある（鼻粘膜肥厚の懸念）．

・薬剤性の鼻炎をひき起こすことがある．

3）アレルギー性鼻炎の治療薬

アレルギー性鼻炎は，くしゃみ，鼻漏，鼻閉を主徴とし，ハウスダストやダニによる通年性アレルギー性鼻炎と，スギなどの花粉による季節性アレルギー性鼻炎に分けられる．

アレルギー性鼻炎の治療薬には，**副腎皮質ステロイド，H_1 受容体アンタゴニスト，ケミカルメディエーター遊離抑制薬**の点鼻薬が汎用されている（表4・75，コラム**27**）．

表4・75　アレルギー性鼻炎に用いられる点鼻薬

薬　剤　名 （括弧内は商品名）	作用機序	特　徴	副作用	禁　忌
副腎皮質ステロイド ・フルチカゾンプロピオン酸エステル （フルナーゼ®）	プロスタグランジンやロイコトリエンなどの炎症性メディエーターの産生を抑制	・効果発現が速く，抗炎症作用が強い． ・1日2回で使用．	アナフィラキシー，鼻出血	有効な抗菌薬が存在しない感染症，全身性の真菌症，本剤過敏症の患者
H_1 受容体アンタゴニスト ・レボカバスチン塩酸塩 （リボスチン®）	ヒスタミン H_1 受容体を阻害	・内服に比べて，中枢抑制作用や眠気の副作用は弱い． ・1日4回で使用．	ショック，鼻漏，鼻閉	本剤過敏症の患者
ケミカルメディエーター遊離抑制薬 ・クロモグリク酸ナトリウム （クロモグリク酸 Na）	肥満細胞からのケミカルメディエーターの遊離抑制	・1日6回で使用．	アナフィラキシー，鼻内刺激感，鼻出血	本剤過敏症の患者

◆服薬にあたっての留意点◆

①　皮膚疾病の治療薬を塗布する場合は，古い軟膏や皮膚のよごれを除去してから塗布する．

②　副腎皮質ステロイドは，感染のある部位の皮膚に使用してはならない．

③　点眼薬のなかには，点眼後に霧視（かすみがかかったように見えること）が生じることがあるため，運転や機械操作には注意を要するものがある（例：ラタノプロスト，ブリモニジン）．

④　点鼻薬を使用するときは，容器をよく振り，薬液が霧状に出ることを確認してから使用する．

⑤　点鼻薬の使用前は，鼻をかみ，鼻の通りをよくする．

⑥　点耳薬と点眼薬は容器が似ていることがある．点耳薬を誤って点眼しないようにするため，点眼薬の近くに点耳薬を置かないようにしたり，使用前に容器に書かれた薬の名前などをもう一度確認する．

4・10　生殖器系疾病に対する治療薬

4・10・1　性ホルモン関連薬

性ホルモン関連薬は，性ホルモン依存性の疾病に用いられるほか，負のフィードバック調節〔本シリーズ2巻，§11・2・1c（p.215）参照〕を利用して，経口避妊薬としても用いられる．ここでは，次の3種類に大別する．

① 男性ホルモン関連薬
② 女性ホルモン関連薬
③ 経口避妊薬

a. 男性ホルモン関連薬（表4・76）　代表的な男性ホルモン（アンドロゲン）は，テストステロンである．男性ホルモンは，男性生殖器の発育や第二次性徴の促進に関与する男性化作用と骨や筋肉の成長を促進させるタンパク質同化作用があり，男性化作用を強めた薬物を**合成男性ホルモン**，タンパク質同化作用を強めた薬物を**タンパク質同化ステロイド**とよぶ．

コラム㉘　5α-レダクターゼ

男性ホルモンであるテストステロンは，5α-レダクターゼ（3-オキソ-5α-ステロイド-4-デヒドロゲナーゼ）によってジヒドロテストステロンに変換されてからアンドロゲン受容体と結合し，男性化作用などの生理活性を示す．5α-レダクターゼには，皮膚の脂腺に多く存在するⅠ型と毛包や前立腺，精嚢に多く存在するⅡ型がある．フィナステリド（プロペシア®）はⅡ型だけを選択的に阻害し，デュタステリド（ザガーロ®）はⅠ型とⅡ型の両方を阻害して，活性型であるジヒドロテストステロンの産生を抑制する．

表4・76　男性ホルモン関連薬

薬剤名（括弧内は商品名）	作用機序	適応，特徴	副作用	禁忌
(a) 合成男性ホルモン				
・テストステロンエナント酸エステル（エナルモンデポー®）	アンドロゲン受容体刺激	・男子性腺機能不全や男子不妊症 ・筋注で用いられ，作用は持続性（投与7日目に血中濃度がピーク）	肝障害，脱毛	アンドロゲン依存性悪性腫瘍の患者，妊婦
(b) タンパク質同化ステロイド				
・メテノロン酢酸エステル（プリモボラン®）	アンドロゲン受容体刺激	・骨粗しょう症，再生不良性貧血による骨髄の消耗状態，外傷・熱傷 ・テストステロンの男性化作用を弱めた製剤	肝障害	アンドロゲン依存性悪性腫瘍の患者，妊婦
(c) ジヒドロテストステロン産生抑制薬				
・フィナステリド（プロペシア®）	5α-レダクターゼⅡ型の選択的阻害（⇨ コラム㉘）	男性型脱毛症	肝障害，男性不妊症	妊婦，授乳婦
・デュタステリド（ザガーロ®）	5α-レダクターゼの非選択的阻害	前立腺肥大症，男性型脱毛症	肝障害，性機能不全	本剤過敏症の患者，女性，小児

表4・77　女性ホルモン関連薬

薬剤名 （括弧内は商品名）	作用機序	適応，特徴	副作用	禁忌
エストロゲン製剤 ・エストラジオール 　（エストラーナ®）	エストロゲン受容体刺激	・更年期障害，閉経後骨粗しょう症 ・肝臓で代謝され失活するので経皮的（テープ）に投与する．	静脈血栓塞栓症，乳房緊満感，接触皮膚炎	エストロゲン依存性悪性腫瘍，子宮内膜増殖症，血栓・塞栓症の患者
抗エストロゲン薬 ・クロミフェンクエン酸塩 　（クロミッド®）	エストロゲン受容体遮断（視床下部−下垂体前葉系への負のフィードバックを解除）	排卵障害に基づく不妊症の排卵誘発	卵巣過剰刺激症候群（⇨ コラム❷⑨）	エストロゲン依存性悪性腫瘍，卵巣腫大，肝障害の患者
合成黄体ホルモン ・メドロキシプロゲステロン酢酸エステル 　（ヒスロン®）	ゲスターゲン受容体刺激	・強力な妊娠維持作用を示す． ・流産・早産の予防	ショック，血栓症，乳頭水腫	脳梗塞，心筋梗塞，血栓静脈炎の患者

コラム❷⑨ 卵巣過剰刺激症候群

　クロミフェンクエン酸塩（クロミッド®）などの排卵誘発剤が卵巣を過剰に刺激することで，卵巣の腫大と腹水貯留による腹部膨満感，体重増加，腹囲増加などの症状が出現した病態を**卵巣過剰刺激症候群**という．腎不全や血栓症などの合併症をひき起こし，死に至る場合があるので，腹部膨満感や悪心・嘔吐などの自覚症状には注意が必要である．

LH: luteinizing hormone
　　（黄体形成ホルモン）
FSH: flolicle stimulating hormone
　　（卵胞刺激ホルモン）

b. 女性ホルモン関連薬（表4・77）　　女性ホルモンには，卵胞ホルモン（エストロゲン）と黄体ホルモン（ゲスターゲンまたはプロゲステロン）がある．エストロゲンは，女性生殖器の発育に関与し，女性ホルモン依存性疾病の原因にもなりうる．また，骨に作用して骨密度の低下を抑制するので，閉経に伴いエストロゲンの分泌が低下すると，骨粗しょう症を発症しやすくなる．一方，ゲスターゲンは，受精卵が着床しやすい子宮環境を整え，妊娠の成立と維持に関与する．

c. 経口避妊薬（表4・78）　　合成ゲスターゲン単独または合成エストロゲンとの合剤で，視床下部−下垂体前葉系への負のフィードバックにより，LH，FSH分泌を抑制し，卵胞の成熟と排卵を抑制する．また，ゲスターゲンの作用により，子宮頸管液粘性増加をひき起こ

表4・78　経口避妊薬

薬剤名 （括弧内は商品名）	作用機序	特徴	副作用	禁忌
低用量ピル ・エチニルエストラジオール・ノルエチステロン 　（シンフェーズ®T28）	・エストロゲン受容体およびゲスターゲン受容体刺激 ・ゲスターゲンの作用で子宮頸管液の粘度を増加させ，精子の侵入を抑制する．		血栓症，高血圧症，うつ病	血栓症，エストロゲン依存性悪性腫瘍の患者，喫煙者（35歳以上で1日15本以上）
緊急避妊薬 ・レボノルゲストレル 　（ノルレボ®：合成ゲスターゲン製剤）	ゲスターゲン受容体刺激	性交後72時間以内に服用する．	頭痛，傾眠，めまい，不正子宮出血	重篤な肝障害の患者，妊婦

表4・79　前立腺肥大による排尿障害を改善する薬

薬 剤 名 （括弧内は商品名）	作用機序	副作用	禁 忌
α₁受容体アンタゴニスト ・プラゾシン塩酸塩（ミニプレス®） ・タムスロシン塩酸塩（ハルナール®） ・シロドシン（ユリーフ®）	α₁受容体の遮断により，前立腺平滑筋と排尿筋，尿道括約筋を弛緩させる．	めまい，頭痛	本剤過敏症の患者
抗アンドロゲン薬 ・クロルマジノン酢酸エステル（プロスタール®） ・アリルエストレノール（ペリアス®）	アンドロゲン作用の遮断により，前立腺肥大抑制作用および萎縮作用を示す．	インポテンス，浮腫，肝機能異常	重篤な肝障害・肝疾病の患者
5α-レダクターゼ阻害薬 ・デュタステリド（アボルブ®）	5α-レダクターゼの阻害により，テストステロンからジヒドロテストステロンへの変換を抑制する．	勃起不全，乳房障害	本剤過敏症の患者，女性
ホスホジエステラーゼ5阻害薬 （PDE5阻害薬） ・タダラフィル（ザルティア®）	PDE5の阻害により，cGMP分解を阻害し，前立腺と膀胱の平滑筋を弛緩させる．	消化不良，頭痛	不安定狭心症，心不全の患者

し，受精を抑制する．副作用軽減の目的で，合成エストロゲンの量を少なくしたものを**低用量ピル**とよぶ．

4・10・2　前立腺肥大症の治療薬

　前立腺肥大症では，尿道を取囲むように存在している前立腺が肥大することで尿道が狭くなって尿が出にくくなり，残尿感やトイレが近くなる（頻尿）などの症状が現れる．前立腺や尿道のアドレナリンα₁受容体を遮断し，前立腺の縮小，尿道の拡張などにより前立腺肥大による排尿障害を改善する薬などが用いられる（表4・79）．

4・10・3　子宮内膜症の治療薬

　子宮内膜症は，子宮の内側を覆っている子宮内膜が子宮以外の場所（卵管や卵巣など）に発生する疾病である．不妊と疼痛を主症状とし，不妊には手術療法が優先され，疼痛に対しては薬物療法（対症療法，内分泌療法）と手術療法が行われる．対症療法としては，鎮痛薬や漢方薬を使用する．

　内分泌療法の治療薬として，抗ゴナドトロピン作用をもつ**ダナゾール**（ボンゾール®），**GnRH（LH-RH）誘導体**（図4・22），**卵胞ホルモン・黄体ホルモン配合剤**，抗プロゲステロン作用をもつ**ジエノゲスト**（ディナゲスト®）などが用いられる（表4・80）．

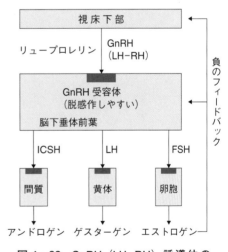

図4・22　GnRH（LH-RH）誘導体の作用機序　（■は受容体）

GnRH: gonadotropin releasing hormone（性腺刺激ホルモン放出ホルモン）
ICSH: interstitial cell stimulating hormone（間質細胞刺激ホルモン）

表4・80　子宮内膜症の治療薬

薬剤名 （括弧内は商品名）	作用機序	副作用	禁忌
抗ゴナドトロピン薬 ・ダナゾール（ボンゾール®）	ゴナドトロピンの分泌を抑制し，子宮内膜症病巣に萎縮壊死をもたらす．	肝機能異常，男性化現象，痤瘡	血栓症既往歴，凝固制御因子欠損または減少，重篤な肝・腎・心疾病の患者
GnRH（LH-RH）誘導体 ・ゴセレリン酢酸塩 　（ソラデックス®） ・リュープロレリン酢酸塩 　（リュープリン®）	GnRH 受容体の刺激により，脱感作を起こさせる．	ほてり，頭痛，めまい	診断未確定の異常性器出血，GnRH 誘導体過敏症の患者，妊婦，授乳婦
卵胞ホルモン・黄体ホルモン配合剤 ・ノルエチステロン・エチニルエストラジオール 　（ルナベル®）	排卵抑制作用および子宮内膜増殖抑制作用（プロスタグランジンの産生を抑制し，子宮平滑筋収縮などによる疼痛を緩和すると考えられる．）	月経過多，不正性器出血，頭痛	診断未確定の異常性器出血，高度子宮肥大，重度な肝障害の患者，妊婦
抗プロゲステロン薬 ・ジエノゲスト 　（ディナゲスト®）	プロゲステロン受容体に結合し，卵巣機能を抑制する．	重篤な不正出血，重度の貧血，ほてり，めまい，頭痛	診断未確定の異常性器出血，重度貧血の患者，妊婦

◆ 服薬にあたっての留意点 ◆

　① 女性ホルモン製剤の服用により，血液凝固能が亢進され，心血管系の副作用のリスクが高まることがある．十分な水分をとって血液中の水分量を維持し，長時間同じ体位をとることを避けるように指導する．

　② 前立腺肥大症に対するα₁受容体アンタゴニストは血圧を下げる作用があり，めまいなどが出現することがあるので，高所作業，自動車運転などの作業に従事する場合は注意を促す．

　③ 子宮内膜症治療薬の GnRH 受容体アゴニスト製剤では，エストロゲン低下による更年期様症状（ほてり，頭痛，めまい）が発現することがある．特にうつ症状に注意が必要である．

5 症状とくすり

　健康で正常な生活を営んでいる者が，正常範囲を外れて機能的，形態的，あるいは精神的な異常を示し，病的状態となることを**疾病**というが，この際に患者自身が感じる不健康であるという兆候を**自覚症状**という.

　患者が訴える自覚症状のなかで多いものとしては，腰痛や頭痛などの**疼痛**，**発熱**，**嘔吐**，**便秘**，**下痢**がある.この章ではこれらの症状を軽減するために使用する薬を取上げる.

　服薬により症状が減弱して疾病の診断の妨げになったり，逆に疾病を悪化させたりする場合もあることを注意しておく必要がある.

　発熱や下痢などはウイルスや細菌などの侵入に対抗し病原体を排除しようとする生体防御反応であると考えられており，症状を緩和するために解熱薬や止痢薬を服用することにより，生体の防御反応を抑え回復を遅らせる場合もある.

5・1 疼　痛

　疼痛は，身体に損傷などの異常や異変が生じていることに気づくための重要な信号の役割をもち，血圧・脈拍・呼吸・体温などの“バイタルサイン”とならんで重要な生命兆候のひとつである.

　“疼痛”の症状は，医療機関への受診理由として最も多いものであるが，長く続く疼痛や原因がわからない疼痛は，大きなストレスになり不眠やうつ病など，ほかの疾病をひき起こすきっかけにもなることがあるので，的確な治療が必要になる.

5・1・1 腰痛や関節などの痛み
　a. 分　類　疼痛はその原因によって以下の3つに分けられることが多い.
　① **侵害受容性疼痛**：けがや火傷，その他の刺激によ

り炎症が生じ，疼痛を起こす物質（ブラジキニン，プロスタグランジンなど）が生成され，末梢神経にある侵害受容器を刺激することで疼痛を感じる.

例）肩関節周囲炎，腱鞘炎，関節リウマチ，う歯，打撲，切り傷に伴う疼痛

② **神経障害性疼痛**：何らかの原因により神経が障害・損傷されることやそれに伴う機能異常で起こる疼痛をいう.

例）帯状疱疹が治った後の長引く疼痛，糖尿病の合併症に伴う疼痛やしびれ，坐骨神経痛，脳卒中や脊髄損傷による疼痛

③ **心因性疼痛**：外傷や炎症などはないが，不安や社会生活で受けるストレスなど心理・社会的な要因で起こる疼痛をいう.

疼痛は発生の時間経過によって**急性疼痛**と**慢性疼痛**に分けられる. 約 3 カ月以上続く疼痛を慢性疼痛といい，急性疼痛が遷延化（せんえんか）したものと，不安や不満を軽減する心理療法や経済的・社会的環境の調整が必要となる，いわゆる難治性慢性疼痛の 2 種類がある. 患者ごとにこれらが異なる割合で複雑に混在している. 難治性慢性疼痛の多くは神経障害性疼痛で，疼痛の刺激伝達を支配する神経（脳・脊髄・末梢神経）のいずれか，または複数に支障が生じていると考えられている.

b. 治　療　急性疼痛には，抗炎症薬の**ロキソプロフェンナトリウム水和物**（ロキソニン®）や**ジクロフェナクナトリウム**（ボルタレン®）などの**非ステロイド性抗炎症薬**（**NSAIDs**）が有効である.

慢性疼痛では NSAIDs が有効でない場合があり，その際には**神経障害性疼痛緩和薬**の**プレガバリン**（リリカ®）や**セロトニン・ノルアドレナリン再取込み阻害薬**（**SNRI**）の**デュロキセチン塩酸塩**（サインバルタ®）などを使用する.

1）**NSAIDs**〔表 5・1，§3・2・4（p.83）参照〕

ステロイド構造をもたない抗炎症作用，解熱作用，鎮痛作用のある薬物の総称である. シクロオキシゲナーゼ（COX）を阻害することで炎症反応をひき起こすプロスタグランジン（PG）の産生を抑制し，抗炎症・鎮痛・解熱効果を発揮する. 剤形としては，内用薬・坐薬・経皮吸収薬がある.

また，COX 阻害作用により気管支収縮をひき起こし，

NSAIDs：non-steroidal anti-inflammatory drugs（非ステロイド性抗炎症薬）

表 5・1　非ステロイド性抗炎症薬（NSAIDs）*

薬剤名 （括弧内は商品名）	作用，特徴	副作用	禁忌
サリチル酸系 ・アスピリン 　（バイアスピリン®）	・鎮痛効果は高いが，胃腸障害の副作用があるので使用には注意が必要である． ・抗血栓薬としても使用される．	アレルギー，出血傾向，消化性潰瘍，喘息発作誘発	本剤過敏症，消化性潰瘍，アスピリン喘息の患者
アントラニル酸系 ・メフェナム酸 　（ポンタール®）	・術後の疼痛や神経痛などに使用する． ・侵害受容性疼痛にも有効である．	アレルギー，腎障害，消化性潰瘍，肝障害，血液障害	消化性潰瘍，重篤な血液異常・肝障害・腎障害・心機能不全，アスピリン喘息の患者
フェニル酢酸系 ・ジクロフェナクナトリウム 　（ボルタレン®）	・鎮痛作用は強力である． ・副作用に胃腸障害があるため，坐薬で使用することが多い． ・侵害受容性疼痛に有効である．	アレルギー，消化性潰瘍，肝障害，横紋筋融解症，急性脳症	消化性潰瘍，アスピリン喘息，インフルエンザ臨床経過中の脳炎・脳症の患者
プロピオン酸系 ・イブプロフェン 　（ブルフェン®）	・鎮痛作用はやや弱いが安全性が高い． ・侵害受容性疼痛に有効である．	アレルギー，消化性潰瘍，肝障害，血液障害，喘息発作	消化性潰瘍，重篤な血液異常・肝障害・腎障害・心機能不全，アスピリン喘息の患者
・ロキソプロフェンナトリウム水和物 　（ロキソニン®）	・プロドラッグであり，第一選択薬として使用される． ・侵害受容性疼痛に有効である．	アレルギー，消化性潰瘍，肝障害，血液障害，喘息発作	消化性潰瘍，重篤な血液異常・肝障害・腎障害心機能不全，アスピリン喘息の患者
インドール酢酸系 ・インドメタシン 　（インダシン®）	・強い抗炎症作用，解熱，鎮痛作用をもつ． ・胃腸障害の副作用がある．	アレルギー，腎障害，消化性潰瘍，肝障害，血液障害	消化性潰瘍，アスピリン喘息，サリチル酸系薬過敏症の患者
オキシカム系 ・メロキシカム 　（モービック®）	・強い抗炎症作用をもつ． ・胃腸障害が少ない． ・半減期が長いので高齢者では副作用の発現に注意する．	アレルギー，消化性潰瘍，腎障害，肝障害，血液障害	消化性潰瘍，重篤な血液異常・肝障害・腎障害・心機能不全，アスピリン喘息の患者
コキシブ系 ・セレコキシブ 　（セレコックス®）	・選択的COX-2阻害作用のため胃腸障害は少ない．	アレルギー，消化性潰瘍，腎障害，肝障害，血液障害	消化性潰瘍，重篤な肝障害・腎障害・心機能不全，冠動脈バイパス再建術の周術期の患者
塩基性 ・チアラミド塩酸塩 　（ソランタール®）	・一般的に作用は弱いが，アスピリン喘息には比較的安全である．	アレルギー	消化性潰瘍，重篤な血液異常・肝障害・腎障害，アスピリン喘息の患者

喘息発作が起こる可能性があるので喘息患者への使用には注意が必要である．

2）神経障害性疼痛緩和薬（表 5・2）

　何らかの原因により神経が障害されることで起こる疼痛の治療に使われる薬物で，疼痛を伝える物質（神経伝達物質）が過剰に放出されることを抑えることで疼痛をやわらげる．

　帯状疱疹が治った後の長引く疼痛，糖尿病の合併症に伴う疼痛やしびれ，坐骨神経痛，脳卒中や脊髄損傷によ

> ***　本書の薬剤表の見方**
> ・薬の名称は一般名で表し，括弧内に商品名の一例を記した（代表例にすぎない）．
> ・適応，副作用，禁忌もおもな例を示した．（変更されることがあるので，最新の情報に注意してください．）

表5・2　神経障害性疼痛緩和薬

薬剤名 （括弧内は商品名）	適応，特徴	副作用	禁　忌
プレガバリン （リリカ®）	・神経障害性疼痛の第一選択薬である． ・高齢者では転倒に注意する． ・腎機能障害のある患者には，血漿中濃度が高くなり副作用が発現しやすくなるおそれがある．	浮動性めまい，傾眠，浮腫	本剤過敏症の患者
ミロガバリンベシル酸塩 （タリージェ®）	・末梢性の神経障害性疼痛に適応 ・抗炎症作用はない． ・高齢者では転倒に注意する． ・腎機能障害のある患者には，血漿中濃度が高くなり副作用が発現しやすくなるおそれがある．	傾眠，浮動性めまい	本剤過敏症の患者

表5・3　鎮痛補助薬

薬剤名 （括弧内は商品名）	作用，特徴	副作用	禁　忌
セロトニン・ノルアドレナリン再取込み阻害薬（SNRI） ・デュロキセチン塩酸塩 （サインバルタ®）	・作用は比較的強い． ・投与早期の消化器の症状や不眠に注意が必要． ・肝障害患者への投与は避ける．	倦怠感，傾眠，頭痛	本剤過敏症，高度の肝・腎障害の患者，MAO阻害薬投与中または投与中止後2週間以内の患者
抗うつ薬			
・アミトリプチリン塩酸塩 （トリプタノール®）	・鎮静作用が強い． ・抗うつ薬としては，不安・焦燥や希死念慮が強い際に用いられる．	口渇，眠気	閉塞隅角緑内障，心筋梗塞回復初期，尿閉の患者，MAO阻害薬投与中または投与中止後2週間以内の患者
・パロキセチン塩酸塩水和物 （パキシル®）	・作用は比較的強い． ・抗不安作用をもつ．	錯乱，幻覚，眠気	本剤過敏症の患者，MAO阻害薬投与中または投与中止後2週間以内の患者，ピモジド（統合失調症治療薬）投与中の患者

る疼痛などに有効である．

　3）**鎮痛補助薬**（表5・3）

　鎮痛作用はないが，鎮痛薬と併用することにより鎮痛効果を高める薬剤である．鎮痛以外の目的で開発された薬物のうち，痛みの治療に用いられるものの総称である．神経障害性疼痛その他の機能性疼痛に有効である．

　4）**鎮痛薬**〔表5・4，§4・7・6（p.182）参照〕

　従来は術中・術後の疼痛やがん性疼痛に適応されたが，現在一部のオピオイドは慢性疼痛への適応が認められている．侵害受容性疼痛に有効であるが，神経障害性疼痛にも効果がある．

表 5・4　鎮　痛　薬

薬 剤 名 （括弧内は商品名）	作用, 特徴	副作用	禁　　忌
(a) 麻薬性オピオイド鎮痛薬			
モルフィン系（モルヒネ） ・モルヒネ塩酸塩水和物 　（アンペック®）	・強力な鎮痛効果あり. ・麻薬の基本型で各種の 　製剤がある.	便秘, 呼吸抑制, 依存	重篤な呼吸抑制, 気管支喘息発作中, 重篤な肝障害, 慢性肺疾病に続発する心不全の患者
モルフィン系（モルヒネ以外） ・オキシコドン塩酸塩水和物 　（オキシコンチン®, オキノーム®）	・強力な鎮痛効果あり. ・速報性・徐放性製剤が 　ある.	眠気, 便秘, 悪心	重篤な呼吸抑制, 気管支喘息発作中, 急性アルコール中毒の患者
フェニルピペリジン系 ・フェンタニルクエン酸塩 　（フェンタニル®）	・合成麻薬で, 強力な鎮 　痛効果あり. ・徐放性経皮吸収製剤, 　徐放性口腔粘膜吸収製 　剤などがある.	悪心, 嘔吐	本剤過敏症の患者
(b) 非麻薬性オピオイド鎮痛薬			
ベンゾモルファン系 ・塩酸ペンタゾシン 　（ソセゴン®）	・内用薬には, 依存性を 　解決するために麻薬拮 　抗薬のナロキソンを配 　合している.	悪心, 嘔吐, 呼吸抑制	本剤過敏症の患者, 頭部傷害あるいは頭蓋内圧が上昇している患者
モルフィナン系 ・ブプレノルフィン塩酸塩 　（レペタン®）	・強力かつ長時間の鎮痛 　効果がある.	呼吸抑制, 悪心, 嘔吐	本剤過敏症の患者, 重篤な呼吸抑制状態および肺機能障害, 重篤な肝機能障害のある患者
その他 ・トラマドール塩酸塩 　（トラマール®）	・依存性, 精神作用が弱 　い.	便秘, 傾眠, 浮動性めまい	本剤過敏症の患者, アルコール, 睡眠薬などによる急性中毒の患者, MAO 阻害薬を投与中および投与中止後 14 日以内の患者, 12 歳未満の小児

5) **アセトアミノフェン** (表 5・5)

　アセトアミノフェンは, 多くの国で腰痛治療の第一選
択薬として推奨され, 安全性が高いと評価されている.
鎮痛の機序について, まだ不明確な部分が多い薬であ
る.

表 5・5　アセトアミノフェン

薬 剤 名 （括弧内は商品名）	特　　徴	副作用	禁　忌
アセトアミノフェン （カロナール®）	・鎮痛・解熱作用など適応症が 　多く, 安全性が高い. ・過量投与に注意する.	重篤な肝障害, 喘息発作の誘発	消化性潰瘍, アスピリン喘息の患者

表 5・6　国際頭痛分類第 3 版の大分類
（2018 年）

Ⅰ. 一次性頭痛
 1. 片頭痛
 2. 緊張型頭痛
 3. 三叉神経・自律神経性頭痛（TACs）
 4. その他の一次性頭痛疾患

Ⅱ. 二次性頭痛
 5. 頭頸部外傷・傷害による頭痛
　　（例: むち打ちによる持続性頭痛）
 6. 頭頸部血管障害による頭痛
　　（例: くも膜下出血）
 7. 非血管性頭蓋内疾患による頭痛
　　（例: 脳腫瘍）
 8. 物質またはその離脱による頭痛
　　（例: 薬剤の使用過多による頭痛）
 9. 感染症による頭痛（例: 髄膜炎）
10. ホメオスターシス障害による頭痛
　　（例: 高山性頭痛）
11. 頭蓋骨，頸，眼，耳，鼻，副鼻腔，
　　歯，口あるいはその他の顔面・頸部
　　の構成組織の障害による頭痛または
　　顔面痛（例: 急性副鼻腔炎）
12. 精神疾患による頭痛

**Ⅲ. 有痛性脳神経ニューロパチー，他の
　　顔面痛およびその他の頭痛**
13. 脳神経の有痛性病変およびその他の
　　顔面痛（例: 三叉神経痛）
14. その他の頭痛性疾患

5・1・2 頭　痛

　頭痛とは，頭部の一部あるいは全体の疼痛の総称である．受診理由として多い症状のひとつであり，繰返したり持続する頭痛は仕事や日常生活に支障をきたすこともある．

　国際頭痛分類第 3 版の大分類（2018 年）では，脳腫瘍や髄膜炎，脳炎，くも膜下出血，脳卒中など脳や頭部の疾病の症状として出てくる頭痛（**症候性頭痛，二次性頭痛**）と，脳の疾病が認められず，頭痛を繰返し，持続する慢性頭痛症（**一次性頭痛**）に大別されている（表5・6）.

　一次性頭痛の片頭痛，緊張型頭痛について説明する．

a. 片　頭　痛

　1）症　状: 女性に多くみられる発作性の頭痛で，以下の特徴的な症状を示す．

　① 疼痛が拍動性である．

　② 持続時間は 4〜72 時間と比較的短い．

　③ 頭痛が始まると，寝込んだりして生活に支障をきたすことがある．

　④ 悪心や嘔吐を伴うことがある．

　頭痛発作が起きると，光や音の刺激が耐えられなくなり，暗いところへこもってしまう．

　2）原　因: 現在最も有力視されている原因やメカニズムについては，三叉神経が刺激を受けると，その刺激でセロトニンなどの神経伝達物質が血液中に出て脳の血管が拡張し，周囲に炎症が起こる．同時に拡張した血管が周りに張り巡らされた三叉神経を圧迫するため，動脈が脈打つたびに拍動性の疼痛が起こる．悪心や嘔吐は，その刺激を受けて脳が興奮状態に陥るためと考えられている．

　3）治　療: 急性期の片頭痛には，重症度に応じた治療薬が推奨される（表5・7）.

　① 軽度〜中等度:

　・NSAIDs または NSAIDs＋制吐薬

　・NSAIDs の効果がなかった場合:
　　トリプタン系薬 または トリプタン系薬＋制吐薬

　② 中等度〜重度:

　・トリプタン系薬 または トリプタン系薬＋制吐薬

　・トリプタン系薬で頭痛の再燃が多い患者: エルゴタミン・カフェイン配合剤

表5・7　片頭痛の急性期の治療薬

薬剤名 (括弧内は商品名)	作用，特徴	副作用	禁　忌
(a) 鎮痛薬・NSAIDs			
・アセトアミノフェン （カロナール®）	・安全性が高い．	重篤な肝障害，喘息発作の誘発	消化性潰瘍，アスピリン喘息の患者
・アスピリン（バイアスピリン）	・1899年にドイツで開発された歴史的なNSAIDsである．	アレルギー，出血傾向，消化性潰瘍，喘息発作誘発	本剤過敏症，消化性潰瘍，アスピリン喘息の患者
(b) 制吐薬			
・メトクロプラミド （プリンペラン®）	・消化管運動調節 ・中枢性・末梢性嘔吐のいずれにも作用する．	悪心	褐色細胞腫，消化性出血，消化管穿孔の患者，妊婦
・ドンペリドン（ナウゼリン®）	・上部消化管とCTZに作用し効果が発現する．	悪心	褐色細胞腫，消化性出血，消化管穿孔の患者，妊婦
(c) トリプタン系（5-HT₁受容体アゴニスト）			
・スマトリプタン （イミグラン®）	・脳内で血管収縮に関わるセロトニンの作用に関わり，血管収縮や抗炎症作用により痛みを緩和する．	悪心，嘔吐，動悸，倦怠感	心筋梗塞など心疾病の既往歴のある患者
・エレトリプタン臭化水素酸塩 （レルパックス®）	・作用持続時間が比較的長く，発作時間が長い片頭痛の再発防止に効果がある．	浮動性めまい，傾眠・眠気，悪心	心筋梗塞など心疾病の既往歴のある患者
(d) エルゴタミン製剤			
・エルゴタミン酒石酸塩・無水カフェイン配合（クリアミン®）	・ピリン系解熱鎮痛薬とカフェインの合剤	食欲不振，悪心	末梢血管障害，閉塞性血管障害のある患者，狭心症，冠動脈硬化症の患者

・発作回数が少なく発作早期使用で満足な効果が得られている患者：エルゴタミン・カフェイン配合剤

b. 緊張型頭痛

1) 症　状：頭を締め付けられるような疼痛があり，30分程度で頭痛が治まることもあれば，長いときには1週間程度持続することもある．

2) 原　因：心身のストレスなどにより，頭の周りや首の後ろから肩，背中にかけての筋肉が緊張するために筋肉の一部で血流障害が起こることによると考えられている．

3) 治療：急性期での薬物治療は，**鎮痛薬**および**NSAIDs**が使用される．その他，筋肉の緊張をほぐすために**筋弛緩薬**の**エペリゾン**（ミオナール®）や**チザニジン**（テルネリン®）などが使用される．また，精神的ストレスが基盤にあると考えられる場合には，抗不安作用

表 5・8 緊張型頭痛の急性期の治療薬

薬剤名 （括弧内は商品名）	特　徴	副作用	禁　忌
鎮痛薬 ・アセトアミノフェン （カロナール®）	・安全性が高く，小児から大人まで広く使用されている． ・細粒，錠剤，坐薬，注射薬などさまざまな剤形があり，用途に合わせた選択が可能である．	重篤な肝障害，喘息発作の誘発	消化性潰瘍，アスピリン喘息の患者
NSAIDs			
・イブプロフェン （ブルフェン®）	・OTC医薬品としても広く使用されている． ・比較的副作用が少ない． ・ロイコトリエンの生成が増加し，気管支の収縮が亢進し喘息発作などを誘発させる可能性がある．	消化性潰瘍，アスピリン喘息	消化性潰瘍，重篤な血液異常・肝障害・腎障害の患者，ジドブジン レトロビル（抗ウイルス薬）投与中の患者
・ロキソプロフェンナトリウム水和物 （ロキソニン®）	・プロドラッグである． ・鎮痛作用の効果が高い． ・OTC医薬品としても広く使用されている． ・気管支の収縮が亢進し喘息発作などを誘発させる可能性がある．	アレルギー，消化性潰瘍，肝障害，血液障害，喘息発作	消化性潰瘍，重篤な血液異常・肝障害・腎障害・心機能不全，アスピリン喘息の患者
ベンゾジアゼピン系抗不安薬 ・エチゾラム（デパス®）	・抗不安作用と筋弛緩作用がある．	依存性，呼吸抑制，悪性症候群	急性狭隅角緑内障，重症筋無力症の患者
中枢性筋弛緩薬			
・エペリゾン （ミオナール®）	・作用が比較的穏やかで，初回から一定量を使用できる．	ふらつき，傾眠，悪心，脱力感	本剤過敏症の患者
・チザニジン （テルネリン®）	・作用が強く，少量から漸増する．	ショック，血圧低下，心不全，呼吸障害	本剤過敏症の患者，重篤な肝障害のある患者，フルボキサミンマレイン酸塩（抗うつ薬）投与中の患者

と筋弛緩作用を併せもつ**エチゾラム**（デパス®）も使用する（表 5・8）．

5・1・3　腹　痛

　腹痛とは，“お腹が痛い”という症状を総称したものである．

　腹痛をきたす消化器疾患は多種多様で，軽症のものから生命に関わる重症なものまで幅が広く，診断が容易でない場合がある．

　また，疼痛の受容器とその神経経路は身体部位で異なり，疼痛の感覚は損傷の種類と身体部位によって異なる．たとえば，皮膚には疼痛の受容器が非常に多く存在

するため，損傷がどこで起こったか，損傷の原因が鋭利なものによるものなのか，それとも圧迫，高温，あるいは低温などのように鈍いものか，といった詳細な情報を伝えることができるが，腸などの内臓の疼痛の受容器は数が限られているため，情報の精度が低くなる．腸は手術や内視鏡などの際に強く挟んだり，切ったり，焼いたりしても，疼痛の信号が生じないことがある．

　しかし，腸が牽引（けんいん）や圧迫されたりすると，ガスの貯留などの比較的無害な原因でも，強い腹痛が起こることがある．脳は，何が原因で腸に疼痛が起こっているのか正確に識別できないので，疼痛の位置を特定することが難しく，広範囲で感じられることが多い．

　a. 分　類　　腹痛は，**内臓痛**と**体性痛**の2種類に大別される．

　1）**内臓痛**：消化管の収縮，伸展，けいれん，拡張などによって起こる疼痛をいう．内臓神経（自律神経）を介して感じる腹痛である．疼痛の部位が明確でなく，周期的に腹部全体が何となく痛いという**鈍痛**（どんつう）で，悪心や冷や汗などを伴うことがある．

　たとえば，下痢で起こる疼痛は，消化器の内圧上昇により起こるものであり，腸の閉塞や牽引で疼痛が起こる．

　2）**体性痛**：内臓をとりまく腹膜や腸間膜，横隔膜などに分布している知覚神経が刺激されて起こる腹痛である．一般に刺すような鋭い疼痛（**疝痛**（せんつう））が持続的に続き，内臓痛に比べて疼痛の部位が明確である．

　たとえば，虫垂炎の場合，初期の症状は胃の周辺が痛くなり，徐々に悪心，微熱が生じ虫垂の周辺が痛くなり，最終的には差込むような痛みになる．

　虫垂炎の初期には腸内の内圧が上昇し蠕動運動のバランスが崩れ，内臓痛が起こり，さらに，虫垂炎から腹膜炎に進行すると体性痛が起こり，疝痛となるのである．

　b. 治　療　　腹痛をきたす消化器疾患は多種多様で診断が容易でない場合があるので，症状を軽減するために薬が使用されることが多い（表5・9）．

　内臓痛には，鎮痙薬の第四級アンモニウム塩や合成抗コリン薬の**ブチルスコポラミン臭化物**（ブスコパン®）や局所麻酔薬の**オキセサゼイン**（ストロカイン®）を使用する．

　消化性潰瘍などによる腹痛には，ヒスタミン H_2 受容

表 5・9　腹痛治療薬

薬剤名 （括弧内は商品名）	特　徴	副作用	禁　忌
第四級アンモニウム塩合成抗コリン薬 ・ブチルスコポラミン臭化物（ブスコパン®）	・抗コリン性鎮痙 ・消化管運動機能を抑制 ・胃液分泌抑制 ・膀胱内圧の上昇抑制作用	口渇，排尿困難，便秘，頻脈	出血性大腸炎，閉塞隅角緑内障，前立腺肥大による排尿障害，重篤な心疾患，麻痺性イレウス，本剤過敏症の患者
局所麻酔薬 ・オキセサゼイン（ストロカイン®）	・胃粘膜を局所的に麻酔する．	便秘，食欲不振，口渇	本剤過敏症の患者
ヒスタミン H₂ 受容体アンタゴニスト ・ファモチジン（ガスター®）	・内分泌系へ影響を及ぼさない． ・OTC としても広く使用する．	女性化乳房，造血機能障害	本剤過敏症の患者
プロトンポンプ阻害薬（PPI） ・エソメプラゾールマグネシウム水和物（ネキシウム®）	・強力な胃酸分泌抑制効果で高い有効性をもつ． ・ヘリコバクター・ピロリの除菌の補助としても使用する．	肝酵素上昇，発疹，腹痛	本剤過敏症の患者，抗ウイルス薬のアタザナビル硫酸塩，リルピビリン塩酸塩を投与中の患者
漢方薬 ・芍薬甘草湯	・一般的には，こむら返りなど筋肉のけいれんの治療薬として使用する． ・急性の腹痛などにも使われ，内臓の筋肉のけいれんに伴う疼痛にも広く使用する．	間質性肺炎，偽アルドステロン症	アルドステロン症，ミオパチー，低 K 血症の患者

体アンタゴニストの**ファモチジン**（ガスター®）やプロトンポンプ阻害薬の**エソメプラゾールマグネシウム水和物**（ネキシウム®）などを使用する．

◆ 服薬にあたっての留意点 ◆

① 局所の筋緊張による頭痛や腰痛などには，薬物のみでなく，適度の運動，筋力トレーニング，マッサージなどを併用する．

② 狭心症，冠動脈疾病，コントロール不良の高血圧などの基礎疾病がある高齢者では片頭痛治療薬のトリプタン系薬やエルゴタミン製剤を使用できない場合がある．

③ 高齢者が鎮静作用のある頭痛薬を使用する場合は，転倒などに十分な注意が必要である．

④ 加齢に伴う内臓機能の低下により薬物動態（吸収，分布，代謝，腎排泄）に変化が起こるため若者より副作用が起こりやすく，一部の副作用は重症化しやすい傾向があるので低用量から服薬を開始するなど十分な注意が必要である．

5・2 発　　熱

発熱は，感染などから身体を守る生体防御反応のひと
つであり，発熱が軽度でほとんど苦痛を伴わない場合に
は解熱薬の必要はなく，むしろ服薬しない方がよいとさ
れている．"感染症法（感染症の予防及び感染症の患者
に対する医療に関する法律）"では体温が37.5℃以上
を発熱，38.0℃以上を高熱としている．

日本人の成人体温（腋窩）の平均値が36.89℃±
0.34℃という報告があり，平熱の範囲は36.5～37℃
前後である．なお，平熱の範囲は年齢によって異なる
（⇨ コラム **1**）．

a. 原　　因

1）ウイルスや細菌などの病原体の感染: 病原体が体
内に侵入すると，病原体のもつ毒素が体温の上昇をひき
起こす．これは病原体を排除しようと免疫活動を活性化
させるための身体の反応である．

2）炎症や薬に対する反応: 熱傷や放射線などの物理
的な刺激，薬物などの化学的な刺激，アレルギー反応な
どによって有害な刺激を受けたときに，体の防御反応と
して発疹や発熱，腫脹，疼痛などが起こり，全身症状と
して発熱する．炎症部分に原因菌が増殖して，化膿性の
炎症を起こして膿が溜まると，さらに高熱が出ることが
ある．

b. 治　　療
解熱薬は症状を軽減させるため一時的
に熱を下げる目的で使用するものであるが，熱を下げる
ことにより体や気持ちが楽になり，疾病からの回復に役
立つ場合がある．心臓や肺に基礎的な疾病がある高齢者
や認知症の患者には解熱薬の使用に伴い合併症のリスク
も考えられるため，服薬は慎重に検討する必要がある．

最も効果的で広く使用されている解熱薬は**アセトアミ
ノフェン**（表5・5参照）と**NSAIDs**（表5・1参照）
である．

アセトアミノフェンは，小児でも安全性が高く，また
妊娠中や授乳中でも安全に使用できることが確認されて
いる．特にインフルエンザに罹患した場合には，アセト
アミノフェンを使用するのが安全とされている．

コラム 1　高齢者の体温

人の体温（腋窩）は乳幼児のころは高い
が，成長するとともに少しずつ下がり続
け，10歳くらいからは一定の値に落ち着
く．その後，高齢になると再び低下してく
る．これは，老化で身体機能が落ちてくる
ためと考えられている．高齢者では通常
35℃台が平熱の範囲である．

◆ 服薬にあたっての留意点 ◆

① 小児では，解熱薬は，38.5℃以上
の発熱を目安として使用するが，アセト
アミノフェンを第一選択薬とする．第二
選択薬は，海外でも多く使用されている
イブプロフェンを使用することが多い．

② 小児へのNSAIDsの投与は，副作
用のリスクが大きいので，解熱目的での
安易な使用を避ける．

5·3　悪心，嘔吐

悪心は，嘔吐しそうな不快感をいい，めまい，腹部の漠然とした不快感，食欲不振を伴うこともある．**嘔吐**の症状は，胃の強い収縮によって内容物が食道に押し上げられて口から出ることである．

a. 分　類　嘔吐は発生機序により中枢性嘔吐と末梢性嘔吐（反射性嘔吐）に分類される．

1）**中枢性嘔吐**: 脳内にある嘔吐中枢が刺激を受けることによって起こる嘔吐であり，くも膜下出血・脳出血，脳腫瘍，髄膜炎などの脳の疾病によって脳圧が高くなったときや，メニエール病や乗り物酔いなど内耳に刺激を受けた場合，化学療法治療薬（抗がん剤），アルコール摂取などで起こる．

2）**末梢性嘔吐**（**反射性嘔吐**）: ブドウ球菌，病原性大腸菌，ノロウイルスなどの細菌やウイルスなどによる消化器疾病（急性胃腸炎，腸閉塞など）や肝臓・胆囊の疾病（胆囊炎，胆石，急性膵炎など），腎臓の疾病（慢性腎臓病，腎盂腎炎など），生殖・泌尿器系の疾病（膣炎，膀胱炎など）に伴い臓器からの反射により悪心・嘔吐が現れる．心筋梗塞のときにみられる悪心・嘔吐も反

表5·10　制吐薬，鎮暈薬

薬　剤　名 （括弧内は商品名）	適応，特徴	副作用	禁　忌
中枢性制吐薬・鎮暈薬 ・ジメンヒドリナート （ドラマミン®）	・内耳の迷路機能亢進の抑制作用 ・嘔吐中枢に選択的に作用	胸やけ，胃痛	本剤過敏症，MAO阻害薬投与中の患者
ドパミンD₂受容体アンタゴニスト ・メトクロプラミド （プリンペラン®）	・消化管運動調節 ・中枢性・末梢性嘔吐のいずれにも作用する．	悪心	褐色細胞腫，消化性出血，消化管穿孔の患者，妊婦
フェノチアジン系抗精神病薬 ・プロクロルペラジンマレイン酸塩（ノバミン®）	・術前・術後などの悪心・嘔吐に適応	過敏症状，パーキンソン症候群	昏睡状態，循環虚脱状態にある患者，バルビツール酸誘導体・麻酔薬などの中枢神経抑制薬の強い影響下にある患者
5-HT₃受容体アンタゴニスト ・グラニセトロン塩酸塩 （カイトリル®）	・抗がん剤による嘔吐中枢（5-HT₃受容体）への刺激を阻害し，悪心・嘔吐を抑える．	発疹，頭痛，便秘，肝障害	本剤過敏症の患者
ニューロキニン1（NK₁）受容体アンタゴニスト ・アプレピタント（イメンド®）	・抗がん剤による急性および遅発性の悪心，嘔吐を抑える．	便秘，硬便，腹部膨満	本剤過敏症の患者

射性嘔吐のひとつである.

　　b. 治　療　　嘔吐の原因と重症度に応じて**制吐薬**
（表5・10）を投与する.

　メニエール病や乗り物酔いによる悪心・嘔吐に対して
は，抗ヒスタミン薬の**ジメンヒドリナート**（ドラマミ
ン®）を使用し，軽度から中等度の症状に対しては，中
枢性・末梢性嘔吐のいずれにも制吐作用がある**メトクロ
プラミド**（プリンペラン®）や**プロクロルペラジンマレ
イン酸塩**（ノバミン®）を使用する.

　化学療法治療薬に起因する重度の悪心・嘔吐に対して
は，$5-HT_3$受容体アンタゴニストの**グラニセトロン塩
酸塩**（カイトリル®）などやニューロキニン1（NK_1）
受容体アンタゴニストの**アプレピタント**（イメンド®）
などを使用する.

5・4 便　　秘

"慢性便秘症診療ガイドライン 2017" において，**便秘症**は "本来体外に排出すべき糞便を十分量かつ快適に排出できない状態" と定義されている.

自覚症状としては，下腹部の不快感，膨満感，腹痛，悪心，嘔吐などを訴える場合が多い. "便秘" の状態を放置しておくと，糞塊による腸閉塞や直腸潰瘍，虚血性腸炎などの合併症をひき起こすことがあるので注意が必要である

a. 原　因　　便秘の原因には以下のものがある.

① 食事性便秘: 食事の時間が不規則であったり，摂取する食物の量が少なかったり，食物繊維の少ない偏った食生活によるもの.

② 習慣性便秘: 排便を我慢してしまう習慣を続けると直腸の感覚が鈍くなり，便意を感じにくくなるもの.

③ 弛緩性便秘: 腸の緊張が緩んでしまい，蠕動運動が悪くなり，腸内に便が長く留まるため硬くなるもの.

例: 高齢者や体力の衰えている人，運動不足，水分不足や極端なダイエットなどによるもの.

④ けいれん性便秘: ストレスなど過度な緊張により腸がけいれんを起こし，便がうまく動かないために生じるもの.

⑤ 直腸性便秘: 直腸の動きが悪くなっているために，便が停滞して排便できないもの.

例: 寝たきりの高齢者，排便を我慢する習慣がある人

⑥ 腸に疾病がある場合: 大腸がん，腸閉塞症，過敏性腸症候群などの疾病を伴う便秘.

⑦ 薬の服用によるもの: 糖尿病治療薬や抗コレステロール治療薬，抗うつ薬，抗パーキンソン病薬などの薬が原因となって生じる便秘.

b. 治　療　　排便の状況に応じて表5・11の薬を使用する.

軽度な便秘には緩下薬の**酸化マグネシウム**（マグミット®）や**センノシド**（プルゼニド®）を単独使用するか併用して治療する.

中程度の便秘には，上記の下剤と併せて**ピコスル**

表 5・11 下 剤

薬剤名 （括弧内は商品名）	作用，特徴	副作用	禁 忌
(a) 機械的下剤			
塩類下剤 ・酸化マグネシウム （マグミット®）	・作用が緩やかである（緩下剤）． ・制酸薬としても使用する．	高マグネシウム血症，下痢	
糖類下剤 ・D-ソルビトール （D-ソルビトール）	・作用が緩やかである（緩下剤）． ・消化器のX線造影の迅速化・便秘防止に使用する．	腸穿孔，腸壊死，腸潰瘍	
(b) 刺激性下剤			
・センノシド （プルゼニド®；大腸刺激性下剤）	・大腸の蠕動運動を亢進し排便を促す．	腹痛，悪心，嘔吐	急性膜症，重症硬結便，けいれん性便秘の患者
・炭酸水素ナトリウム・無水リン酸二水素ナトリウム （新レシカルボン®）	・結腸・直腸で炭酸ガスを発生し，蠕動運動を促進する． ・坐薬なので即効性がある．	軽度の刺激感，下腹部痛	本剤過敏症の患者
・ピコスルファートナトリウム （ラキソベロン®）	・液剤であり，服用量の調節に便利である．	腹痛，悪心，嘔吐	急性膜症，重症硬結便，けいれん性便秘の患者
(c) 腸液分泌促進剤			
・ルビプロストン （アミティーザ®）	・腸液の分泌を増加させて便を軟化させて排便を促進する． ・耐性や習慣性の心配がなく，長期使用の患者や高齢者に使用しても安全である．	下痢，悪心，腹痛	腫瘍，ヘルニアなどによる腸閉塞が確認されている，または疑われる患者，本剤過敏症の患者，妊婦または妊娠している可能性のある女性
(d) 浣腸剤			
・グリセリン （グリセリン浣腸）	・重度の便秘に使用する． ・直腸に調節刺激を与えて，蠕動運動を促進する． ・即効性がある．	腹痛，腹鳴，腹部膨満感，血圧変動	腸管内出血，腹腔内炎症のある患者，腸管に穿孔またはそのおそれのある患者，全身衰弱の強い患者，下部消化管術直後の患者，悪心，嘔吐，または激しい腹痛など急性腹症が疑われる患者
(e) 胆汁酸トランスポーターアンタゴニスト			
・エロビキシバット水和物（グーフィス®）	・世界初の胆汁酸トランスポーターアンタゴニストである． ・大腸に流入した胆汁酸により，水分分泌と大腸運動促進の2つの作用で排便を促す．	腹痛，下痢，肝機能検査異常	本剤過敏症の患者，腫瘍，ヘルニアなどによる腸閉塞が確認されている，または疑われる患者
(f) その他			
・ナルデメジントシル酸塩（スインプロイク®）	・オピオイド誘発性便秘症に使用する．	下痢，腹痛	本剤過敏症の患者，消化管閉塞またはその疑いのある患者，または消化管閉塞の既往歴をもち再発のおそれの高い患者

◆ 服薬にあたっての留意点 ◆

① 器質性の便秘の場合，下剤の服用によりイレウスや腸管破裂の可能性があるので下剤を使用しない．

② 高齢者では，直腸が太くなり容積が増えるため，少ない量の便では便意を感じにくくなる．さらに便秘の要因となる薬の服用，食事量の低下や低繊維食の摂取，併存疾病（糖尿病など），日常生活動作（ADL）の低下などの原因で便秘症になるリスクが高くなる．

ファートナトリウム（ラキソベロン®）などの薬物を使用することが多い．

　高度の便秘には，速効性が期待できる大腸刺激性下剤の**炭酸水素ナトリウム・無水リン酸二水素ナトリウム**（新レシカルボン坐剤®）や浣腸剤の**グリセリン**（グリセリン浣腸）を使用する．

　高齢者などで，ほかの薬ではあまり効果がなかった患者には腸液分泌促進薬の**ルビプロストン**（アミティーザ®）を使用する．

　特殊な薬としては，モルヒネに代表されるオピオイド誘発性便秘症に使用する**ナルデメジントシル酸塩**（スインプロイク®）がある．

5・5 下　痢

　排便の回数が頻回になり，便の水分量が多くなって水様または泥状の便となって出てくる状態が**下痢**の症状である．

　正常な便の水分含有量は 75～80 % であるが，80 % を超えると便は本来の固形状の形を失い，時には水様便になることもある．下痢になると腸内ガス，腹部けいれん，便意の切迫を伴うことが多い．感染性微生物や有害物質によってひき起こされた下痢は，悪心や嘔吐を伴うこともある．

a. 原　因

① 暴飲暴食: 発熱を伴わない下痢の多くは飲みすぎ，食べすぎ，冷えが原因である．身体が疲労しているときには消化機能が低下し下痢になりやすくなる．

② アルコールや刺激の強い食べ物: アルコールや辛みの強い刺激物などを摂取すると，胃酸が多く分泌され胃壁の粘膜を傷つけたり，腸の蠕動運動が亢進して下痢をひき起こす．

③ 冷えによる消化機能の低下: 冷たい物を飲み過ぎて胃腸が冷やされると，胃腸の血行が悪くなり消化機能が低下して下痢になる．また，冷え症によっても同様のことが起こる．

④ 細菌やウイルスの感染: 食中毒や赤痢，コレラ，インフルエンザなど細菌やウイルスの感染が急性の

表 5・12　腸機能改善薬

薬 剤 名 （括弧内は商品名）	作用，特徴	副作用	禁　忌
腸運動抑制薬 ・ロペラミド塩酸塩 （ロペミン®）	・オピオイド受容体に作用して腸管の運動・分泌を抑制する． ・止瀉作用，消化管輸送能抑制作用，腸管蠕動運動抑制作用	発疹，AST・ALT・c-GTP 上昇，腹部膨満	偽膜性大腸炎，出血性大腸炎の患者，低出生体重児，新生児および 6 カ月未満の乳児
収れん薬 ・タンニン酸アルブミン （タンナルビン®）	・腸管に緩和な収れん作用をもち，腸粘膜を覆い炎症・腸運動を抑制する．	食欲不振	出血性大腸炎の患者
殺菌薬 ・ベルベリン塩化物水和物（フェロベリン®）	・収れん作用や胆汁分泌促進作用で腸管内の殺菌を行う．	便秘	出血性大腸炎の患者
活性生菌製剤 ・ビフィズス菌 （ビオフェルミン®）	・腸内で増殖し乳酸などを産生して腸内細菌叢の環境を正常化する．		

下痢を起こすことがある．これらの感染性急性下痢の症状は，発熱や腹痛，悪心，嘔吐などを伴うのが特徴である．

⑤ ストレスによる腸のけいれん：ストレスなどで緊張が高まると，腸の動きをコントロールしている自律神経が乱れて腸がけいれんし動きが鈍くなり，下痢や便秘になったり下痢と便秘を繰返すことがある．

b. 治　療　下痢の回数や量に応じて表5・12に示す薬剤を用いる．

急性下痢の場合，止痢薬を使用する選択肢があるが，細菌やウイルスによる感染による下痢の場合には，下痢を止めると細菌やウイルスを体内に留めてしまうことになるので，使用に際しては慎重な判断が必要である．

適切な治療法は，腸の運動抑制薬や収れん薬と（細菌性の場合には）抗菌薬などを併用する薬物療法を行い，安静状態を保ち脱水状態にならないように十分な水分補給を行うことである（⇨ コラム❷）．

コラム❷　下痢の対応

　長期間続く下痢は，脱水の可能性が高いので適切な止痢薬の投与が必要である．特に小児・高齢者は，重症化して生命に関わることがある．激しい下痢が続き，体重の5％以上の減少を伴う脱水は重症である．尿の色が濃くなって尿量が減ってくるような場合には腎不全に至ることもある．

索　　引

草間朋子 [監修・編集・執筆]
1941年 長野県に生まれる
1965年 東京大学医学部衛生看護学科 卒
東京大学医学部 助教授,大分県立看護科学大学 学長・理事長
　　（現在,名誉学長）,東京医療保健大学 副学長を経て
現 東京医療保健大学名誉教授
専門 看護教育,看護政策,健康科学
医学博士

脊山洋右 [監修]
1941年 東京に生まれる
1973年 東京大学大学院医学系研究科博士課程 修了
現 東京医療保健大学 客員教授
　　医学中央雑誌刊行会 理事長
東京大学名誉教授,お茶の水女子大学名誉教授
専門 生化学
医学博士

松本純夫 [監修・編集・執筆]
1947年 大阪に生まれる
1973年 慶應義塾大学医学部 卒
藤田保健衛生大学医学部 教授,国立病院機構東京医療
　　センター 病院長などを経て
現 国立病院機構東京医療センター 名誉院長
　　東京医療保健大学 学事顧問
専門 消化器外科,内視鏡外科
医学博士

今井秀樹 [編集・執筆]
1961年 三重県に生まれる
1992年 東京大学大学院医学系研究科博士課程 修了
国立環境研究所 主任研究員,筑波大学社会医学系 助教授,
　　東京医療保健大学東が丘・立川看護学部 教授を経て
現 石川県立看護大学看護専門領域 教授
専門 人類生態学,環境保健学,衛生学
博士(保健学)

片桐正孝 [編集・執筆]
1979年 城西大学薬学部 卒
現 湘南慶育病院薬剤科 薬剤科長
　　横浜薬科大学薬学部 客員教授
専門 臨床薬剤学,医療薬学

田邉由幸 [執筆]
1988年 明治薬科大学大学院薬学研究科博士前期課程 修了
現 横浜薬科大学薬学部 教授
専門 分子細胞薬理学
博士(薬学)

茅野大介 [執筆]
2000年 静岡県立大学大学院薬学研究科博士課程 修了
現 日本薬科大学薬学部 准教授
専門 薬理学
博士(薬学)

千葉健史 [執筆]
2001年 城西大学大学院薬学研究科修士課程 修了
現 北海道科学大学薬学部 講師
専門 医療薬学,生涯発達看護学
博士(薬科学)

千葉輝正 [執筆]
2008年 日本薬科大学薬学部 卒
2016年 東京薬科大学大学院薬学研究科博士課程 修了
現 日本薬科大学薬学部 助教
専門 薬理学,神経科学
博士(薬学)

前田智司 [執筆]
1992年 東邦大学薬学部 卒
1998年 金沢大学大学院自然科学研究科 修了
現 日本薬科大学薬学部 教授
専門 分子薬理学
博士(薬学)

第1版 第1刷 2020年9月10日 発行

基本を学ぶ 看護シリーズ 4
くすりの基礎を知る

© 2020

　　　　　　　　　　草　間　朋　子
監　修　　　脊　山　洋　右
　　　　　　　　　　松　本　純　夫

発行者　　　住　田　六　連

発　行　　株式会社 東京化学同人
東京都文京区千石 3 丁目 36-7 (℡112-0011)
電話 (03) 3946-5311・FAX (03) 3946-5317
URL：http://www.tkd-pbl.com/

印　刷　日本ハイコム株式会社
製　本　株式会社 松岳社

ISBN 978-4-8079-1803-4 Printed in Japan
無断転載および複製物(コピー,電子デー
タなど) の無断配布,配信を禁じます.

基本を学ぶ 看護シリーズ

草間朋子・脊山洋右・松本純夫 監修

B5判　2色刷　各巻200ページ内外

看護を実践する人が最低限身につけておくべき基礎知識を学ぶための教科書.
1回の講義で1～2章教えることを想定した構成. 国試対策も考慮.

定価は本体価格+税

医療従事者のための
解 剖 生 理 学

J. Moini 著／松本純夫 監訳
B5判　カラー　584 ページ　本体 5400 円

医療従事者をめざす学生を念頭において，人体の解剖学と生理学について
解説した教科書．450 を超えるイラストに加え，X線，CTスキャン，MRI な
どの臨床画像を含む多くの写真が重要概念の理解を助ける．

知っておきたい臨床検査値 第2版

日本薬学会 編
B6判　264 ページ　本体 2600 円

薬剤師教育に必要な臨床検査について解説する．各臨床検査について，基
準値／測定値の意義／高値になるとき／測定法・原理などを記載する．実
務実習期間中，常に携行でき，役立つハンドブックであり，卒業後の臨床
業務にも活用できる．

看護師のための
英会話ハンドブック

上鶴重美・Eric M. Skier 著　
新書判　2 色刷　192 ページ　本体 1800 円

外来・病棟・検査室・手術室といった多様な看護場面を取上げ，各場面で
よく使う表現と英語のコツを学べるように，実際の場面に沿った会話例を
豊富に掲載．ネイティブスピーカーによりすべての場面を録音した付録CD
は，聞き取りや発声練習に役立つ．

定価は本体価格+税